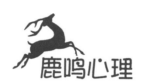
鹿鸣心理

癌症的自然疗法

【美】罗素·L·布雷洛克
(RUSSELL L. BLAYLOCK)
——著

王丽——译

重庆大学出版社

前　言

　　这本书是我 30 多年悉心钻研癌症治疗和营养学之间关系的成果,旨在改进癌症传统疗法以及营养疗法。当我还在医学院学习时,就对癌症疗法产生了浓厚的兴趣,并研究出一种较新的治疗方法,即利用身体的免疫系统来治疗癌症。也正是在研究过程中,我发现了营养学对免疫系统功能起着极其重要的作用。

　　我的目标是向癌症患者及其家属提供最新的营养学方法,以提高患者的免疫力,与癌症抗争。另外,我还从营养学角度对传统疗法所产生的并发症,提出预防措施。这些并发症包括恶心、食欲不振、疲劳等,它们会让癌症患者患上严重的抑郁症,丧失治疗的信心。近期,关于癌症疗法的研究也强调在治疗期间患者的情绪对其康复有重要的影响。

　　第一章是有关营养的综述,以及一些简单的操作。如食物如何影响人们克服癌症顽疾,优质营养素补充剂(即水果和蔬菜中所含的独特抗癌成分)的重要性,营养物质之间的相互作用如何增强抑或降低食物和营养素补充剂的抗癌性能。

　　第二章说明了正常细胞转化为癌细胞的过程、癌细胞和正常细胞的区别,以及营养素通过控制癌细胞的肆意生长来终止癌症的过程,以更好地帮助读者理解营养学在控制,甚至消除癌症这一极其复杂的过程中所起的重要作用。

　　第三章和第四章解释了两种传统的癌症疗法——化疗和放疗对身体造成的伤害以及如何减少这些伤害、改善治疗效果。此外,这两章还推荐了治疗这两种疗法所引发的并发症的方法。

　　癌症患者面临的主要问题是营养素对传统疗法的潜在干扰。很多肿瘤科医生会警告他们的患者不要服用抗氧化剂维生素,因为他们担心这些抗氧化剂维生素会干扰癌症治疗。然而,这些担心尚未被证实。他们会产生这样的想法,仅是因为化疗和放疗会产生大量破坏性自由基,从而杀死癌细胞。在第五章中,我指出了这种想法的荒谬之处,并说明事实恰恰相反,即特殊的营养疗法事实上可以促进传统疗法更好地发挥效用。

本书剩余的 3 章详细说明了摄入的食物对癌症治疗成败的影响。其中包括讨论了某些类型的脂肪和蛋白质会促进癌细胞生长,但被肿瘤科医生和肿瘤学营养师推荐给患者。第六章主要解释了特殊营养素如何抑制癌细胞生长,如何消除致使癌细胞浸润和扩散的基因。

免疫系统在控制癌症方面所起的特殊作用在 40 多年前首次被发现。近些年的研究不仅证实了这些早期发现成果,还进一步完善了癌症疗法,使其更好地发挥效用。众所周知,营养素对免疫系统功能至关重要,尤其是在抗癌方面。事实上,即使是单一营养素的缺乏也会导致严重的免疫系统功能紊乱。第七章说明了几种可以有效地提高免疫系统抗癌能力的方法。

第八章讨论了常见食品添加剂如何产生破坏作用。例如,氟化物会使患癌风险增加 25% ,但没有多少肿瘤科医生警告患者不要食用氟化物。水银、味精和其他有毒物质也会增加患癌风险,干扰癌症治疗,导致治疗以失败告终。

在本书最后,我推荐了可以提供高质量补充剂的供应商、可以实施本书所推荐的实验的诊断实验室,以及可以使癌症患者受益的读物清单[1]。

尽管我已经竭尽所能地向癌症患者提供各种信息,但由于篇幅所限,不得不有所删减。另外,我从未想过在本书中提供化疗药物或药物协定书信息。本书向读者提供的是如何最大化提升治疗效果,降低或预防由传统疗法引发的并发症,以提高癌症治愈的可能性的重要信息。

---

[1] 关于本书正文出现的诊断实验室及补充剂生产商信息及其联系方式,请有需要的读者与重庆大学出版社联系,我们会向您提供英文电子版。

简　介

　　癌症无疑是最令人恐惧的词语之一。我们通常会把癌症与可怕的慢性死亡联系在一起。多年前，当我还是一名医学院学生时，导师就多次强调在患者面前忌用"癌症"这个词，怕吓到患者，所以我们通常都用肿瘤或肿块取而代之。

　　在过去 30 年的肿瘤科医生从业经历中，我发现治疗通常比癌症本身更糟糕，尤其是对那些自幼就患脑瘤的儿童来说。也许某些孩子可以抗癌成功，幸存下来，但他们的神经和认知会受到严重损伤。这种智力功能的缺陷与损伤通常是由癌症治疗方法不当直接引起的。

　　当我跟从事放疗和肿瘤治疗的同事提起这些时，他们会反驳说："确实，受到损伤是不可避免的，但这总比死亡好吧。"问题在于，持这种观点的人总是认为癌症如果不接受治疗免不了一死，如果接受治疗又免不了受到损伤，没有第三种方法。而本书就对这第三种方法做了说明。

　　今天，越来越多的患者会向医生提一些棘手的问题，并要求医生给出直接答案。他们理所当然地认为医生应该熟知所有最新的技术和疗法，包括医学上的替代疗法。很多医生对此厌恶至极，非常生气，他们甚至拒绝治疗这些大胆莽撞的患者。

　　然而，我个人认为这种变化对医学发展并非坏事。患者对自己疾病的治疗方案理应有参与权。我一直以来都对那些有一定知识背景的患者和家属持欢迎态度，因为与这样的患者和家属讨论病情、解释治疗方案的选择时，他们会更容易理解和接受。尽管很多患者改变了治疗态度，会主动参与治疗过程，但仍有一小部分患者在治疗时处于被动地位，对医生的话全盘接受，从来不会提出任何质疑。而这些人就好比将自己置于布满雷区的迷宫，危险至极。

　　这本书将会颠覆我们关于癌症预防，尤其是癌症治疗的认知。在癌症治疗领域，一直存在几个困惑，这几个困惑无疑会对癌症患者造成严重的伤害。例如，自 1932 年开始，我们就已经知道导致癌症患者死亡的最常见原因是饥饿。当第一次得知这个事实时，我倍感震惊，不禁心生困惑。如果饥饿是多数癌症患者的死亡原因，那我们为什么不能直接给他们吃的呢？毕竟，我们可以做到通过多种方式向癌症患者，甚至是向那些无法吞咽的患者提供营养物质。例如，通过管饲肠内营养和静脉注射等方法，向患者提供高能营养。

当我还是初出茅庐的医学院学生时,就向一名知名的肿瘤科医生提出了这个问题。他的回答简明扼要:"不能对癌症患者强行输入营养,这会让癌症的恶化速度加快。"起初,这听起来很有道理。毕竟,肿瘤和身体其他部位一样,也会消耗食物能量。然而,我并没有止步于接受这位教授的善意良言,而是查阅大量医学文献,试图为他的说法找到科学依据,却徒劳无功。在过去的 30 多年里,我一直坚持不懈,潜心钻研癌症治疗和营养学之间的关系。本书就是这些年的研究成果。

我发现,即使到今天,也没有太多证据可以证明给癌症患者喂食会加快肿瘤的生长速度。最近,我阅读了一篇在《美国营养学协会杂志》上发表的文章,这篇最新的科学文献讨论了癌症治疗和营养学之间的关系,印证了我的前期发现。事实上,大量证据可以证明,营养状态良好的癌症患者的寿命要比营养不良的癌症患者的寿命长。

肿瘤科医生面临的第 2 个困惑是癌症患者必须避免服用抗氧化剂,因为这些营养素有可能会干扰常规疗法的疗效。这种担心纯粹是建立在假设基础之上,根本没有科学依据。肿瘤科医生认为他们的疗法——化疗和放疗——通过在癌细胞内诱发大量自由基,从而杀死癌细胞。从逻辑上而言,抗氧化剂会阻断这些疗法的杀伤力。但往往是,看似符合逻辑的事情在生物学上根本站不住脚。我们会有这样的想法,是因为我们对癌症的了解还不全面,而真正的逻辑是基于已知变量的逻辑(而非依靠假设)。

在过去的 30 年里,我一直使用营养素补充剂治疗癌症,迄今为止,从未发现任何肿瘤生长加速或传统疗法受干扰的病例。相反,越来越多的科学研究表明抗氧化剂事实上可以增加对癌细胞的杀伤力。

在这本书中,关于植物提取物、矿物质和维生素在抗癌方面所起的作用会让你大吃一惊。在与癌症这一恶魔的斗争中,虽尚未找到一种效果显著的疗法,但与癌症的抗争为我们打开了另一个全新的世界,让我们了解正常细胞的功能与运作方式以及正常细胞与癌细胞的不同之处。

许多流行病学研究已经证实,摄入大量水果和蔬菜的人的患癌概率要远远低于那些水果和蔬菜摄入量小或几乎为零的人。迄今为止,我们仍无法弄清其中的缘由。科学家使用精密仪器,探查癌细胞内部,发现植物中的某些成分,如维生素和矿物质可以影响癌细胞,中止癌细胞的生长,甚至杀死它们。更令人兴奋的是,这些营养物质不仅不会损伤正常细胞,还会保护它们免受化疗和放疗的损伤。肿瘤科医生可以从中获得启发,帮助他们解决一直苦思冥想的难题:一种可以区分正常细胞和癌细胞的疗法。

让人更加兴奋的是,我们已经知道,抗氧化剂和独特的植物化学物质不仅不会干扰癌症疗法,事实上,它们还会提高这些疗法的抗癌效果。例如,最近一项针对 7 种化疗药物的研究发现,当在化疗药物中加入两种维生素时,化疗药物的抗癌效果会大大增强。其他研究也表明,在某些植物化学物质,如类黄酮中加入维生素,不仅可以增强化疗药物的抗癌杀伤力,还可以预防因这些疗法而产生的严重副作用。

一种名为顺铂的化疗药物会对肾脏和神经系统产生严重的副作用。而槲皮素,一种在苹果、洋葱和茶叶中常见的类黄酮不仅可以大大减少因顺铂而引发的并发症,还可以提高它的抗癌效用。即使是槲皮素本身也可以加速某些恶性癌细胞自发死亡。

我们知道,癌细胞攻击许多正常细胞的生物化学机能,从而促进新的癌细胞的生长和扩散。一旦癌细胞冲破限制,癌细胞基因就会利用各种酶和生长因子,致使癌细胞扩散,浸润周围组织,并最终扩散至全身。通常情况下,化疗药物仅可以抑制癌细胞的部分机能。而植物化学物质和其他植物营养素却可以抑制这些细胞的重要机能。

很多类黄酮和某些维生素也可以抑制酶的生长,而酶在肿瘤浸润周围组织时起着重要作用。同时,其他植物化学物质和某些维生素也可以大大改善免疫系统功能,尤其是那些抗癌细胞。

迄今为止发现的所有可以抑制甚至消灭癌细胞的类黄酮都存在于常见的水果和蔬菜中,尤其是在某些十字花科蔬菜中,如菜花、球芽甘蓝和西兰花。

现在已经证明,这些植物化学物质、维生素和矿物质可以在各个层面上抗击癌细胞,同时又不会损伤正常细胞。事实上,它们会保护正常细胞,使其不会转化为癌细胞。这不仅可以从源头上预防癌症,而且可以预防由化疗和放疗导致的继发癌症。很多人并没有意识到化疗和放疗本身也具有高致癌性。

预测数据表明,每年有 350 000 名患者在医院接受化疗。其中,2% ~5% 的患者死于化疗本身的毒性。这意味着,有 7 000 ~17 500 名癌症患者不是死于癌症本身,而是死于化疗。还有一项研究表明,21% 接受大剂量化疗的患者死于化疗并发症。

大多数患者都不知晓,传统疗法的死亡率与患者在治疗初始阶段的营养状况有密切关系。例如,在一项实验中,30% 服用剂量相等的常规化疗药物环磷酰胺的动物的直接死因是药物毒性。然而,当动物服用维生素 A 或 β-胡萝卜素补充剂时,没有一个动物死亡。显然,多数癌症患者由于长期营养不良,身体虚弱,根本无力承受这些毒性疗法。然而,仅由于肿瘤科医生毫无根据的担心,他们就放弃可以改善自身的营养状况、增强身体抵抗力的措施。

在本书中,我不仅解释了保护正常细胞和杀死癌细胞的机制,还概述了将这些知识用于各种癌症患者的治疗实践,讨论了可以增加癌症治愈可能性、降低坏结果发生可能性的因素,如饮食和针对患者情况而设计的补充剂计划。

很多正在接受化疗和放疗的患者会患明显的并发症。尽管这些并发症与所服用的药物类型或剂量以及放疗的部位有关系,但它们都很严重,而且会使患者丧失多种能力。例如,头颈部放疗可以导致嘴唇干燥、溃疡、吞咽困难;腹部放疗可能导致腹泻、消化不良;而骨盆放疗可能导致膀胱刺激、出血和直肠问题。化疗可能导致疲劳、口部疼痛、消化不良、腹泻,抑制骨髓、增加感染风险和肝脏受损。事实上,通过服用特殊营养素补充剂和改变饮食习惯,就可以消除或减少这些并发症。

在接受化疗和放疗之后,由治疗导致的消化不良现象极其常见,会使患者严重营养不良。如果癌症患者,尤其是正在接受化疗和放疗的癌症患者营养不良,就会大大增加患并发症和死亡的风险。

现在,大量证据表明,由专业的营养师根据营养学知识科学细致地设计的营养素补充方案,不但可以消除传统疗法的大部分毒副作用,还可以提高传统疗法的疗效,保护身体其他部位免受损伤。对不想接受化疗和放疗的患者,我推荐用营养保健的方式提高免疫力和抑制癌细胞生长和扩散。

目 录

第一章

营养学抗癌法

一个多世纪前，我们就已经知道食用大量水果和蔬菜的人的患癌概率要远远低于那些较少食用蔬菜水果等健康食物的人。然而，直到最近，我们才开始了解其中的科学依据。随着新技术的发展，我们可以观测分子的生化反应，探寻水果和蔬菜中抑制癌细胞生长的成分。

更让人兴奋的是，在可食用植物中发现的多种化学物质可以将癌细胞转化为正常细胞，这意味着食物中的某些成分可以扭转癌症病情。另外，这些植物化学物质还可以减少传统疗法导致的并发症，并在某些情况下，大大提高传统疗法的疗效。

癌症防治与营养

营养素可以预防癌症，这一点毋庸置疑。《美国饮食协会学报》刊登了一篇文章，在这篇文章中，K. A. 斯坦梅茨博士和同事们通过 206 项做得最好的人类癌症调查与 22 项动物研究发现，在各个阶段可以减缓癌症发展速度的所有饮食因素中，最重要的就是水果和蔬菜的食用量。[1]

事实上，如果人可以摄入大量的水果和蔬菜，那么患癌率就会减少50%，尤其是食道癌、口腔癌、喉癌、胰腺癌、胃癌、结肠癌、直肠癌、膀胱癌、宫颈癌、卵巢癌、子宫内膜癌和乳腺癌。除此之外，也会更好地预防某些其他癌症的发生。

胃癌是最典型的例子。仅通过摄入富含维生素C的食物，就可以使人类患胃癌的概率降至最低。为了更好地了解食物中的植物化学物质在预防癌症方面起的巨大作用，我们可以看一项在日本进行的研究。研究发现，如果人摄入最大量的黄、绿色蔬菜，那么他们患胃癌的概率要比摄入量明显少得多的人低65%。如果这个数字还不足以让你感到震惊，那么我们可以再看另一项研究。研究表明，如果一个人每月柑橘类水果的食用量仅为2次或少于2次，那么他们患胃癌的概率要比每周至少摄入1次或1次以上的人高16倍。

在现代社会，我们已经听到了很多关于胰腺癌的事情。正是胰腺癌夺走了吉米·卡特总统的妹妹——演员迈克尔·兰登的生命。仅2000年一年，就有28 200人因胰腺癌而丧命，死亡率高达90%以上。然而，胰腺癌的患病率与我们的饮食有着非常密切的关系。在一项研究中，我们发现，如果人一点蔬菜都不吃，那么他们患胰腺癌的概率要比吃5份或5份以上蔬菜的人高4倍。降低胰腺癌的患病率主要依靠摄入大量含β-胡萝卜素的蔬菜和水果，尤其是番茄红素，包括西红柿、粉红葡萄柚和西瓜中的红色素。[2]

相同的红色素在预防前列腺癌方面也起着极其重要的作用，如果人摄入大量这样的水果和蔬菜[3]，那么他们患前列腺癌的概率要减少35%～45%。维生素E，尤其是与硒混合食用，也会大幅降低患癌率。

当我们越来越了解这些营养素如何抑制癌症时，科学界正在发生一些更令人兴奋的事情。我们现在已经发现，很多营养素都可以抑制现有癌细胞的生长、扩散和转移，当我们在传统癌症疗法，如放疗或化疗中加入这些营养素后，传统疗法的疗效会明显提升。另外，越来越多的研究表明，维生素、矿物质和其他植物营养素可以保护患者免受传统疗法副作用的影响。

我们在食物中发现了很多抗癌成分，如：

- 大蒜素

- 抗雌激素和抗孕激素

- 类胡萝卜素、叶酸、烟酰胺、维生素 A、维生素 D、维生素 K 和维生素 B_{12}

- 辅酶 Q_{10}

- 鞣花酸

- 纤维物质

- 类黄酮（已有 5 000 多种被证实）

- 葡糖异硫氰酸盐

- 谷胱甘肽

- 糖脂和糖蛋白

- 免疫增强型多糖

- 吲哚-3-甲醇

- 异硫氰酸盐

- 镁

- 肌醇磷酸-6

- 蛋白酶抑制剂

- 皂角苷

- 硒（主要以有机形式）

- 固醇和甾醇含量（植物类固醇类）

- 莱菔硫烷

- 锌

大多数患者害怕化疗和放疗的副作用就如害怕癌症一样，尤其是对那些已经遭受多轮化疗折磨的患者来说。目前，癌症患者的化疗过程最长要持续 1 年。过度疲劳、恶心、呕吐、腹泻、食欲较差和重度骨髓抑制都让他们绝望，甚至生不如死。

每天都要承受身体上的病痛是一件非常痛苦的事情。然而，根据我的经验，同时也经多项研究证实，癌症患者不需要承受这样的痛苦就可以从传统疗法中受益。使用简单的营养学方法，就可以避免绝大多数传统疗法所导致的并发症和副作用。

尽管我的确推荐了多种营养素补充剂，但营养学治疗方案中最核心的因素就是饮食。阅读本书，你会发现，饮食能决定抗癌的成败。我接下来要提到的是，很多植物营养素并非独立存在，而是通过选择性摄入水果和蔬菜获得的。将营养素补充剂和饮食相结合，你的身体就会获得有效的抗癌营养素。

我经常告诉患者，如果仅依靠补充剂，而不改变饮食，那么他们的抗癌之路终将以失败告终。据估计，有大约70%的癌症与饮食有关。如果继续食用引起原发癌症的那些食物，无疑会让情况更糟，因为食物中往往也含有大量致癌或促进癌细胞生长的物质，尤其是典型的西餐饮食——红肉、劣质脂肪、食品添加剂和碳水化合物。下面的数据表明了不同食物的过量食用对前列腺癌的影响：

- 红肉高摄入量——患癌率增加200%
- 热量高摄入量——患癌率增加190%
- 甜食高摄入量——患癌率增加180%

这种饮食，尤其是含脂肪的饮食，不仅会诱发癌症，而且会加速现有癌症恶化。某些脂肪，如 ω-6 脂肪酸不仅会加速癌细胞的生长，还会同时抑制免疫系统功能。我告诉患者，摄入这些脂肪，无疑是对病情火上浇油。在本书中，我还会介绍其他促进癌细胞生长的食物。

当与患者讨论改变饮食习惯时，我发现了另外一个问题，即大多数患者对吃大量水果和蔬菜的理解是有误的。很多人想当然地认为，吃自己喜欢的水果和蔬菜即可。如果他们喜欢四季豆和香蕉，就会一天吃很多次，这就是他们所理解的吃大量水果和蔬菜。然而，四季豆通常盛放在罐头中，不但缺乏营养素，还残留大量有毒金属。香蕉虽然含有某些重要的营养素，但香蕉的糖分极高，而糖分会促进癌细胞生长。

我们发现，定期食用这些食物以及热量较高的食物，会增加患前列腺癌的风险。其他风险因素包括牛奶摄入量过高、ω-3 脂肪酸的摄入量不足而 ω-6 脂肪酸的摄入量过高。

当分析患者的饮食时,我发现绝大多数患者甚至无法保证一天摄入 2 份水果和蔬菜。大量研究证实了这个数据。例如,一项调查发现,美国人每天摄入 5 份或 5 份以上水果和蔬菜的概率不到 25%。这种情况在孩子身上更为糟糕。

从健康角度来说(主要从抗氧化剂来说),如果一天摄入的水果和蔬菜少于 5 份,那么对身体几乎没有好处。5 份水果和蔬菜是保证身体健康的最低要求。对那些 50 岁以下的人来说,这个数字的最大值可达到 10 份。对那些 50 岁以上的人来说,则需要额外增加 2 份,即一天的摄入量要达到 12 份,只有这样,才能达到健康标准。因此,我们至少应该满足最低要求,在这个基础上,水果和蔬菜的摄入量越大,身体越健康。

多项研究表明,摄入大量水果和蔬菜,尤其是蔬菜,不仅可以抑制癌症发展,还能将浸润性癌症转化为良性肿瘤。[4] 这的确是个伟大的发现。在过去,我们认为一旦发现癌症,那么它只能朝一个方向发展:浸润性癌症永远具有浸润性,而在初始阶段浸润性较轻的癌症会变得越来越严重。但现在一些较新的研究甚至发现,至少从实验层面来讲,特殊营养素可以将某些癌细胞转化为正常细胞。因此,我们可以研究如何将癌细胞转化为正常细胞,而不是花大力气寻找在不损伤正常细胞的前提下杀死癌细胞的方法。

了解癌症发展过程的重要性

过去,我们尚未了解营养素如何发挥作用之时,关于营养疗法的多数信息都来源于轶事(病例个案)、基于多数人口的研究(流行病学研究)和在医疗机构以外曾使用过营养疗法的人的传闻。这反映了两个主要问题:第一,医生对营养疗法的使用持谨慎态度,因为迄今为止,还没有充分的证据能够证明营养疗法是否有效;第二,癌症患者通常对未经科学机构认证的治疗方法持怀疑态度,害怕尝试这种疗法。

尽管我们已经在抗癌大战中花费了数百亿美元,但仍未找到治疗癌症的方法。然而,我们至少已经了解了癌症的发展过程以及癌细胞和正常细胞的区别。正是这些基础知识让我们了解了很多早期替代医疗方案的治疗理念:食物或草药中含有能够抑制癌症发展的成分。

本书第二章详细说明了细胞如何转化为癌细胞、细胞转化为癌细胞的原因和某些人比其他人患癌风险高的原因。我建议你在阅读本章内容时,不要尝试记住所有的术语,因为这些术语并不会妨碍你理解本章内容。如果你发现某些内容太专业,大可忽略该部分内容,继续往下读。我写那一章是因为很多癌症患者会花大量的时间和精力研究癌症的方方面面,以期更好地理解其中的科学机制。

应该注意的是,上述很多科学研究是在实验室环境中开展的。尽管数以千计的癌症患者通过营养疗法已得到根治,但是面向更多患者群体的控制研究还在进行当中。这是因为这种研究大多耗资巨大,直到最近,才有人愿意出钱资助这类研究。最近,美国国立卫生研究院已经开始了多项针对大量人群的癌症营养疗法的研究。当然,在最终研究成果出来之前,还需要再等待几年。

对癌症患者来说,等待学术研究成果问世并非明智之举。在过去的至少24 年间,我一直在使用营养疗法,尤其是近 5 年来,使用得更加频繁。在此期间,我的患者从中受益是毋庸置疑的。正在使用营养疗法进行治疗的患者更容易接受它,而且它所引发的并发症要小得多。同时,他们对传统疗法的反应也要好得多。

在接下来的章节中,我会解释,所选择的营养素补充剂可以多步骤、分阶段地影响癌细胞的新陈代谢,从而极大地干扰癌细胞的生存能力。而与此同时,它们并不会影响化疗或放疗效果。通过不同的方式杀死和抑制癌细胞,营养素可以提高传统疗法的疗效。

为了杀死癌细胞,或至少让癌细胞进入休眠状态,我们必须采取措施干扰癌细胞的各种机制。在这一方面,营养素补充剂确实比化疗或放疗有效得多,它们可以改善正常细胞的各种机能,对正常细胞的副作用很少或几乎没有。

改变一个人的饮食习惯并非易事,尤其当这种改变是完全颠覆性的时候。我们大多数人都已经习惯了用人造香味剂烹饪的食物,那种香甜的、奶油的味道让人垂涎三尺,一旦食物失去了这些味道,吃东西就会变成一件枯燥乏味的事情。如何让患者遵从改变饮食习惯的医嘱是我在治疗癌症工作中遇到的最大难题,尤其是那些之前的饮食习惯极为糟糕的患者。例如,如果一个人一直喜欢烧烤类食物、薯条和碳酸饮料,那么让他吃一盘新鲜的生蔬菜、水果,喝白开水就非常困难。

即使患者知道营养素的重要性并不会改变什么,但至少可以帮助癌症患者坚持新的饮食习惯。越了解植物化学物质抑制癌细胞生长和扩散的机制,就越可以明白为什么只是饮食上发生的一点点变化就可以对癌症产生显著的影响。还有一个重要的问题,就是癌症是否可以彻底根除。如果不能根除,就更应该坚持新的饮食习惯,因为不良饮食习惯会激活那些处于休眠状态的癌细胞。

你坚持得越久,就越容易接受新的饮食习惯。人的口味是会随时间变化的。如果一个人一直坚持低盐饮食,那么即使是一般食物,他也会觉得味道偏咸。同样低糖饮食也是如此:如果一个人一直坚持低糖饮食,那么只要是含糖的食物和饮料,他就会觉得味道过甜。味蕾的这种重新适应过程让我们的饮食习惯逐渐发生变化,慢慢就会接受之前觉得不可忍受的饮食习惯。这是一个我们逐渐适应的过程。

补充剂和食物

很多使用替代疗法治疗癌症患者的保健医生认为无须服用营养素补充剂,仅食用纯绿色食品即可,然而一部分人不同意这种观点,他们大力推行使用营养素补充剂。就我个人而言,我发现了第 3 种方式:主要依靠饮食习惯改变,食用天然食品,外加服用经证明确实有显著抗癌作用的营养素补充剂。

我主要根据坚实可靠的科学证据、大量临床研究和我的个人经验选择营养素补充剂。例如,我们已经知道,不同类型的维生素 E 的抗癌活性存在很大差异。某些形式的维生素 E,如 d-或 dl-α-生育酚醋酸酯的抗癌活性极低,且不易吸收,甚至有可能干扰其他营养素,而 d-α-生育酚琥珀酸酯的抗癌活性很高,它的抗氧化活性是最高的,且易吸收。与天然维生素 E 相比,人工合成 β-胡萝卜素也具有同样的功效。

不得不承认,我们尚未完全了解可食用植物中的所有成分。就已经分离出来的食物成分而言,我们也没有完全了解其各自的功效。仅研究这些植物的提取物,我们有可能漏掉其他尚未经确认的抗癌营养素。另外,提取已知营养素的过程也有可能损伤某些未知成分。

营养疗法的一大奥秘是为什么必须食用如此大量的水果和蔬菜来达到些许抗癌效果,毕竟 10 份水果蔬菜加在一起也不少了。与这一奥秘有关的就是动物细胞和植物细胞之间的区别。与动物细胞不同,大多数植物营养素都蕴含在细胞内部,细胞薄膜外侧包裹着坚硬的细胞壁。遗憾的是,人类的消化道内并没有可以溶解这些细胞壁的酶。所以,蕴含在植物内的大多数营养素我们是无法吸收的。

我们可以通过 3 种方式提取这些被锁住的营养素。第一,通过反复咀嚼的方式,嚼碎细胞壁,咀嚼一定要充分,直至成细泥。但遗憾的是,我们大多数人在咀嚼水果、蔬菜时并不充分,嚼几下就吞咽下肚。第二,烹饪水果和蔬菜,虽然加热过程可以破坏细胞壁,但烹饪方法的坏处就是在破坏细胞壁的同时,不但会破坏某些营养素,还会导致一些营养素流失。另外,这样会破坏很多植物酶,而植物酶也可以提高植物的抗癌功效。第三,通过机械榨汁或用搅拌机把水果、蔬菜加工成液态。

让我印象深刻的是,很多癌症晚期患者在改变饮食习惯后活了下来,饮食习惯的改变包括机械榨汁或用搅拌机把水果、蔬菜加工成液态。根据我们现在所了解的植物化学物质和癌症的知识,这不无道理。如果人们将果蔬榨汁或液化后再食用,那么他们所食用的抗癌化学物质的浓度要远远高于那些直接把水果、蔬菜吃掉的人。另外,这些不嫌麻烦将果蔬榨汁或液化后食用的人在选择水果和蔬菜时,会选择那些最有效的可食抗癌果蔬。

在本书中我们会看到,很多植物化学成分具有独特的抗癌功效,它们不仅可以保护正常细胞免受化疗和放疗的副作用,而且可以大大提高传统疗法的疗效。

营养学的复杂性

在大多数外行人看来,营养学就是简单的关于吃什么的问题,其中比较重要的就是,通过基本的食物和热量摄入就可以获得身体所需的足够能量。事实上,营养学要复杂得多。首先,我们需要明白吃的目的。尽管在如今高度发达的工业化社会中,依然有很多人认为,吃就是为了满足我们的味蕾或填饱我们的胃,但这种想法是错误的。其次,我们需要知道的是身体其实是一个巨大的、复杂的化学反应集中地——在我们的身体内部进行着成千上万种化学反应。

我们的细胞和组织并非一些简单的和谐共存的细胞有机体。它们是极其复杂的生化实验室,每秒钟都在进行着成千上万个生化反应。要进行这些化学反应,需要向细胞提供特殊物质,以确保细胞正常工作。幸运的是,我们的身体可以适应这些特殊物质缺失的情况,甚至可以自行用其他物质替代。然而,这种特殊物质的缺失会降低细胞的工作效率,使其极易感染疾病,包括癌症。

细胞的营养素需求也存在很大差异,某些细胞比其他细胞对某种营养素有更大的需求。这是因为细胞的功能存在很大差异。例如,甲状腺和乳腺组织需要的化学物质就不同。

我们还知道,维生素的分布和维生素分解的产物随着细胞组织的不同而不同。例如,女性宫颈比胆囊需要更多的维生素 C 和叶酸。这意味着,如果缺乏维生素 C 和叶酸,就会增加女性患宫颈癌的风险,事实确实如此。如果女性摄入的维生素 C 量非常少,那么她们比那些摄入更多维生素 C 的女性患宫颈癌的风险高 10 倍。[5]

在某些情况下,一个组织有可能需要比正常情况下更多的某种营养素,比如当患宫颈癌时。在这种情况下,即使是正常水平血液中的叶酸也不足以预防癌症。这就需要处于高风险中的女性食用更多叶酸,来预防宫颈癌。这也是在推荐维生素和矿物质时,不断调整摄入量的原因之一。

有时,虽然一个人的饮食习惯非常健康,食用大量水果和蔬菜,避免食用有害脂肪,少糖,但他也会有较高的患癌风险。这是因为如果营养素不能进入血管,那么它们所起的作用是微乎其微的。我们把这种营养素无法进入血管的情况称为吸收不良。有时,吸收不良仅是对一种营养素的吸收困难,有时是对一种维生素或矿物质的吸收困难。

那么我们如何得知是否充分吸收了这些营养素呢? 一种方法是直接测量营养素在血液中的浓度。现有几个实验室可以测量血液中的维生素和矿物质水平。然而,即使这样,我们也有可能受骗。很多维生素会发生转化,从食物中的形式转化为身体细胞所需的极其活跃的形式。例如,食物中的核黄素进入身体后会转化为核黄素-5-磷酸,而食物中的维生素 B_6 进入身体后会转化为维生素 B_6-5-磷酸烟碱。这些维生素的转化过程需要特殊酶,然而,对老人、正在接受癌症治疗的患者和遭受慢性病困扰的人来说,身体内部的这种酶是受损的。

补充剂的质量

患者经常会问我这样一个问题,合成维生素和天然维生素,孰好孰坏? 在大多数情况下,天然维生素更好,但当某些合成维生素在被吸收后转化为各种分解代谢产物时,这些分解代谢产物本身的抗癌功效也是非常强大的。例如,β-胡萝卜素就是这样,它可以转换为许多其他化合物。

最近一项关于合成 β-胡萝卜素补充剂的研究发现,很多合成营养素补充剂根本不包含 β-胡萝卜素,它们只含有 β-胡萝卜素的分解产物。但这并不意味着这些补充剂对抗癌没有效果。根据动物实验得知,这些分解产物对抗癌仍有效。

在某些情况下,维生素在胃肠道内会产生竞争,争取被先吸收。例如,合成 β-胡萝卜素会干扰另一种非常重要的名为叶黄素的类胡萝卜素的吸收。[7]同样,大量合成维生素 E 会降低血液中 β-胡萝卜素的水平。这种吸收竞争会给癌症患者造成严重影响。例如,在预防肺癌或乳腺癌方面,叶黄素要比 β-胡萝卜素更重要。另外,从天然食品如水藻、拜尔代维勒杜氏藻或杜氏盐藻中摄入的 β-胡萝卜素、类胡萝卜素的吸收量要比通过合成维生素摄入的吸收量高得多。

使用合成维生素的另一个问题是很多天然维生素含有多种成分,而合成维生素仅含一种成分。例如,维生素 E 事实上含有 8 种不同成分(α-生育酚、β-生育酚、γ-生育酚、δ-生育酚和 4 种生育三烯酚,其中某些成分的抗癌活性比其他成分强。这种情况也发生在类胡萝卜素上。虽然我们大多数人所熟知的是 β-胡萝卜素,但某些其他形式的类胡萝卜素对特定癌症的抗癌效果要显著得多。例如,研究表明,α-胡萝卜素在预防乳腺癌方面效果更显著,而叶黄素、β-隐黄素和番茄红素在预防卵巢癌、前列腺癌和肺癌方面效果更显著。[8]经证实,另外一种胡萝卜素——虾青素可以有效抑制膀胱癌。如果你只是使用合成 β-胡萝卜素,就会遗漏这些抗癌效果显著的类胡萝卜素。

即使你在使用合成维生素时,也应选择那些与天然维生素最接近或已被证实具有特殊抗癌效果的合成维生素,如维生素 E 琥珀酸酯。下面是一些建议供参考。

摄入的抗坏血酸盐形式的维生素 C,而不是抗坏血酸形式的酸性维生素 C 更容易伤胃,且不易被吸收,必须要在体内进行转化后才能利用。如果摄入较大量的抗坏血酸维生素 C,则会造成酸积累(酸中毒),增加患骨质疏松症的风险。维生素 C 的最佳形式是抗坏血酸镁和抗坏血酸钙。我更倾向于前者。

千万不要摄入维生素 E 醋酸酯(又被称为 d-或 dl-α-生育酚乙酸酯)。这种形式的维生素 E 不易被吸收,且会导致肝脏内缺少胡萝卜素。它不会进入大脑,抗癌效果微乎其微。抗癌效果最好的维生素 E 是维生素 E 琥珀酸酯,又被称为 d-α-生育酚琥珀酸酯或干燥 E,是一种胶囊白色粉末。正如我们将看到的,这种维生素 E 的抗癌效果最显著。

抗癌效果排名第二的维生素 E 是天然维生素 E,又被称为混合生育酚。在大多数情况下,营养素补充剂含有 4 种类型的生育酚:α-生育酚、β-生育酚、γ-生育酚和 δ-生育酚。从技术角度来说,维生素 E 还含有 4 种其他成分,即生育三烯酚,包括 α、β、γ 和 δ 类型。最近有研究显示,生育三烯酚具有强大的癌症抑制效果,尤其是与某些抗癌药物,如三苯氧胺混合使用的时候。

很多维生素 E 补充剂都是胶囊,与油脂混合。这种油脂通常为豆油,在多数情况下,可以促进肿瘤生长。这就是仅摄入维生素 E 琥珀酸酯干粉的另外一个原因。遗憾的是,迄今为止,还没有人制造出由优质纯橄榄油溶解的维生素 E 补充剂。

在摄入多种维生素时,应选择胶囊粉末而不是药片。经证实,很多药片含有黏合剂,而这些黏合剂会妨碍维生素的吸收。黏合剂就是黏胶,制造商会使用黏合剂,确保药片在运输过程中不会破碎。药的易分解性是正在接受放疗和化疗的癌症患者所关心的,因为这些患者的消化能力很弱。

通常来说,应避免摄入含有天(门)冬氨酸盐、糖胶或氨基酸螯合物的补充剂,即所谓的螯合维生素或矿物质。虽然它们可以促进吸收,但这些氨基酸是兴奋性神经毒素。兴奋性神经毒素不仅会损伤大脑,有些人对它们还极其敏感。即使食用量非常小,但对一个脑癌患者来说,也很有可能刺激肿瘤,使其生长速度加快。

还应尽可能避免服用胶囊,因为这些凝胶含有大量谷氨酸盐,而谷氨酸盐是一种非常强大的兴奋性神经毒素。另外,凝胶是牛肉制品,如果患者服用胶囊,还有可能面临患疯牛病的风险。

在购买植物提取物,即含有水果和蔬菜提取物的补充剂时应谨慎。其中大部分补充剂所含的提取物很少,没有太多营养素。这是很多维生素 C 品牌存在的问题。它们声称自己的产品中含有野玫瑰果等成分。但事实上,大多数维生素 C 所含的野玫瑰果极少,远远不足以产生效用,却会大大提高产品价格。

购买水果和蔬菜提取物时,一定要购买松粉或胶囊粉末。标签上应标明各种成分的含量。需要注意的是,这些产品要求冷冻干燥或低温干燥,以保存其中的植物化学物质。据我调查,没有哪个品牌的产品是符合标准的,也没有哪个品牌的产品可以替代多种维生素和矿物质补充剂。多数产品的镁含量也很低。在购买蔬菜补充剂时,注意不要购买带绿色或红色斑点的硬药片,因为这样的产品大多毫无用处。

另外一个常见问题就是当食用干粉或药片补充剂时,这些干粉或药片只有在油脂内溶解后才能被吸收。但遗憾的是,药瓶上的标签内容永远都不会告诉我们这件事情。例如,辅酶 Q_{10}(CoQ_{10}),这种非常重要的抗癌营养素在作为干粉摄入时,就很难被吸收。只有当辅酶 Q_{10} 在油脂内溶解后,才能达到最佳吸收效果。对此,一种解决办法是使用优质纯橄榄油溶解粉末。将胶囊内的粉末倒入 1 汤匙橄榄油内,在吃药时间喝下即可,喝时并没有不好的味道。

我发现了多种这类营养素补充剂。很多类黄酮,如姜黄素、槲皮素和橘皮苷也是在油脂中更易被吸收(至少有制造商制造出了水溶槲皮素和橘皮苷,它们不需要在油脂中进行溶解就可以被吸收)。通常,由于没有交代补充剂溶解的事项,很多人服用了补充剂之后却不见效果。

最后,我必须说一下质量和价格问题。很多人去药店购买营养素补充剂时,就像购买卫生纸一样,哪种品牌最便宜就买哪种。这就像为了省钱,去购买变质食物一样。在很多情况下,产品质量越好,价格越高,有时甚至要高出很多。当然,这并非一成不变的真理,因为有时某些毫无效果的品牌要价也很高。

分辨的唯一方法就是仔细审查制造商。有些持有制药商执照,这就要求公司的生产方法应通过严格的标准审批和仔细审查。还有一些制造商向大学实验室出售产品,这就要求产品必须满足特定的质量和纯度标准。

尽管公司运行时间和规模是主要的考虑因素,但有些公司虽然规模较小,且刚入行没多久,也可以生产出高质量的产品。大多数营养素补充剂公司都保存有营养素补充剂分析说明的记录。保健品商店和药店都可以查到这些记录。购买时,你可以要求查看存疑营养素补充剂的分析记录。

对正在接受化疗或放疗的癌症患者来说,营养素补充剂的质量尤其重要,因为大多数癌症患者很难吸收营养素。在这种情况下,营养素补充剂的制造过程就显得尤为关键。例如,多数营养素补充剂制造商都会在产品中增加赋形剂,最常见的赋形剂是硬脂酸镁。经证实,即使是将硬脂酸镁以胶囊的形式服用,硬脂酸镁也会使营养素吸收率降低60%以上。其他赋形剂包括抗坏血酸棕榈酸盐和硬脂酸,这两种赋形剂都可以引起同样的吸收问题。

营养素补充剂外部也可以覆上其他物质,使其更易吞咽。虫漆是最常见的涂层,就像那种覆在家具外部的涂层一样。但有些公司不使用任何如虫漆一样添加剂,相反,它们注重产品在制造过程中的质量和纯度,使吸收率最大化。

草药是一种特殊的类型。与多数植物不同,草药所含的化学物质具有强大的药用功能。草药中这些具有药效的化学物质的含量取决于它们生长的土壤、气候、土壤湿度,甚至采集草药的时间段。当制造大批草药补充剂时,制造商应使用精确的方法,确保每粒胶囊中的活性成分含量相当。

为了确保你所服用的草药补充剂中的活性成分含量达标,应检查药物标签上的成分信息。例如,银杏胶囊的标签上说明该产品含有24%葡萄糖苷和6%萜烯,符合标准要求。这就可以确保每粒胶囊所含的活性成分可以满足以上标准要求。最佳的做法是只购买标签上写有"保证效用草药"的产品。这可以确保你买到高质量的草药。千万不要购买价格低廉的草药。

营养素之间的交互作用

这就引出另外一个重要的话题：营养素之间的交互作用。长久以来，医学科学上一直认为营养素的研究就是去探索更多的物质，这种想法非常过时。他们认为，如果你想知道为什么有些方法会起作用，例如，为什么水果和蔬菜可以减少患癌风险，那么只需要从中提取浓度最大的成分，然后进行测试即可。柑橘类水果含有大量维生素 C，很多人会想当然地认为，只需要给测试的动物和人服用大量的维生素 C，然后观察它们是否有效果即可。有时的确如此，但有时并无效果，在极少数情况下，它甚至会促进癌细胞生长。

产生这种想法的问题在于他们并不知道这些营养素通常不会单独发挥作用，尤其是在人体内部极其复杂的生化系统中。在很大程度上，这是因为生化系统的交互作用。在这个生化系统中，改变其中一部分就有可能影响其他部分。另一个需要考虑的重要因素是营养素本身也会产生交互作用，这种交互作用在营养素发挥抗癌效用时尤其明显。

营养素和抗癌效果之间更为强大的交互作用可参见维生素 E 和硒。多项动物研究和女性人口研究发现，维生素 E 可以降低患乳腺癌的风险，尤其是对处于高风险中的女性而言。但在维生素 E 中加入硒后，患癌风险又会大大降低。

如果我们观察所有的水果和蔬菜，会发现维生素从来不会单独发挥效用。这一点很重要，因为维生素可以使彼此之间不被氧化。维生素 C 可以保护维生素 E，β-胡萝卜素可以保护维生素 C 等。近期的研究强调，在我们的饮食中，或作为补充剂，将这些营养素混合在一起是非常重要的。

为了强调营养素之间交互作用的重要性，让我们来看一下医师健康研究。这是迄今为止规模较大的营养素研究项目之一，有 22 071 名医生参与其中。研究人员将 578 名患前列腺癌的男性分为一组，将他们的饮食与其他 1 294 名控制组人员的饮食进行比较。他们发现,这些男性体内的番茄红素,即番茄中的红色素在血液中浓度越高,前列腺癌的发病率就越低,甚至低得多,尤其是对浸润性癌症患者来说;有些患者的患癌风险甚至可以减少60%。然而,β-胡萝卜素却对此毫无作用——至少,对那些血液中番茄红素浓度正常的男性来说毫无作用。但让研究人员吃惊的是,如果这些男性血液中的番茄红素浓度较低,那么β-胡萝卜素在降低患前列腺癌风险方面就会起显著作用。这再一次强调了营养素和抗癌效果之间的交互作用。

植物里的特殊癌症杀手

虽然很多人认为维生素就是抗氧化剂,是抗癌的主要营养武器,但事实上其他植物化学物质的抗癌效用更强大。让研究人员最感兴趣的是类黄酮,类黄酮含有5 000种极其复杂的化学物质。同维生素一样,类黄酮也只有混合使用时,才能达到最佳效果。单种蔬菜或水果就含有成百上千种这样的化学物质。另外,在类黄酮中加入维生素时,它们的抗癌活性会进一步增强。

越来越多的证据表明,混合使用这些营养素时,它们的效用不是简单相加,而是交互作用。效用的简单相加指2加2等于4,而交互作用指2加2等于12或20。

某些营养素不仅可以增强彼此的抗癌活性,还可以大大提高抗癌药物和放射疗法杀死癌细胞的能力,这一点我们稍后会讲到。

食物的产生过程不尽相同

很少考虑的一个因素是食物之间的营养变化。例如,我们经常听说苹果可以预防癌症。然而,不是所有的苹果都具有相同的防癌功效。苹果中含有的已知抗癌成分是一种叫作绿原酸的化学物质,然而绿原酸在不同种类苹果中的含量大相径庭,麦金托什苹果中的绿原酸含量极高,而金冠苹果中的绿原酸含量极低。

水果或蔬菜的藤蔓是否成熟也会影响抗癌效果。很多当地市场上出售的水果和蔬菜都是从全国各地运过来的。为了确保水果和蔬菜在运输过程中不会变质,生产公司会在它们成熟之前采摘,这就意味着这些水果和蔬菜的营养素浓度较低。有时,新梢中所含的某些特殊营养素的浓度要比完全成熟的蔬菜中所含的浓度要高。例如,经证实,西兰花芽比成熟的西兰花所含的吲哚-3-甲醇高 100 倍,吲哚-3-甲醇可以有效抑制乳腺癌。[9] 多家营养公司利用这个发现,提供各种植物新梢,如小麦、黑麦和大麦。

各种蔬菜和水果的抗癌能力也存在很大的差异。十字花科蔬菜,如羽衣甘蓝、西兰花、球芽甘蓝、菜花和卷心菜的抗癌能力最强。

当然,这并不是说其他蔬菜不具备抗癌效用。经证实,甜菜、西芹、菠菜、胡萝卜和西红柿都具有同样的抗癌效用。通常来说,水果和蔬菜的颜色越深,抗癌效用越强。

很多人已经意识到,作为植物营养素的唯一来源,土壤中的营养素已面临枯竭。例如,美国多地的土壤已处于矿物质硒严重枯竭的境地。如果人们食用在矿物质硒枯竭的土壤中生长的蔬菜,就会患上严重的硒缺乏症,从而面临极大的患癌风险,如乳腺癌和前列腺癌。硒对免疫系统功能而言极为重要,尤其是攻击癌细胞的免疫细胞。

使营养素缺乏的事务

除饮食不当外,还有很多事情,如吸烟、服药都会严重影响营养素的吸收。经证实,吸烟会极大地降低组织内维生素 C 的含量,即使是二手烟也会这样。吸烟者无法提高他们体内的维生素 C 含量,除非他们每天摄入大量的维生素,至于原因,尚未探明。为了使维生素 C 含量达到正常水平,他们每天至少需要摄入 500 毫克维生素 C。另外,吸烟者体内的 β-胡萝卜素含量也明显减少。一项研究发现,吸烟者的类黄酮摄入量比非吸烟者的类黄酮摄入量低 21%。

类黄酮摄入量可以反映水果和蔬菜的缺乏情况。综合考虑这些情况，也许可以解释为什么吸烟者患肺癌（从所有癌症中）的概率比非吸烟者大得多。这也意味着当吸烟者开始接受癌症治疗后，他们对抗癌治疗的反应差强人意，治疗时也更易出现严重的并发症。

使营养素缺乏的最大杀手是长期服药。各种药物会严重降低体内主要维生素和矿物质的含量。例如，口服避孕药会减少体内维生素 C、叶酸、核黄素、维生素 B_6、维生素 B_{12}、镁、硒和氨基酸酪氨酸（与大脑功能密切相关）的含量。正如我们所了解的，如果女性体内的维生素 C 含量低，就会十倍地增加她们患宫颈癌的概率。一项研究发现，如果女性口服避孕药，那她们体内的维生素 C 含量就会减少 30%。

经证实，如果叶酸含量长期都处于较低水平，那么患癌风险就会增加，尤其是宫颈癌、乳腺癌和结肠癌。[10] 抗癫痫药物、降压药和抗溃疡药也可以减少叶酸含量。双胍是一种抗糖尿病药物，这种药物也能损耗大量叶酸。而成千上万的人数十年来每天都要服用这些药物。

很多药物，即使单独服用，也会损耗多种营养素。正如之前所述，口服避孕药会损耗大量主要营养素。另一大杀手是用来控制血压的降压药。经证实，这些药物可以导致维生素 B_6、钙、锌、镁、CoQ_{10}、抗坏血酸盐、硫胺素和维生素 K 缺乏症。癌症患者要特别注意这些药物对体内 CoQ_{10} 供应量的影响，它们会减少 CoQ_{10} 的供应量，而 CoQ_{10} 是一种非常有效的抗氧化剂，可以为细胞提供能量，预防癌症的发生。经证实，几乎所有癌症患者体内的 CoQ_{10} 含量都较低，如果增加 CoQ_{10} 含量，就会显著提高这些癌症患者的康复概率。[11] 在所有已知可以损耗体内 CoQ_{10} 的药物中，最常用的包括：

- 大多数降胆固醇药，如斯达汀。
- 降压药，如肼屈嗪、噻嗪化物、β-受体阻滞剂、可乐定和甲基多巴。
- 抗糖尿病药，如磺酰脲类和双胍。
- 吩噻嗪类和三环类药物，它们是止呕药和抗抑郁剂。

用于降低胆固醇的他汀类药物会大幅降低体内 CoQ_{10} 的含量。有数千万患者终生都必须服用这种药物,但他们却从不知晓这类药物的严重副作用。这些药物也会导致营养素缺乏,如 β-胡萝卜素、叶酸、维生素 A、维生素 B_{12}、维生素 D、维生素 E、维生素 K、钙、镁、锌和磷酸盐。

镁缺乏症是某些化疗药物如顺铂导致的一个特殊问题。事实上,镁含量会降至一个非常危险的水平,造成心肌损伤和脑损伤。很多常用处方药也会导致镁缺乏症。如果女性长期口服避孕药,就会导致严重的组织镁缺乏症。一旦患上癌症,化疗对她们而言,要比那些组织镁含量正常的女性危险得多,也更容易引发并发症。但肿瘤科医生却很少考虑这个问题。

经证实,如果接受化疗和放疗的癌症患者营养状态良好,与营养不良的患者相比,他们引发并发症的概率会小得多,治疗效果会好得多,在治疗期间死亡的概率也会小得多。这些均已经被实验证明。

在一次实验中发现,当让小鼠单独服用环磷酰胺,或让小鼠单独接受手术时,几乎没有小鼠死亡,但当让小鼠既服用药物又接受手术时,超过75%的小鼠会死亡。然而,如果在小鼠接受手术前让它们服用维生素 A 或 β-胡萝卜素,死亡率会降为零——也就是说,没有一只小鼠死亡。

所以,我们可以采取多种措施改善癌症治疗的疗效。首先,不要吸烟,也不要与其他吸烟者待在同一个封闭空间。这不仅是因为烟草内含有多种致癌物质,而且因为烟草内的尼古丁——即使是用于戒烟的尼古丁贴片——也会抑制免疫系统。如果这样做,那么你可以做的最后一件事情就是进一步抑制你的免疫系统。

其次,如果你一直服用那些会降低维生素、矿物质或 CoQ_{10} 含量的药物,那么你必须服用补充剂改善体内的缺乏症,以维持药物平衡。请咨询医生,确定可以停服哪些药物。在很多情况下,医生要么没有意识到患者正在服用不当药物,要么忘记了曾经开过这些处方药物。所以作为患者,你应该定期同医生一起复查药物。

最后,服用镁补充剂。传统医生很少向患者推荐镁补充剂。但补充这种矿物质尤其重要,因为镁缺乏症非常普遍,甚至身体健康的人也会患镁缺乏症。例如,一项 30 000 余人参与的调查表明,75% 的人镁摄入量不足,而 2/3 的人患有严重的镁缺乏症。服用利尿剂的人患癌风险大,因为利尿剂会损耗钾和镁。幸运的是,蔬菜中含有大量的镁。

烹饪技术和癌症

很多人都听说过食用煎烤肉,即在明火上烹饪的肉或烧烤的肉会增加患癌风险。1977 年,人们从鱼肉和牛肉的焦面提取成分,通过实验检测它们诱发基因突变的能力,首次发现烤肉中含有大量致癌化合物。其中的诱变剂又被称为杂环胺。

当进行实验分析时,人们发现这些致癌化合物是由肉中的多种化学物质形成的(肌酸、某些氨基酸和糖)。[12] 当置于高温下时,这些化学物质会形成一系列化合物,这些化合物可以损害脱氧核糖核酸 DNA,并最终诱发癌症。

通常来说,在高温下烧烤和油煎(但不包括烤炙)的肉类和鱼肉会产生大量的杂环胺。[13] 油炸、烘焙和烘烤肉类和鱼肉也会产生致癌物质,但在这种情况下产生的致癌物质数量较少。烧烤时产生的杂环胺数量最多,尤其是在烧烤架上进行烧烤时。所产生的这些危险化合物的数量取决于加热的温度、烹饪时间以及是否在木头上进行烹饪和所使用的木头类型。危害最大的木头类型是豆科灌木,这种木头在烹饪期间会产生大量致癌物质。如果是硬木材,燃烧时则更加清洁,不易产生致癌物质。

经证实,杂环胺可以导致大量动物物种患癌。杂环胺引发的癌症包括胃肠道癌和肝癌。另外,杂环胺不但会增加肺、乳房和血管内出现肿瘤的概率,还会产生淋巴瘤。甚至是襁褓中的孩童,如果妈妈在孕期食用大量含有这些致癌化合物的食物,那么孩子出生后患癌风险也会增加,这个发现实在令人生畏。[14]

在一项研究中,研究人员发现妈妈在孕期内摄入的维生素 C 量与孩子出生后患脑瘤的风险有密切联系。[15]另外,根据参与其中的女性人口研究发现,如果她们在孕期,尤其是怀孕前6周摄入大量叶酸、多种维生素和维生素C,食用大量水果和蔬菜,那么孩子出生后患脑癌的风险微乎其微。尤其令人担忧的是,研究人员发现,如果孩子在出生1年内没有食用任何水果,那么他们患脑癌的概率就会增加430%,尤其是神经外胚层型癌症,如髓母细胞瘤。

还有证据证明炒蔬菜会增加这些致癌化学物质的数量。幸运的是,蔬菜中含有多种可以抑制这些致癌物质的化合物。例如,经证实,绿茶,既可作茶饮又可作补充剂服用,可以大幅降低杂环胺的致癌能力。

亚硝酸盐食品添加剂是一种防腐剂,也是在食物中发现的另外一组可以增加致癌风险的化学物质。亚硝酸盐食品添加剂在被摄入后,就会转化为亚硝胺化合物。经证实,亚硝胺化合物可以导致动物患癌,也有可能导致人类患癌。如果人所摄入的食物中含有大量这样的防腐剂,那么患胃癌的风险就极高,也有可能导致其他癌症,包括脑瘤。在这个过程中,进入胃部的人工甜味剂阿斯巴甜代糖也会转化为诱导有机体突变的物质。

所以,我们可以做些什么来减少煎烤肉类和鱼肉所引发的患癌风险呢?最重要的就是不食用使用明火烹饪的肉类和鱼肉以及烧烤或油炸的肉和鱼。但对美国南方腹地的人来说,有可能很难彻底放弃烤肉。当你受到诱惑,打算破戒,偷食一点烤肉或鱼时,也有一些补救措施可以帮助你大大降低风险发生率。

食用植物中含有许多类黄酮,经证实,这些复杂的化学物质可以有效抑制致使癌细胞生长的化学物质。事实上,减少亚硝酸盐风险的一种方法是在煎烤食物中加入维生素C。[17]但遗憾的是,维生素C还会有效促进铁的吸收,而铁是癌症治疗的大忌。

所幸,还有另外一种替代方法。经证实,蔬菜中常见的两种类黄酮,即咖啡酸和阿魏酸可以有效抑制亚硝胺的形成。李子、苹果和蓝莓中含有咖啡酸,而阿魏酸则存在于几乎所有常见水果中。另外一种名为鞣花酸的类黄酮效果更佳——事实上,它比维生素C的效用强80~300倍。鞣花酸常见于草莓、树莓和黑莓中。

有时，我们厌烦了长期烤焙的食物，想打破这种饮食习惯。油炸时，如果使用特级初榨橄榄油，那么食物的安全性会更高，因为特级初榨橄榄油中含有一些效用强大的抗氧化剂和抗癌类黄酮。如果进一步提高保护性能，可以在橄榄油中加入姜黄。少食多餐也会减少患癌风险。多种香料，如鼠尾草和迷迭香具有抗菌、消炎和抗癌作用。

烹饪食物

癌症患者面对的另外一个问题是如何准备他们的水果和蔬菜。一些权威专家认为癌症患者食用的所有水果和蔬菜都应是生水果和生蔬菜，因为生水果和生蔬菜可以保留酶，防止营养素因加热而流失。还有一些人持相反意见。我个人并非绝对主义者。我认为癌症患者应该混合食用生蔬菜和煮熟的蔬菜。

正如我之前所述，食用生蔬菜会限制营养素的吸收，因为营养素都被锁在植物坚硬的细胞壁内，我们很难消化。为了给这些营养素解锁，你需要不停地咀嚼蔬菜，嚼至细泥，或烹饪蔬菜，或在搅拌机内搅拌液化蔬菜。

首先，我们来看解决这个问题的第一个方法——不停咀嚼，嚼至细泥——我们大多数人并非癌症患者。通常我们只咀嚼几下，然后就把食物吞咽下肚了。另外，有些研究证实，即使充分咀嚼食物，我们也只能吸收30%的营养素。这就是说，如果你想吸收足量的营养素，必须食用更多的蔬菜。但如果使用搅拌机或榨汁机，则可以释放约90%的营养素。除此之外，使用搅拌机或榨汁机的另一大好处就是可以食用生水果和生蔬菜。

那么烹饪食物如何呢？烹饪食物会损伤所有的营养素吗？研究发现，这因食物类型而异。加热以下食物时，抗癌（抗诱变）活性会大量流失：苹果、杏仁、猕猴桃、菠萝、甜菜、甘蓝、菜花、叶莴苣、黄瓜、洋葱、小萝卜和大黄。

在烹饪过程中仍可以保持抗癌效用的食物包括黑莓、蓝莓、甜酸樱桃、蜜瓜、李子、草莓、球芽甘蓝、菊苣绿色、茄子、独行菜、南瓜和菠菜。

使用自来水烹饪蔬菜有两大劣势：第一，大多数蔬菜中的水溶营养素——如矿物质、维生素 B 和抗坏血酸盐——会在水中流失；第二，如果在饮水中加入少量氟，那么当水蒸发至残留氟浓缩液时，水中氟化物的浓度会越来越高。氟化物是一种活性非常大的化学物质。在这种情况下，它会附着在蔬菜上，无法冲洗干净。而氟化物恰恰是一种致癌化合物（关于氟化物给癌症患者带来的危险，请参见第八章）。

烹饪食物时，可以使用特级初榨橄榄油。虽然我用的是烹饪这个词，但事实上你只可以将食物放入锅内，加热几分钟。这样会破坏一部分植物细胞，但如果你把蔬菜完全蒸煮熟透，则会完全破坏植物细胞。如果你使用蒸馏水烹饪蔬菜，还可以喝掉菜汁，因为菜汁中含有高浓度营养素。美国南部各州的人称其为可蒸馏的液体。

关于水果和蔬菜，请牢记以下要点：

- 根据上述热稳定性信息，混合食用生蔬菜和煮熟的蔬菜。
- 当吃肉时，一定要配菜吃。蔬菜中的类黄酮会中和肉中的致癌物质，尤其是烤肉。它们也会减少铁的吸收量，确保你所吸收的铁可以满足身体所需。
- 一天食用少量水果，最好不要超过半杯。确保在饭后食用水果。这样可以预防低血糖症，即血糖突然下降。某些人的低血糖症非常严重。（在癌症得到控制之前，我会推荐避免食用水果。）
- 如果在水中烹饪食物，仅使用蒸馏水或使用反渗透过滤器净化的水。

关于食物，请牢记以下要点：

- 避免食用红肉，如牛肉和猪肉，因为这两种肉中含有两大效用极强的诱发癌症物质。选择加工程序最少，且没有涂覆或注入肉汤、水解蛋白和味精产品的鸡肉或火鸡肉。另外，如果食用鸡肉，需要剥除鸡皮，彻底清洗鸡肉,因为大多数鸡肉表面都在加工厂内被喷上氯漂白剂。

- 避免食用所有的加工食物。尽量食用使用新鲜食材制作的食物。不要使用商业调味汁、混合配料或调味品,除非它们由纯草药或纯香料制成。

- 避免食用牛奶、奶酪和其他乳制品,尤其是低脂肪乳制品。低脂肪乳制品中的谷氨酸盐(兴奋性神经毒素)浓度较高。另外,牛奶过敏也会损伤你的免疫系统。牛奶过敏是食物过敏症中最常见的一种过敏病症。

- 避免食用含阿斯巴甜、味精、水解素蛋白、大豆蛋白或添加剂卡拉胶的食物。添加剂卡拉胶常见于冰激凌和烘焙食物中,可以大幅促进癌细胞生长和扩散。添加剂卡拉胶会在产品标签上注明。另外,避免食用所有新型甜味剂,因为它们的安全性尚未得到完全证实。可以食用低热量甜品,但必须控制在极少量范围内。也可以食用甜叶菊。

- 尽管现代社会很难做到,但尽量避免使用塑料容器盛放各种食物和饮品,尤其当塑料发出刺鼻臭味时。塑料会释放雌激素样化合物,雌激素样化合物会引发雌激素敏感癌,如乳腺癌、结肠癌、某些脑癌和肾癌,还有可能引发前列腺癌。如有可能,仅使用玻璃容器盛放食物和饮品。但遗憾的是,这在现代世界越来越难做到了。

- 避免食用各种来源的糖。蜂蜜也属于糖类。尽管蜂蜜中含有一些类黄酮,但无可否认它仍然属于糖类,而糖类会促进癌细胞生长。还有果糖。尽管果糖不会促进胰岛素释放,但仍不是上策之选,因为果糖会增加自由基,损伤细胞,从而增加患癌风险。

- 避免饮用果汁。尽管果汁中含有多种抗癌类黄酮和维生素,尤其是叶酸,但果汁中也含有大量糖和氟化物,尤其是大多数商业出售的葡萄汁。

对正在接受或已经结束化疗和放疗的癌症患者来说,兴奋性神经毒素,如味精和水解蛋白,会导致恶心、腹泻和胃疼挛。[18]另外,它们会导致心脏跳动不规律(心律不齐)。当患者服用对心脏有损的化疗药物,如多柔比星、道诺霉素、阿糖胞苷、米托蒽醌、环磷酰胺和紫杉酚时，尤其明显。

榨汁和搅拌水果与蔬菜

正如我之前所述，释放水果和蔬菜中所含的 10 000 种植物营养素的最好方法之一是通过机械方式破坏细胞壁。

很多人一定听过榨汁。榨汁时，需将水果和蔬菜放入机器内，将其榨成细泥，分离汁液和果浆，果浆通常被扔掉。很多榨过汁的人都知道，1 台面的蔬菜只能榨出 1 杯 10 盎司[1]的汁液。我觉得把所有大块蔬菜全部都扔掉，实在可惜，因为这些扔掉的大块蔬菜中含有非常重要的营养素和植物化学物质——但事实是，我们的确把它们全都丢弃了。

另外，还有清理。清理榨汁机无疑是一项艰巨的任务。每次榨完汁后，都需要拆卸榨汁机，清洗干净后，再重新安装起来。一天重复两次这样繁复的工作，让很多人，尤其是工作忙碌的人泄气。其实，我们可以多去商店逛逛，寻找合适的榨汁机。某些榨汁机的使用和保存会更加方便。

尽管很多榨汁机用完后都需要清理，但在我看来，这种通过机械方式破坏水果和蔬菜细胞壁的过程是晚期癌症患者的灵丹妙药，比任何东西都有效。但如果你确实没有时间清理榨汁机，那还有一个不错的替代方法：蔬菜搅拌机。

跟榨汁机相比，蔬菜搅拌机有两大优势。第一，蔬菜搅拌机不会浪费任何东西。除成千上万种营养素之外，植物的枝叶和根茎外侧也含有各种有效的植物化学物质。在这些植物化学物质中，包括可以调节免疫力的糖蛋白和多糖。另外，植物浆也含有大量纤维。第二，蔬菜搅拌机的清理速度比较快。但并非所有的搅拌机都是这样。搅拌机的马达应足够强大，确保将蔬菜和水果

---

[1]　1 盎司 = 28. 349 523 125 克。——译者注

搅拌成液体才可以。我使用的蔬菜搅拌机是维他美仕5000。

当榨汁或搅拌水果或蔬菜时,比选择正确的机器更重要的是选择正确的原料。另外,你在将水果和蔬菜放入搅拌机之前,需要使用蔬菜洗涤剂彻底清洗水果和蔬菜。

榨汁时,人们常犯的一个错误是仅根据自己的口味,选择自己喜欢的蔬菜和水果。例如,很多人在榨汁时只选择胡萝卜。在他们换成橙汁前,他们只喝胡萝卜汁——并非说换成橙汁不好,只是胡萝卜汁有可能更对口味。

榨汁时,仅选择一种蔬菜,如胡萝卜是错误的,原因如下:首先,有些蔬菜含糖量高,糖会刺激肿瘤生长;其次,你会错失其他植物中含有的重要植物化学物质,某些特殊的抗癌类黄酮仅存在于某些特殊的蔬菜中。只有混合各种蔬菜,你才可以充分利用这些有效的抗癌化学成分。

例如,洋葱、茶和苹果含有槲皮素,这是一种效用非常强的癌症抑制剂。西芹和芹菜含有一种名为芹菜糖苷配基的抗癌类黄酮,而绿茶含有一系列化学成分,如表儿茶素没食子酸酯、儿茶酚和表儿茶素,这些化学成分不仅可以抑制肿瘤,还可以保护心脏和血管。在这些蔬菜中,你混合搅拌的种类越多,就越能抑制甚至消除癌症,尤其是当你将饮食疗法加入传统疗法中时。

我自己经常会做一盘蔬菜沙拉,各种蔬菜一应俱全。我不会立刻食用,而是将它们放入蔬菜搅拌机内,搅拌成汁,然后饮用。通过这种方式,我食用的沙拉中含有的健康植物化学物质要比直接食用所获得的营养素高得多。而且,我发现如果将沙拉榨成汁饮用,饮用速度也比正常食用快得多。

搅拌或榨蔬菜汁时,首先应用蔬菜洗涤剂将它们彻底清洗干净,其次,将蔬菜放入榨汁机或搅拌机内。加入1杯蒸馏水,慢速加工。然后逐渐增加速度,直至全速。很多机器上都配有一个特殊的可以加快速度的电力开关;在整个搅拌或榨汁期间,数次打开电力按钮,每次持续几秒钟。持续加水,直到混合蔬菜汁液浓度适合饮用。

当准备饮用沙拉时,至少应从表1-1中选择5种蔬菜。如有可能,将表1-1中所列的蔬菜全部搅拌成汁。通常情况下,尤其是首次接受传统疗法时,应避免食用水果,或仅食用极少量的水果。可食用的水果名单,也可参见表 1-1。如果你愿意,也可以将复合维生素胶囊中的粉末倒入搅拌机内,与汁液混合。有些维生素味道偏苦,会影响汁液的味道,所以你需要不断尝试,直至找到一个比较好的平衡点。

对那些没有摄入足量纤维的人来说,饮用蔬菜汁有可能会引起腹泻或腹胀。为了避免腹泻或腹胀,开始时可饮用蔬菜汁稀溶液———半蔬菜和一半蒸馏水混合在一起。饮用蔬菜汁稀溶液,持续 1 周。然后,逐渐增加蔬菜汁比例,减少蒸馏水比例,直到你可以饮用几乎 100% 的纯蔬菜汁(出于浓度考虑,你也可以加水)。每天饮用 2 次,每次 1 杯 10 盎司的蔬菜汁。

表 1-1 鲜榨果汁所需的蔬菜和水果列表

蔬菜		水果	
甜菜	羽衣甘蓝	黑莓	橘子
西兰花	西芹	蓝莓	树莓
球芽甘蓝	紫甘蓝	蔓越莓	红酸栗
胡萝卜	菠菜	葡萄柚	草莓
菜花	西红柿	麦金托什苹果	
芹菜	芜菁		

鲜榨果汁和冷冻果汁

关于榨汁或搅拌水果和蔬菜的一大争议是:是需要立即饮用果汁或蔬菜汁,还是可以放入冰箱内保存。这两种观点都有充分的证据。纯化论者认为只有鲜榨果汁才有效,因为只有鲜榨果汁才能保存酶。这意味着你每天要饮用 2 次。

问题是有些人并没有时间或并不想一天准备 2 次鲜榨果汁。日子久了,他们干脆就放弃了。事实上,如果将果汁放入冰箱内冷冻保存,很多酶是可以保存下来的。酶的存活和活性由温度决定。如果加热,酶很快就会被破坏。

对无法每天榨汁的癌症患者来说,我建议在周末空闲时准备1周的量,冷冻一半,冷藏一半,以备随时饮用。另外一种方法是将准备好的果汁按照每天的分量保存,将一天的分量冷藏。你需要做的就是每天早晨解冻当天的分量。当果汁被冷冻保存时,其中的植物营养素和酶也可以被保存下来。

手术前改善营养的重要性

对大多数癌症患者来说,首选疗法就是通过外科手术摘除肿瘤。有时,这只是一个相对次要的程序,就如同皮肤癌一样,但它通常比较复杂,需要手术切除恶性肿瘤和周围的淋巴结。手术越复杂,时间越长,身体和心理承受的压力就越大。

经过40多年的实践经验,我们发现,营养不良会极大增加手术死亡率,营养不良的患者在术后的死亡率要比其他患者高10倍。

我们很多人觉得营养不良的人看起来瘦骨嶙峋。但事实上,营养不良的人也有可能肥胖。所以,我们有了一个新的术语,叫作营养低下。经证实,一个人哪怕仅患有单独维生素缺乏症,也会对免疫系统产生负面影响。事实上,眼见未必为实。

几年前的一项研究最具有启发性。这项研究对入院的外科患者进行了仔细调查,发现44%的患者在入院时营养不良。这意味着他们在入院之前已经长期处于营养不良的状态。更糟糕的是,75%住进加护病房的患者也处于营养不良的状态。这让他们的处境越发危险,因为他们面临的压力比其他患者大得多。压力会消耗大部分营养,而他们的存活率却取决于身体的营养状态。更令人震惊的是,研究人员发现69%的患者在入院后的营养状态每况愈下,这说明医院的营养供应也出现了问题。

一项针对多家医院的调查研究发现,38%的患者出现了明显的维生素缺乏症状,还有更多患者处于边缘性营养缺乏状态。处于边缘性营养缺乏状态的患者出现并发症的概率要大得多,尤其是伤口不易痊愈,容易出现不良感染。

对癌症患者来说,不仅要注意伤口愈合情况,避免所有术后并发症,还要确保免疫系统功能处于峰值状态。患者的营养状态对免疫系统至关重要。我在这里再一次强调,即使是单独营养素缺乏症也会严重破坏免疫系统。例如,即使其他维生素含量都处于正常状态,仅维生素 B₆ 缺乏症就会降低免疫力。

大多数术后出血倾向至少在手术结束后两天出现。这意味着,你可以继续安全服用营养素补充剂。唯一的禁忌证是你是否正在服用血液稀释剂。在这种情况下,患者应避免服用超过 200 国际单位剂量的维生素 E,即使在低于 1 000 国际单位时,血液稀释作用也微乎其微。

不少补充剂都可以稀释血液(影响凝结),如银杏、大蒜精、槲皮素、姜黄素和大剂量维生素 E(超过 1 000 国际单位)。通常来说,这些补充剂的血液稀释作用不会超过每天 1 粒阿司匹林的效果。

保持足量的镁对预防手术感染和术后并发症尤其重要。镁的好处不胜枚举。镁不但含有 300 多种酶,还可以调节血流量,保护脑细胞和心肌,降低心律失常风险,改善肺功能和肾功能,预防常见的术后严重并发症之一:血凝块。

15 年来,我一直使用镁治疗我的神经外科患者,从未有任何一个患者的腿部或肺部出现术后血凝块。在大多数情况下,血凝块出现在腿静脉或骨盆处,它会从腿静脉或骨盆处突然进入血液,在肺部出现致命血凝块,这种现象被称为肺栓塞。

心脏骤停是手术期间的另一大灾难,会导致患者中风或心肌梗死(心力衰竭)。镁在预防这些并发症方面也起着重要的作用。多项研究表明,增加细胞组织的镁含量可以将中风或心力衰竭的严重程度减少 50%。重要的是,你的细胞组织的镁含量在术前应为正常水平。一分预防胜于十分治疗。

如果人们服用过利尿剂或节育药丸,或很少食用水果和蔬菜,那么他们患镁缺乏症的风险就极大。青少年经常饮用大量碳酸饮料。这些碳酸饮料会大幅减少细胞组织中的镁含量。而经常饮用碳酸饮料的人患手术并发症的风险更大。镁在维持正常免疫系统功能方面也起着重要的作用。

你在术前的营养状态越好,出现严重并发症的概率就越小,术后恢复的速度就越快,恢复情况就越彻底。数年来,我发现如果患者定期服用补充剂,他在术后所遭受的痛苦和疲劳就会越小。术后疲劳一直是困扰患者的一大问题,也是医生无能为力的一大问题。

我们越来越意识到,即使所缺乏的营养素数量极少,甚至都无法检查出来,也会损伤身体功能,我们称之为亚临床缺乏症。很多生活在工业化国家的人都患有亚临床缺乏症,患有亚临床缺乏症的人的数量也在日益增多。

维生素在血液中的浓度和实际缺乏症

当医生想要确认患者体内是否含有足量维生素时,通常会抽取患者的血液,对存疑的维生素含量进行检测。当医生想要评估患者的营养状态时,通常会检测患者血液中的叶酸和维生素 B_{12} 含量。然而,近期的一些研究发现,通过这种方法得出的结论非常不准确。在一项研究中,医生将血液中常规的叶酸、维生素 B_6 和 B_{12} 浓度与通过生化测量获得的细胞组织内的实际浓度进行比较,其结果令人震惊。

当他们测量健康老年人体内通常的维生素水平时发现,大约 19% 的研究对象患有缺乏症。然而,当他们使用更准确的生化方法测量时发现,在同一组研究对象中,有 63% 的人严重缺乏一种或多种主要维生素。当他们的研究对象转为患病老年人时,他们发现,使用传统测量方法得出的患缺乏症的老年人为 60%,而使用生化方法测量得出的患缺乏症的老年人为 83%,这个数字实在令人震惊。

这项研究清楚地表明,使用传统方法测量获得的维生素在血液中的浓度只是一个假象,让人们想当然地认为一切良好,而事实上却有可能存在严重的缺乏症。这在患慢性病的人群中尤为明显。

众所周知,外科手术,尤其是麻醉会严重抑制免疫系统功能,尤其是当手术时间超过两个小时,手术期间流失一个单位血量时。这种免疫抑制会持续数周,如果患者在手术期间或者术后接受输血,情况有可能会更糟糕。由输血,尤其是多次输血导致的免疫抑制,等同于艾滋病(AIDS)导致的免疫抑制。

严重的免疫抑制会加速癌细胞的浸润和扩散。再加上营养不良、手术创伤、输血和麻醉,这一切不但会暂时损伤患者的免疫系统,还会增加患者术后伤口感染和患肺炎的风险。

经证实,摄入恰当的营养素可以缓解,甚至预防由外科手术、麻醉和输血导致的免疫抑制。当然,这需要特殊的免疫刺激剂,而获得免疫刺激剂并非难事。

需要特别注意那些接受术前化疗的患者。众所周知,大多数化疗药物会导致严重的免疫抑制并妨碍伤口愈合,从而大大增加术后感染的风险。

经多项研究证实,通过摄入营养素增强免疫力会大幅减少并发症,尤其是大型外科手术之后的感染。在一项研究中,几乎70%接受手术的免疫缺陷型癌症患者会出现术后并发症,而对免疫系统功能良好的患者而言,这个数字会降至25%。这的确是两个相差巨大的数字。免疫系统功能良好的患者并没有服用特别的免疫刺激剂。根据我和其他同仁的经验,我们不但可以提高患者的免疫力,也可以通过服用营养素补充剂增强他们的免疫系统功能。

结　论

在本章中我们看到,营养素不仅可以预防癌症发生,而且当发生癌症时,还可以帮助身体控制癌细胞的生长。另外,某些食物,尤其是水果和蔬菜中含有的特殊化学物质可以有效地抑制各种癌细胞的生长和扩散。虽然营养素补充剂可以提供高浓缩抗癌生化物质,但只有与食物中的营养素配合使用,才能有效地发挥其抗癌功效。

天然补充剂和人工补充剂的差别并非像某些人认为的那样泾渭分明。某些人工维生素补充剂,如维生素 E 醋酸酯的抗癌效果不佳,而其他人工维生素补充剂,如维生素 E 琥珀酸酯的抗癌效果极强。事实上,即使食物本身的抗癌效果存在很大差异。食物的抗癌效果取决于它们的生长方式、收获方式和烹饪方式。

现代社会,医药学飞速发展,其中最重要的一项就是营养素的药物效应。经证实,大多数降胆固醇药物会损耗大量 CoQ_{10},CoQ_{10} 是一种可以促进细胞能量产生的营养素。事实上,CoQ_{10} 含量过低与不良预后有关。

当考虑某些特殊食物的营养素的抗癌效果时,最常被忽视的一个因素是食物的烹饪方式。水果和蔬菜中的主要抗癌营养素都被包裹在植物细胞壁内。除非通过大力咀嚼、榨汁或搅拌破坏细胞壁,否则营养素无法从细胞中释放,并被身体吸收。

最后,接受手术,尤其是根治性大手术的癌症患者更需要改善营养状况。如果患者无法摄入适当的营养素,他们就会面临更大的重大并发症风险,包括伤口不易愈合、术后感染、癌细胞扩散速度加快。

第二章

癌症发展过程

正如我在第一章中所述，你至少应在某种程度上理解正常细胞是如何转化为癌细胞的，只有这样才能明白为什么营养素可以在传统疗法治疗期间保护你，以及为什么营养素可以提高传统疗法的效用。这就需要你理解正常细胞如何发挥作用以及癌细胞和正常细胞之间的区别。

通常来说，越了解一种疗法的作用原理，就越愿意信任这种疗法。过去，营养学无异于巫术邪说。当我们一想到草药，脑海中就会浮现这样一幅画面：一个干瘪老太婆，弯腰驼背，满脸沟壑纵横，双眼混浊无光，站在黑色陶罐旁，用一根老藤木棍慢慢搅动着陶罐里的东西。

今天，中草药和药用植物科学是很多高科技实验室的研究对象。但在大多数情况下，如果想让所谓的民间医生理解其中的科学原理，需要数十年，甚至好几个世纪。关于营养学，则需要更久的时间。然而，现在我们已经掌握了更多关于细胞和植物中的各种化学成分如何发挥作用的知识，所以可以更好地理解营养素对身体健康的重要性以及如何利用营养学知识治病救人。

癌细胞和正常细胞之间的主要区别是癌细胞是永生的。好吧，我们不能只从字面意义上去理解，事实上，它们也有代谢。然而，癌细胞与正常细胞不同。正常细胞一生仅分裂五六十次，然后就停止分裂，而癌细胞则会永远分裂下去。某些在实验室使用的癌细胞,如海拉细胞,在癌症患者死后还可以存活超过 3/4 个世纪。这些细胞可以再生多次,如果整合起来,则可以多次制造一个全新的人。

正常细胞的 DNA 链终端有一个小小的端帽,我们称它为端粒,它就像鞋带头上的塑料帽一样。事实上,它们具有相同的功能:避免带子松开。每次细胞分裂时,都会剪断一点端粒,直到所有端粒都被剪断。到那时,细胞就会停止分裂,并最终死亡。

然而,癌细胞会通过端粒酶制造出更多的端粒物质,端粒酶是一种特殊的酶,在正常细胞中很少见。这就使癌细胞无休止地分裂下去,遍布全身,无法控制。但即使在这种情况下,营养素也能发挥作用。经证实,一种名为儿茶素没食子酸酯的绿茶提取物可以有效地抑制这种酶,即使是处于低浓度情况下——浓度相当于几杯绿茶的浓度。[1] 这就引出了癌细胞和正常细胞之间的另一个区别:细胞之间不能彼此联系。

当细胞之间停止交流

通常来说,细胞通过缝隙连接细胞间通信系统进行交流。为了保持通信线路畅通,细胞之间相互交流,不让一个细胞掉队,细胞会调整彼此之间的生长状态。如果一个细胞生长过快,产生越来越多的细胞(肿瘤),那么它相邻的细胞就会发送信号,传递消息,让它放慢速度。与自然界的很多事物一样,它们之间的交流是通过发送一种名为缝隙连接蛋白 43 的化学信使完成的。

现在,我们知道一个正常细胞转化为癌细胞的早期变化之一是丢失这种通信系统。一旦这种与相邻细胞之间的通信系统被切断,受损细胞就会忽略相邻细胞发出的惊恐尖叫,再生速度越来越快。事实上,某些致癌化学制品会通过干扰这种通信系统引发癌症。[2]

基因可以控制这种通信系统。因此,如果发生癌症,其实是基因出现了问题。某些东西已经混入基因发出的信号中,所以细胞不再是制造商所需的化学信使。如果我们可以及时发现这个问题,就可以利用多种营养素恢复通信系统,避免发生癌症。那么现在,让我们看一下基因到底经历了什么。

癌症和基因

根据我们现在所掌握的知识,所有癌症都始于缺陷基因。与很少分裂的细胞相比,分裂频繁的细胞更容易发展成癌细胞。例如,与进入青少年阶段便不再分裂的神经细胞(脑细胞)相比,结肠内的细胞分裂更频繁,更容易发展成癌细胞。事实上,由神经细胞本身引起的肿瘤是很罕见的。分裂次数最频繁的细胞出现在骨髓和淋巴结,这就可以解释为什么白血病和淋巴瘤的发病率要比其他癌症高。

分裂频繁的细胞更容易发展成为癌细胞的原因是:细胞每次分裂时,都会面临 DNA 受损的危险。细胞分裂越频繁,DNA 就越容易受损,发展成为癌细胞的概率就越大。如果 DNA 受损,损伤会带入新形成的细胞。天长日久,除非进行修复,否则这些损伤会越积越多。最后,控制细胞生长调节指令的基因——告诉细胞不要生长过快以致失去控制的基因——将会受损。

很多细胞具有一种名为原癌基因的特殊生长基因,这种处于沉睡状态的基因可以减缓细胞的分裂速度。但如果出于某种原因,原癌基因开关被意外打开,那么细胞就会疯狂生长,产生数百万,甚至上万亿个子代细胞。这就是癌症。

那么,是什么打开了这些沉睡的生长基因的开关呢?

唤醒癌症基因

我们知道很多因素可以致癌:病毒、化学物质、异物、慢性感染、辐射,甚至营养素损耗。这些不同的因素如何导致相同的事情发生——它们是如何诱发癌症的呢？其共同点就是产生越来越多的自由基。

那么，这个见鬼的自由基到底是什么东西？我们不需要使用很多化学术语来解释它。自由基是活性极强的化学粒子，可以通过氧化过程燃烧多数物质。在细胞内，它们可以氧化脂肪（细胞膜由脂肪组成）、蛋白质（尤其是细胞酶）和 DNA。当自由基与细胞膜相碰时，就会燃烧脂肪分子（多不饱和脂肪）内的破坏性链式反应，这个过程被称为脂质过氧化作用。正是这两个作用——自由基生成作用和脂质过氧化作用——在搞破坏。

自由基是在正常能量的产生过程，即新陈代谢过程中形成的。事实上，95%的自由基产生于我们自身的新陈代谢过程。如果我们减缓新陈代谢速度，所产生的自由基的数量就会减少。这便可以解释为什么摄入低卡路里饮食的动物可以生存得更久，患癌概率更小：它们产生的自由基数量更少。反之亦然。如果我们加快新陈代谢速度，就会产生更多自由基——数量要多得多的自由基。这便可以解释为什么摄入高卡路里饮食的动物患癌概率更高，总体寿命更短。下次如果你想吃甜点，可要想想这个。

然而，即使是那些可以改善我们健康的东西有时也对健康有害，例如，极限运动。当我们剧烈运动时，新陈代谢速度不仅在运动期间会急剧加快，在运动结束之后也会保持较快的速度。事实上，在此过程中，我们体内正在产生大量自由基。最近的研究表明，极限运动员就是很好的例子。如果他们减少摄入抗氧化营养素，对身体的损伤会更大。有证据表明，这样的极限运动会增加患病风险，包括癌症。

很多疾病都与大量自由基的产生有关。例如，患糖尿病、关节炎、红斑狼疮或其他自身免疫性疾病的人体内都会产生大量自由基。[3]事实上，多数与这些疾病相关的并发症，包括患癌风险的增加都与自由基的产生有关。

发表在《癌症》上的一篇最近的研究报告指出，由自由基增多导致的疾病与患癌风险有关，这一点非常重要。[4]在这项研究中，研究人员密切观察了那些同时患慢性病，如关节炎、心血管病，或糖尿病的癌症患者。他们发现，69%的癌症患者还患一种退行性疾病。在癌症患者中,这些疾病的发病率最高的是非裔美国女性,大约 76% 与慢性病有关。在非裔美国男性中,发病率为 70.6%。

还有一个发现令人关注:一种退行性疾病的发病时间和出现癌症的时间间隔为 9 ~ 12 年。这意味着,自由基要花费将近 12 年的时间才可以彻底损伤 DNA,产生癌症。对吸烟者来说,这个时间间隔要更短一些,因为吸烟者体内已经产生了大量自由基。在这项研究中,首次详细说明了慢性病和癌症之间的密切关系,这一点确实值得我们注意。

我们还知道,患有慢性病,如糖尿病的癌症患者的情况要比没有患慢性病的癌症患者的情况糟糕得多。这要归咎于多个原因,如癌症患者易发生免疫抑制和营养不良以及自由基易损伤体内细胞等状况。另外,患其他疾病的癌症患者对化疗或放疗的耐受性也差得多。

早先我就说过,所有的细胞都含有特殊基因,这些特殊基因会向细胞发送分裂和生长指令。通常来说,这些名为原癌基因的基因处于关闭状态,即使是在分裂频繁的细胞内也是如此。在细胞分裂期间,它们会短暂开启,然后又迅速关闭。

自由基撞击 DNA 时,会导致长条 DNA 断裂。有时只有一条 DNA 会断裂,但偶尔两条都会断裂。两条 DNA 都断裂时,情况更为严重。经过很长一段时间,甚至数十年,自由基通过特殊序列彻底损伤生长基因——使所有开启基因信号一直停留在开启状态,使得细胞不断地分裂生长。这些细胞对相邻细胞发出的停止信号视而不见,因为它的通信系统已被关闭。基于此,这些基因被称为致癌基因,或癌症基因。

你体内产生的自由基数量越多,最终患癌的概率就越大。现在有证据证实,即使你患上癌症之后,这些自由基也会致使癌细胞扩大浸润范围,不断扩散转移。

为什么有些人更易患癌

我的很多癌症患者都想知道,为什么他们会患癌,而那些他们认识的饮食习惯更糟糕、吸烟更严重的人却没有。我们身边有这种人,从 9 岁开始吸烟,一天 4 包,却能活到 90 岁,而且没有患癌,或者有人从来不吃蔬菜,却没有患重病。其实,只有极少数的人会这样。我们大多数人都不得不为不当的饮食习惯和恶习付出巨大的代价。

另一类极端是那些看似生活无恙却不能幸免于癌症的人。这要看我们如何保护 DNA。生成细胞保护系统的过程极其复杂,包括多种抗氧化酶和抗氧化剂。这些大多来自我们的食物。

严重受损的抗氧化能力

由于 DNA 对我们的生命至关重要,所以我们的体内有各种保护系统来预防基因严重受损,其中最重要的是抗氧化酶和蛋白质。在所有物质中,存在于细胞中的一种特殊分子——谷胱甘肽的重要性尤为明显。如果一个人体内的谷胱甘肽含量较低,那么他比体内谷胱甘肽含量高的人患癌风险更大。动物实验已经证实了这一点。

谷胱甘肽如此重要的原因是——细胞中的谷胱甘肽含量会随着特殊食物和营养素补充剂的摄入而增加。例如,大蒜中含量较高的酸性氨基酸 L-半胱氨酸就会直接增加细胞中的谷胱甘肽含量。然而,虽然食物中的 L-半胱氨酸是安全无害的,但当作为补充剂服用时,就会转化为脑毒素(兴奋性神经毒素)。更为安全的替换方法是服用 N-乙酰-L-半胱氨酸(NAC),因为 N-乙酰-L-半胱氨酸会在释放半胱氨酸之前进入细胞。半胱氨酸只有在脑细胞以外才具有毒性。天然产品 α 硫辛酸不仅会大幅增加细胞中的谷胱甘肽含量,它本身也是极其有效的抗氧化剂。另外，水果和蔬菜中的大多数类黄酮也会增加细胞中的谷胱甘肽含量。

镁与谷胱甘肽的含量息息相关。经证实，如果细胞组织内的镁含量较低，自由基数量就会成倍增加，相应地，细胞中的谷胱甘肽含量也会大幅减少。[5]

另一种抗氧化酶同样取决于我们的饮食。如果我们饮食得当或服用恰当的补充剂，这种抗氧化酶的数量就会增加。某些化疗药物会导致保护 DNA 的多种抗氧化剂大幅减少，使正常细胞变得极其虚弱，面临极大的受损风险。[6]这种情况在化疗周期较长和放疗强度较大时尤其明显。

与抗氧化剂不同，抗氧化酶在很大程度上取决于遗传因素。如果自出生起，人体就无法正常生产这种特殊的抗氧化剂，那么患病风险，甚至是患癌风险就会大幅增加。例如，如果有人天生患有谷胱甘肽的产生能力缺陷症，而有人天生具有极强的抗氧化剂的生成能力，那么在相同吸烟量下，前者更容易患癌，而且患癌时间越发提前。

我们没有办法知道你体内的抗氧化酶系统的功能是否强大，因为我们无法对这些酶进行测试。另外，如果你没有通过饮食摄入主要营养素，那么手术压力、化疗或放疗也会急剧减弱你的抗氧化系统。

谷胱甘肽还会减少多种化疗药物的毒性，包括环磷酰胺的肌肉毒性和顺铂的神经毒性。

多项研究显示，抗氧化剂，尤其是可以有效保护 DNA 的抗氧化剂，会大幅减少患癌风险。对那些已经患癌的人来说，它们可以减缓癌细胞的生长速度，降低癌细胞的浸润程度。[7]另外，它们还可以保护正常细胞的 DNA 免受其他疗法，如化疗和放疗的损伤。这样会大幅降低患上由疗法本身引发的继发癌症风险。

故障修复过程

受损 DNA 的修复对我们能否活下去至关重要。在自由基连续撞击 DNA，逐渐削弱长条遗传物质的同时,超过 6 种修复酶正沿遗传物质条迅速修复损伤。事实上,这些修复酶可以修复大约 98% 的损伤。而恰恰是剩余无法修复的、2% 的损伤日积月累,最终开启了我之前提过的生长开关。这些损伤在人的一生中出现的频率极高,但多数人没有患癌,这让人很诧异。事实上,大多数 DNA 严重受损的细胞仅是死亡而已。

随着我们年龄的增长,修复过程所起的作用会变得越来越弱。所以癌症的高发人群为 65 岁以上的老年人。80 多岁的人患结肠癌的概率甚至要比 30 多岁的人患结肠癌的概率高千倍。稍后我们会看到,这些修复酶的健康状态主要取决于我们的饮食。抗氧化剂也会保护这些特殊酶。某些特殊营养素事实上会增加这些酶的数量,辅助修复过程。例如,L-卡尼汀、锌、维生素 B_6、维生素 B_{12}、叶酸和烟酰胺都会改善修复过程。

现在已有证据证实,修复过程受损可以解释为什么有些人更容易患癌。有时,人们会遗传修复酶缺陷。例如,如果一个人患有着色性干皮病,那么他患皮肤癌或眼癌的风险要比正常人高 2 000 倍。在这种情况下,人患其他癌症的概率也比正常人高 20 倍。

M. D. 安德森癌症中心在研究报告中强调了 DNA 修复能力的重要性。[8] 研究人员测量了基底细胞癌患者的 DNA 修复能力,并与正常人的 DNA 修复能力的测量结果进行了比较,以便管理控制。他们发现,基底细胞癌患者的修复能力仅为正常人的 3% ~ 15%。如果 DNA 的修复能力低于 30%,那么,他们患基底细胞癌的概率就会增加 200%。另外,患 DNA 修复酶缺乏病的人患多发性癌症的概率为 39%。

如果女性有其他受损的 DNA 修复蛋白,如乳腺癌 1(BRCA 1)和乳腺癌 2(BRCA 2),那么她们患乳腺癌的概率就会增加。事实上,这两种变异可以解释大多数患绝经前遗传性乳腺癌的原因。[9] 因为在发生癌症时,DNA 修复酶缺乏病要比正常情况下常见得多。由于我们很难测量这些酶的隐性损伤,所以会不自觉地忽视。

我们还知道,癌症的恶性程度取决于基因变异的数量——DNA 的受损程度。低度恶性肿瘤有 6 种基因变异，而高度恶性肿瘤有 50 种基因变异。

这说明，我们越能好好利用抗氧化剂保护我们的 DNA，就越能降低患癌风险。另外，如果不幸患上癌症，那么应尽力降低癌症的恶性程度。最新研究证实，水果和蔬菜中的多种物质可以降低癌症的恶性程度。[10]

如果人的 DNA 出现缺陷，那么他在接受 X-射线诊断，如胸部 X-射线检查、钡研究、计算机断层成像（CT 扫描）之后更容易患癌。这便引出了另一个问题：如果女性有患乳腺癌的家族病史，那么她每年都有必要接受乳房 X-射线检查吗？ 毕竟，这些女性体内从一开始就更容易患 DNA 修复酶缺乏病，所以更容易导致 X-射线损伤。

多项研究证实，每年约有 3% 的乳腺癌是由乳房 X-射线检查导致的。在患 DNA 修复酶缺乏病的女性群体中，这个数字甚至更高。所以应使用其他方法进行乳房 X-射线检查。

多年处在毒性环境下

漫漫一生中，我们会多次陷入无能为力的境地，如伤风感冒、细菌感染、污染物质、压力，甚至慢性病。每次出现这种情况，我们体内就会迅速产生自由基，且自由基的数量会大幅增加。通常情况下，我们体内的细胞 DNA 每天会经受 10 000 次自由基撞击。但如果患病，如发烧，撞击量就会增至 100 000 次，从而严重损伤修复过程。

大多数生活在工业化国家的人都会面临成千上万种致癌风险，如工业和日常化学物质、杀虫剂和除草剂、病毒、氟化物、有毒金属（如铅、汞和镉）、吸烟和食品添加剂。另外，人们还经常做一些会大幅增加自由基数量的活动，如进行极限运动、面临巨大工作压力、睡眠时间减少以及食用会诱发产生自由基的食物。

据我们所知，某些类型的脂肪会通过促进燃烧的方式大幅增加所产生自由基的数量。如果摄入高糖饮食，特别是饮用碳酸饮料，就会大幅增加所产生自由基的数量。富含可吸收铁或铜的食物不仅会诱发产生大量自由基,还会急剧增加患癌风险。如果已经患有癌症,则会加快癌细胞的生长速度。

由于典型的西方饮食中缺乏水果和蔬菜、优质脂肪和其他抗氧化剂,所以所有的患癌高风险隐患都会威胁你的健康。癌症通常不会在 1 个月内,甚至两年内突然出现。多数情况下,癌症的形成需要数十年的时间。以前列腺癌为例,前列腺癌完全形成需要 45 年的时间。

这使我们有很多机会阻止癌症的发生。在我讲授有关癌症内容的讲座时,我发现听众中的年轻人极少,而恰恰是年轻人最能从我的讲座内容中受益。听众中,大多数要么是已经患癌的,要么是担心自己会患癌的。大多数年轻人对此漠不关心。但事实上,癌症预防应该从出生之日开始。

有的妈妈喂养孩子的方式让我甚为吃惊。妈妈给孩子的日常饮食竟含有炸鸡块、碳酸饮料、薯条和其他垃圾食物。这不仅会直接影响孩子一生食用类似垃圾食品的饮食习惯,而且还会致使致癌损伤在他们幼年时便形成。然而,妈妈把一包薯条递到孩子手中,来满足他们的要求,这实在是再方便不过的事情。但是,没有多少妈妈会意识到炸薯条所使用的油会严重致癌。

炎症

我们早就得知,慢性炎症,如类风湿性关节炎、红斑狼疮或寄生虫感染的患者比普通人的患癌风险更大。[11]

我们还知道,感染了肝炎 B 或肝炎 C 病毒的患者比未感染的人群更易患肝癌。某些患寄生虫感染,如血吸虫病的患者更易患膀胱癌。各种动物体内的炎性化学物质实验进一步证实了癌症与慢性炎症之间的关系。这些致炎化学物质不仅会诱发癌症,而且癌症一旦发生,还会使其进一步恶化。[12]

现在我们知道,多种癌症,如乳腺癌、前列腺癌、结肠癌、脑癌和肺癌均与炎症有关。如果服用消炎药物,就可以减小肿瘤的大小。令人难以置信的是,水果和蔬菜中含有的多种营养素对消炎也有极大效用,不但会减小肿瘤的大小,而且不会出现药物副作用。[13]

　　炎症和癌症之间的关系在很大程度上要归因于诱发炎症的生化过程,如类花生酸形成过程、自由基产生过程和脂环氧化过程。它们也会激活致使癌细胞生长和扩散的癌症基因、血管生成和酶的产生。

　　2000 年 2 月发表在主要癌症研究杂志《癌症快报》的一篇文章首次证实了炎症会诱发癌症。[14] 在这项研究中,研究人员将食品添加剂卡拉胶注入生长肿瘤的周围区域。卡拉胶大大增强了肿瘤形成过程中的浸润性。其增强幅度与服用剂量有关——卡拉胶剂量越大,肿瘤的恶性程度就越高。即使是极稀的溶液,哪怕是低于诱发炎症所需的数量水平,也会促使肿瘤生长。

铁缺乏

　　多项研究证实,癌症会导致铁严重缺乏。这是因为迅速分裂细胞需要铁来复制 DNA。癌细胞需要数量极大的铁,所以它们会从正常细胞和铁储备处偷取铁。

　　夺回癌细胞铁含量的一种方法是服用特殊铁螯合剂,如去铁胺。动物实验表明,这种方法的确可以阻止癌细胞利用铁,而且不会使动物身体遭受过量毒性的损伤。[15] 同样的铁螯合药物在组织培养和动物实验中,可以有效抑制新生儿患急性白血病。[16]

　　铁吸入研究进一步证实了癌症和铁之间的关系。吸入氧化铁粉尘的小鼠患肺癌的概率会大幅增加。[17] 铁矿工人患肺癌的概率也会增加。通常来说,从最初吸入铁到最终形成肺癌需要数月至 14 年的时间。

　　如果饮食中包括铁含量较高的食物,那么也会增加由雌激素雌二醇诱发癌症的风险。[18] 例如,一项研究发现,如果小鼠的饮食中富含铁,那么它就会摄入大量雌二醇。与饮食中铁含量较低或保持正常水平的小鼠相比,它们患肾癌的概率要高 2 ~ 4 倍。

　　近期一项研究发现,与钙在预防结肠癌方面所起的保护作用相比,钙在结肠内的沉淀能力更为重要,因为它会阻止铁在结肠细胞内诱发癌细胞。[19] 之前我说过,如果钙与脂肪混合,就会降低患结肠癌的概率。

可吸收铁的最佳来源是肉类。肉类中含有一种特殊形式的铁,即血红素铁。有研究显示,如果调查对象食用最大量的红肉,那么与那些不食用红肉的调查对象相比,他们患肺癌的概率会大幅提高。事实上,红肉食用者患肺癌的概率要比戒食者高300%。如果红肉食用者同时又是吸烟者,那么与食用极少量红肉的吸烟者相比,他们患肺癌的概率要高490%。

还有一个令人感兴趣的现象需要注意。如果红肉食用者同时也食用大量黄绿蔬菜,就可以有效地预防肺癌,这群人患肺癌的概率比正常水平低大约60%。这说明蔬菜不仅可以有效地抑制癌症,还可以去除癌细胞中的铁。尽管西兰花和菠菜中的铁含量与牛肉中的铁含量大致相同,但蔬菜中的铁只有小部分会被吸收,而牛肉中的铁有60%~70%会被吸收。

因为铁会损伤细胞和组织,所以当铁自由漂浮时,体内的大多数铁都会螯合成特殊蛋白。游离铁会诱发产生自由基和脂质过氧化反应。当铁进入血液时,会迅速转化为特殊的转运蛋白,即铁传递蛋白。铁传递蛋白携带铁进入细胞,在那里,它附着在细胞膜的铁传递蛋白受体上。然后,铁被护送着进入细胞内部。但即使在细胞内部,铁也会对身体造成损伤,因为它会再次与其他蛋白——铁蛋白相连。所以应预防细胞受损。

癌症患者应牢记一点,即避免服用铁剂和食用富含可吸收铁的食物,如红肉。

解毒的重要性

大多数人认为解毒就是将体内的有毒物质排出体外,就像汽车通过散热器排出多余热量一样。事实上,身体本身有自己的解毒系统,而且功能非常强大。尽管大多数解毒过程都在肝脏内进行,但细胞也有自己的解毒系统。这是因为毒素会在细胞内逐渐累积,在肝脏解毒之前就已经造成了严重损伤。

尽管我们大多数人都担心毒素会通过空气、水或食物进入身体,但很多毒素是在身体内部产生的,尤其是在接受化疗和放疗期间。癌细胞死亡分解时,会释放大量有毒残渣,进入血液和淋巴液。这些毒素会严重损伤其他组织和器官。事实上,这些损伤有时是致命的。

如果身体的解毒系统功能不够强大,那么这些毒素就会迅速累积。虽然化疗会直接损伤肝脏,但是营养不良会大幅度降低肝脏解毒能力。有证据表明,如果一个人的身体解毒能力不强,那么与其他具有正常解毒能力的人相比,他患癌的概率会更高。

肝脏使用两相系统分解毒素,将体内毒素安全排出。

解毒第 1 阶段

毒素一旦抵达肝脏,首先会对 p-450 解毒酶系统发起进攻。p-450 解毒酶系统是一个含有 75 种不同酶的系统。很多解毒酶对特殊毒素有效。该系统可以中和很多药物、杀虫剂和除草剂。但在少数情况下,该系统不但不会减少化学污染物的有害性,还会使其加剧。在这种情况下,便会形成致癌物质。事实上,解毒酶在不经意间便会把一种名为前致癌剂的化学物质转化为活性致癌物质。

某些营养素通过抑制 p-450 解毒酶系统功能来预防这种情况发生。类黄酮,尤其是橘子中的橘皮苷和葡萄柚中的柚苷配基,都可以有效地防止这种情况发生。[20] 这是水果防癌的一种方法。

当防止某些药物在解毒时转化为毒性更大的化学物质时,还有一种抑制解毒酶的方法十分有效。例如,止痛药对乙酰氨基酚通常毒性不大。然而,当第 1 阶段解毒系统试图解除药物毒性时,不经意间它就会产生一个毒性很大,而且会严重损伤肝脏和肾脏的副产品。如果摄入大量葡萄柚或橘子,就会极大地减少对乙酰氨基酚的毒性。

但对其他毒素,如咖啡因和某些药物,这种抑制解毒酶的方法是有害的,因为葡萄柚和橘子会减弱它们的解毒功效,使毒性残存时间更久。如果将葡萄柚汁和 1 杯咖啡混在一起饮用,就会使咖啡因含量达到峰值,残存时间会更久。

解毒第 2 阶段

为了预防解毒第 1 阶段的毒素对身体造成损伤,我们需要通过解毒第 2 阶段将毒素和其他物质共轭起来。共轭过程在很大程度上取决于你的营养状态。如果出现含硫化物(如氨基酸牛磺酸)、谷胱甘肽和由结肠发酵引发的物质缺乏症,那么会降低主要的解毒系统功能。

很多其他营养素也会增强解毒第 2 阶段的效用和对身体的保护能力,以预防各种毒剂,如化疗药物、止痛药、止呕药和抗生素。我会在第六章讨论如何利用营养素提高解毒第 2 阶段的效用。

移动中的癌细胞:浸润和转移

癌细胞和良性肿瘤之间的最大区别就是良性肿瘤只是将正常细胞挤到一边,不会浸润相邻的细胞。然而,癌细胞会在相邻的细胞间来回移动,就像长长的探指一样。癌症这个名称恰恰起源于此。癌症的拉丁文意为"螃蟹"。螃蟹的身体就好比肿瘤,而螃蟹的腿就是肿瘤的浸润触角。

细胞胶的重要性

通常来说,细胞被细胞间一种名为整联蛋白或钙粘蛋白的胶状物质固定在特定位置。这种胶状物质将有机组织,如细菌、病毒和真菌拒之门外,避免它们进入组织内层。另外,它还可以形成屏障,阻挡癌细胞浸润。如果移除这个屏障,即使是正常细胞,也会像癌细胞一样浸润周围组织。一旦重新设立这道屏障,就会阻挡浸润。

癌细胞能够穿透正常细胞周围的细胞胶、血管壁和其他屏障的一个主要方法是窃取一组强大的溶蛋白酶——基质金属蛋白酶(MMP)。MMP 会浸润周围的结缔组织,就像前进中的熔岩墙一样。最近的研究已证实,如果癌细胞中的 MMP 含量极大,那么癌细胞就更容易浸润和扩散。[21] 但令人高兴的是,经证实,多种营养素都可以抑制这些溶蛋白酶。

癌细胞如何浸润

在过去的 20 年里,我们已经掌握了大量关于癌细胞如何浸润周围组织的知识,尤其是细胞内的各种酶急剧增加的原因。例如,良性肿瘤内的鸟氨酸脱羧酶增加约 30 倍,而癌细胞中的鸟氨酸脱羧酶则增加约百倍。鸟氨酸脱羧酶和其他多种酶,如酪氨酸激酶和蛋白激酶 C 都对癌细胞的浸润和扩散起着重要作用。但是,蔬菜中的多种类黄酮都可以抑制这些主要的酶,大幅减缓癌细胞的生长和浸润速度。

癌细胞浸润的一个主要因素是上述提到的一组名为蛋白酶的特殊溶蛋白酶。在组织溶解酶范围内,有两种特殊类型的酶,即基质金属蛋白酶-2(MMP-2)和基质金属蛋白酶-9(MMP-9)。这些酶可以有效地溶解血管(Ⅳ型胶原)周围的胶原蛋白——基底膜。

研究证实,很多高浸润性癌细胞,如黑素瘤、纤维腺瘤和淋巴瘤中含有大量这种蛋白酶。当我们分析乳腺癌如何从最初的良性肿瘤转化为典型浸润性癌症的过程时,发现了这些酶在肿瘤浸润时发挥的巨大作用。肿瘤浸润性变强时,MMP-2 含量会急剧增加。[22]

近期对患乳腺癌的女性的研究证实,不管术后是否使用抗雌激素(三苯氧胺),原发瘤中的 MMP-2 含量越高,癌症复发的概率会越大,存活时间会越短。[23] 这在肿瘤尺寸较小但淋巴结呈阳性的绝经女性身上尤其明显。[24] 加里·尼科尔森博士和他在加利福尼亚州尔湾分子医学研究所工作的同事已成功隔离了多种可以加速肿瘤浸润和扩散的蛋白酶。[25] 他们还成功隔离了一种名为移植抗原小鼠同源物 1（MTA1）的基因。当乳腺癌细胞扩散速度加快时，这种基因就会被激活。它也有可能存在于其他癌症中。[26]

身体防御肿瘤浸润的一种方法是在肿瘤周围修建血管等结缔组织屏障。肿瘤穿过正常细胞和血管周围的胶原屏障难度越大，癌细胞扩散的可能性就越小。多种营养素都可以增加这些屏障的强度，如维生素 C、锌、镁、类黄酮和原花青素（葡萄籽提取液和碧容健）。

有多种营养方案可以减缓肿瘤浸润的速度，如：

- 减少摄入玉米油、红花油、大豆油、葵花籽油、花生油和芥花籽油中的 ω-6 脂肪酸。
- 增加摄入 ω-3 脂肪酸，尤其是二十二碳六烯酸（DHA）。
- 每天服用抗坏血酸镁补充剂、柠檬酸盐补充剂或肉桂酸补充剂，确保每日的摄入量达到 1 000 毫克。
- 每隔一天服用 25 毫克锌。
- 每天每次服用 100 毫克葡萄籽提取液，一天 3 次。葡萄籽提取液可以预防血管屏障受损，是一种非常有效的抗氧化剂。
- 每天每次服用 50 毫克碧容健，一天 3 次。碧容健可以增加血管屏障壁的强度，是一种非常有效的抗氧化剂。
- 每天每次服用 100 毫克覆盆子提取物，一天 3 次。覆盆子提取物可以增加血管壁的强度。
- 每天服用欧洲七叶树提取物。尽管这种提取物中的七叶素成分可以增加血管壁的强度，却很难准确计算提取物本身的每日服用剂量。大多数厂家将欧洲七叶树提取物制作成 300 毫克的胶囊，推荐服用剂量为每天 2 ~ 3 粒胶囊。因为血液稀释效应，所以欧洲七叶树提取物不应与阿司匹林或华法林钠片等抗凝药一起服用，也不应与具有抗凝效应的草药,如生姜、大蒜或姜黄一起服用。

- 每天每次服用 500 毫克姜黄素,一天 3 次。使用 1 汤匙特级初榨橄榄油溶解 1 粒胶囊内的粉末。因为姜黄素具有一定的抗凝作用,所以不应与阿司匹林或抗凝药一起服用。
- 每天每次服用 500 毫克木犀草素(金缕梅提取物),一天两次。
- 每天服用 500 ~ 1 000 毫克槲皮素。
- 每天食用至少 10 份量的水果和蔬菜(大部分为蔬菜)或饮用 3 ~ 4 份量的水果和蔬菜搅拌汁。

研究人员还发现,顺铂这种化疗药物可以抑制其中一种与恶性脑瘤不良预后关系最为密切的蛋白酶,而化疗药物亚硝基脲则不能。[27] 这就可以解释为什么在治疗脑肿瘤时顺铂比亚硝基脲效用更强。

血管新生：制造新血管

直到最近,仍有科学家认为,因为癌细胞生长速度过快,供血量在很短的时间内会供不应求,迅速死亡。但事实上,为了应对这种情况,癌细胞会刺激一整束新血管生长,为它提供急需的营养素。这个过程被称为血管生成。动物研究和文化研究均已证实,如果对这个过程采取干扰措施,那么肿瘤就会饿死。

近期,一项研究结果发表于《国家癌症研究所学报》。在此之前,人们认为,一旦肿瘤尺寸达到几毫米(约一百万个细胞),肿瘤就会开始进行血管生成。

杜克大学医疗中心的科学家使用特殊观察法发现,当癌细胞仅含有三四个细胞时,血管生成的开始时间会更早。等到癌细胞达到 100 ~ 300 个时,新生血管早已经制造完毕。

肿瘤血管与正常血管的主要区别在于肿瘤血管的基底膜上有一个裂口。通常来说,屏障会尽力把癌细胞阻挡在血管腔外面。但在这种情况下,癌细胞会轻易溜进血管,在血管腔安营扎寨。

在某些情况下,癌细胞会诱使穿过周围正常细胞壁的相同浸润酶浸润正常血管。血管周围的基底膜壁越坚固,癌细胞就越难进入血管,扩散难度也就越大。

一种在葡萄籽提取液和碧容健中发现的名为儿茶酚的植物类黄酮会在很大程度上增加基底膜强度,阻挡浸润蛋白酶。[28]

多家制药公司都在研制可以抑制血管生成的新药。人们发现,之前的一种名为反应停的药物可以有效抑制某些肿瘤的血管生成,如卡波济肉瘤(与AIDS有关)、前列腺癌、多形性胶质细胞瘤和多发性骨髓瘤。但反应停在数十年前就被禁用了,因为很多孕期服用过这种药物的女性生出的孩子都患有肢体畸形。

在第六章中,我会讨论如何在不产生药物副作用的情况下,利用营养疗法抑制血管生成。一旦抗血管生成药物上市,如果与营养抗血管生成补充剂一起服用,就可以使药物效用得到更好的发挥。

辐射扩散:寻找新家

癌细胞一旦进入血管,就会在血液中分裂,四处漂浮。癌细胞会随血流的特定方向进入身体其他部位。因为某些器官,如肺和肝,可以起到血液过滤器的作用,所以肺和肝更容易成为癌细胞扩散的部位。结肠癌细胞容易扩散至肝脏。很多癌细胞也会扩散至骨头。已有证据证实,化学引诱剂会诱发某些癌细胞扩散至特定组织,就像蜜蜂受到花朵的吸引,向花朵靠近一样。

在血液中,某些癌细胞会诱发血凝固,产生两大效应。第一,延长漂浮癌细胞的寿命;第二,释放血小板生长因子(血小板源生长因子),促进肿瘤细胞生长。这就解释了为什么华法林纳片和阿司匹林等抗凝血剂可以减缓癌细胞的扩散速度。

某些组织可以有效地阻挡癌细胞浸润,如大脑和软骨。你也许会对此心存疑惑,因为当考虑到肺癌建立自己系统的第一位置时会想当然地认为肺癌首先浸润的就应该是大脑。然而,当癌细胞最终达到大脑小动脉和毛细血管时,并没有浸润大脑。当癌细胞不断生长变大时,会把大脑组织推至一边,但不会浸润大脑组织——大脑部位。就浸润力而言,它们仅可以称为良性肿瘤。

在血液中,癌细胞极易受到免疫攻击而死亡。事实上,血液中只有低于 $1/10\,000$ 的癌细胞可以存活下来。为了抵挡免疫攻击,癌细胞会采取两种策略:第一,癌细胞会分泌出前列腺素 E2(PGE2),前列腺素 E2 可以有效地抑制免疫系统;第二,癌细胞会产生蛋白,覆盖抗原识别点,欺骗免疫系统。

漂浮在血液中的癌细胞的确没有伤害性。只有当癌细胞附着在毛细血管壁上,钻进周围新组织时才具有伤害性。当癌细胞最终附着在血管壁上时,它们一定会再次调集蛋白酶,穿过血管壁,浸润新组织。

很快,我们就会了解如何能够阻止癌细胞扩散。首先,我们可以抑制容许癌细胞进出的浸润蛋白酶;其次,我们可以稀释血液,这样,癌细胞就不能附着在血管壁上了;最后,我们可以提高免疫力,以更有效地杀死癌细胞。营养素补充剂及水果和蔬菜中所含的营养素都可以达到上述效用。

延缓癌症发展

癌症休眠期通常为 5~40 年。之后,大多数致癌物质都会在细胞内发生癌变。关于从置身于致癌物质环境中到发展成为癌症之间为什么存在如此长的休眠期,我们尚未完全知晓。如此长的休眠期让我们很难确定致癌物质到底是什么。例如,一个人患肺癌,是否因为 30 年前他在家具厂工作,每天都置身于化学烟雾中? 还是因为其他原因呢?

休眠期与多种因素有关,其中最重要的是 DNA 修复酶和 DNA 天生的脆弱性。科学家现已确定,多种疾病都与脆弱的 DNA 或受损 DNA 的修复有关,如布卢姆综合征、范科尼贫血和共济失调毛细血管扩张综合征。我们发现,在所有这些综合征中,染色体和染色单体的自发破损越多,患癌的概率就越大。

如果人体内的DNA比较脆弱或DNA受损需要修复,那么这样的人置身于致癌环境中,即使是轻度致癌物质,也比正常人更容易发展成癌症,而且发展速度更快。对他们而言,发展成癌症的时间不是20年,而有可能是2年,甚至几个月。

如果人置身于充满化学致癌物质的环境中,那么人体内的营养状态就对其是否会发展成癌症有很大的影响。人体内的营养状态在很大程度上决定了人的DNA健康状态和身体修复DNA损伤的能力。[29]

不管是何种原因引发的癌症,只要体内的叶酸含量较低、DNA综合征脆弱或DNA修复系统受损,就会对致癌因素尤其敏感,包括病毒因素、化学因素或放射因素,而且发展成癌症的休眠期也要短得多。但在评估疑似致癌剂的潜在性时,这一点经常被忽视。

还有另外一点经常被忽视,即DNA修复酶受损程度较轻的情况。我们知道,在很多晚期癌症失调症状中,也会存在成千上万种亚临床病例,而这些亚临床病例通常会被我们忽视。如果患有亚临床失调病,如布卢姆综合征、范科尼贫血和共济失调毛细血管扩张综合征的人忽视了这些情况,就会极大地增加患癌风险。

事实上,常用化疗药物本身也会诱发癌症——化疗药物本身就是诱导有机体突变的物质。问题是从置身于充满致癌物质的环境中到发展成为癌症之间的休眠期有多长?另一个无法回答的问题是癌症的复发是否与化疗药物有关?由于还没有人深入进行调查,我们对此知之甚少。后期癌症复发有可能与化疗导致的免疫抑制和整体细胞损伤有关。

我们有理由相信,很多被认为已治愈的癌症事实上只是处于休眠状态,等待着免疫抑制或致癌性饮食的刺激将其唤醒,或自由基产生过程将其激活。这有可能发生在所谓的癌症治愈后的两年,甚至是五年内。我已经目睹了很多这样的病例。患者在接受传统疗法治疗癌症且痊愈后五年内,忽然发现癌细胞大面积转移。

我相信,如果癌症患者从原始诊断一开始就遵循并坚持严格的饮食习惯和基本的营养素补充剂方案,那么大多数癌症复发都是可以避免的。在检查患者接受原发肿瘤治疗之后的饮食习惯时,我发现他们的饮食中几乎出现了所有已知会导致癌细胞生长和扩散的食物。问题是肿瘤科医生并没有告诉这些患者在癌症治疗期间,尤其是治疗结束后饮食习惯和服用营养素补充剂的重要性。

癌症的成因

因为癌症有一个中心机制,自由基损伤基因等很多因素都会诱发癌症。对很多人而言,诱发癌症的因素不是单独的一个因素。例如,石棉与一种罕见癌症——间皮瘤有关,然而在石棉环境下,吸烟者患间皮瘤的概率比不吸烟者大得多。食管癌也是一样。酗酒者和吸烟者患食管癌的概率也要大得多。

协同效应也同样适用于具有遗传风险的癌症。例如,也许你有结肠癌遗传风险,但没有患病,除非你每天食用烤肉,却拒绝吃水果和蔬菜,每天摄入大量劣质脂肪,却拒绝摄入植物纤维。

如果有一位女性家里有乳腺癌家族病史,但她摄入了少量 ω-3 脂肪酸和大量 ω-6 脂肪酸,那么与具有相同遗传风险却遵循良好饮食习惯的女性相比,前者患乳腺癌的风险要大得多。如果叶酸、硒和维生素 E 的摄入量又较低,那么患乳腺癌的风险就会进一步增加,尤其是每天还要喝酒、吃烤肉的女性。

现在,让我们看看一些已知的致癌因素吧。

环境中的化学物质

两个多世纪前,人们认为长时间暴露在某些化学物质中会诱发癌症。我们把这些诱发癌症的化学物质称为致癌物质。正如我们所见,导致 DNA 突变的化学物质(被称为诱导有机体突变的物质)通常也会诱发癌症。一般来说,化学物质通过两种方式诱发癌症:第一,它们损伤 DNA;第二,它们通过影响细胞内的生长-控制过程,选择性地刺激细胞生长和增殖。

烟草烟雾是人们最熟悉的化学致癌物质。据了解,约30%的癌症死亡病例与烟草摄入有关。众所周知,烟草烟雾中含有多种致癌化学物质。像大多数致癌物质一样,烟草烟雾根据癌症的成因有选择性地损伤某些组织,如肺、上呼吸道、食道、胰腺、膀胱、肾脏、肝脏和胃。

某些致癌物质只有与其他化学物质——辅致癌物质混合时才会致癌。例如,正如我上文中所述,虽然石棉会导致慢性肺炎(石棉沉滞症),但似乎只对吸烟者有效。事实上,吸烟越多,患癌风险越大。最近,政府大力清理工厂和学校的石棉残留物,这种做法仅可以保护吸烟者,而不能保护那些遵循健康生活习惯的人(这也让很多政客、咨询员、律师和石棉搬运公司获利)。

在很多情况下,暴露在混合致癌物质环境中,即使是很短的时间,也会大幅增加患癌风险,然而如果仅暴露在单一致癌物质环境下,通常影响不大,甚至没有任何风险。毒素协同作用的问题不仅是癌症流行病学的问题,更是与退行性疾病有关的问题,但很多卫生官员和卫生机构常常忽略这一点。

美国食品药品监督管理局做的大多数化学物质安全性和患癌风险检查不包括这些混合毒素实验。所以,他们实际上无意中向公众传递了虚假信息。另外,还有很多食品添加剂和工业化学物质混合物的安全性是美国食品药品监督管理局和美国环境保护署无法完全通过实验测定的。唯一的实验对象就是全世界数以百万计不知情的公众。

体内隐藏的化学物质

某些致癌物质会在体内累积。多数研究表明,化学物质诱发癌症的能力与其浓度成正比。然而,我们经常忽视的一个问题是有些化学物质会在体内滞留数十年,甚至一生。例如,在很多杀虫剂和工业化学物质中发现的脂溶性化学物质会储存在身体脂肪细胞内,随着时间的流逝,逐渐累积,最终在这些细胞组织内达到极高的浓度。例如,双对氯苯基三氯乙烷(DDT)在乳腺组织内的含量比血管内的含量高 700 倍。[30]

1976 年,美国环境保护署通过尸体解剖和手术期间的活组织检查,开始测量脂肪组织内的杀虫剂、除草剂和化学物质的含量。他们在 75% 的试样中发现超过 20 种潜在致癌物质。在其他女性乳腺组织的活组织脂肪研究中,他们发现杀虫剂和除草剂残留在几乎所有的样本体内。

细胞内的毒素积累过程也是一样的。例如,经证实,如果甜味剂阿斯巴甜的分解物甲醛附着在 DNA 核苷酸上,就会造成严重的链断裂。[31]更令人恐惧的是,这种致癌物质会在细胞核内逐渐累积,很难去除。这意味着,即使是仅喝一点添加了阿斯巴甜的可乐,也会严重损伤 DNA,最终形成癌细胞。这便可以解释为什么肿瘤,尤其是脑癌,常见于食用阿斯巴甜的原始实验。[32]

致癌物质在脂肪组织内累积会在很大程度上增加我们以后的患癌风险。遗憾的是,这个过程是无声无息的,我们根本不会意识到它正在发生。这些致癌物质,甚至辅致癌物正悄悄地将细胞转化为癌细胞,如果这时,发生了病毒感染、遇上了压力或诊断时暴露在了 X-射线中,都会成为诱发癌症的直接因素。

病毒

过去,人们多次提到传染病有可能是致癌原因。化学家路易斯·巴斯德(Louise Pasteur,1822—1895)以及细菌学理论的提出者和癌症研究员威廉·F. 科赫博士(William F. Koch,M. D.,1885—1967)都曾提出过这样的理念。传染源有可能导致癌症定期复发,出现"癌症集群"。癌症集群指在有限区域内突然出现各种类型的癌症,就像传染病一样。人们仔细研究这些病例后得出结论,它们只是偶发事件。但我个人认为,这些结论略显不成熟。

有些致癌病毒,如一般癌细胞可以巧妙地预防免疫系统发现并损伤它们。

它们会改变免疫细胞用来识别癌细胞的膜识别系统。膜识别系统有点像条形码。一旦它们改变了膜识别系统,癌细胞就像敌方雷达里的隐形飞行器一样:它们几乎是不可识别的。

致癌病毒可以抑制免疫系统,破坏用来确认癌变的保护机制。例如,64 种人乳头瘤病毒已与口腔、喉和肛门生殖器区的良性或恶性病变分离开来。在这些病变中,只有一小部分与癌症相关。

HPV5 和 HPV8 与一种名为疣状表皮发育不良症的罕见疾病有关。如果患有疣状表皮发育不良症,皮肤会对阳光的诱变效应极其敏感,从而诱发多种皮肤癌。这是致癌物质(阳光)激活致癌病毒的一个典型案例。

相同的 HPV 病毒还与肛门生殖器区有关,超过 18 种病毒已被分离出来。在这些病毒中,有些病毒(HPV16、HPV18、HPV31 和 HPV33)更容易诱发癌症。这些 HPV 病毒还与 85% ~90% 的宫颈癌有关。

我们还知道很多因素会影响肿瘤诱发致癌病毒的能力。例如,如果给感染了比特勒病毒的动物服用雌激素,那么它们更容易患乳腺癌。[33] 我们相信,不仅感染病毒会诱发乳腺肿瘤,这些服用的雌激素也会诱发乳腺肿瘤。另外,如果感染了病毒,再加上遇到某些化学物质、辐射和刺激物,就会极大地增加癌变的可能性。

致癌病毒是否会诱发癌症取决于免疫系统的状态。例如,如果摘除感染了小鼠白血病病毒的动物的胸腺,或者让它们服用免疫抑制药物,那么它们更容易患病。同样,如果患有 AIDS——包括患有自身免疫性疾病的人接受器官移植手术,那么他们所面临的患癌风险会更大。

因此,我们发现致癌病毒与一系列环境因子和生态因子之间的相互作用是一个非常复杂的过程。这便可以解释为什么癌症的易感性存在诸多变量,为什么很难确定当两个人都暴露在几乎相同的致癌物质环境中时,一个人比另一个人更易患癌。很可能是因为其中一个感染了致癌病毒,而另一个则有可能没有被感染。

致癌病毒的研究仍在继续。我们尤其关注所谓的隐身生物,不仅包含病毒,还包含发疹伤寒等的病原体(一种细菌)、支原体(一种寄生物)、真菌和细菌等正常微生物。它们可以失去细胞壁,进入宿主细胞,隐藏起来躲避免疫检测。在诸如培养基培养、显微镜检查和免疫学检测等一般实验室检测技术条件下,它们都可以隐匿起来。随着接种疫苗的普及,这些微生物也逐渐成为一个特殊的问题,因为越来越多的证据表明,多种疫苗有可能受到感染。

因为微生物的隐身特性,所以很难在癌细胞中检测到它们。如果需要检测这些微生物,则要使用特殊的检测方法。这是我们很难确定传染病菌的微生物和各种癌症之间关系的原因之一。

辐射

很多人意识到,不管是实验动物还是人类,如果长时间或持续暴露在辐射环境下,就会诱发癌症。我们知道,高能辐射可以穿透细胞,当它与细胞质内的水分相互作用时,就会产生羟基。羟基是一种活性极强、破坏性极大的自由基。它会损伤 DNA 细胞,造成双链断裂。一旦发生双链断裂,则很难修复。细胞内的氧气会进一步受损。

和诱发癌症的化学物质或病毒一样,在癌细胞形成之前,控制细胞生长和死亡(细胞凋亡)的特异性基因必须被辐射改变。这就是日本广岛和长崎的民众在经历第二次世界大战原子弹爆炸且暴露在放射性尘埃中,之后却极少有人患癌的原因。

同样,这些因素决定了从暴露在致癌物质环境中到诱发癌症之间的潜伏期长度。有些癌症的形成需要 30~40 年的时间,但有些癌症的形成仅需要不足 3 年的时间。当其他致癌物质,如 DNA 修复机制减弱时,潜伏期就会变得更短。人们还经常忽略辐射有可能激活隐藏在细胞内的休眠(潜伏)致癌病毒。从致癌病毒被激活到诱发癌症的期限取决于病毒本身的潜伏期。

这一点在常规辐射检查或广泛放射实验中尤为重要。以一名有乳腺癌家族史的女性为例。因为她的患癌风险较高,医生建议她应该每年接受一次乳房 X-射线检查。当她年过 40 岁后,应该每半年接受一次乳房 X-射线检查。这个建议存在多个问题。其中一个就是乳房 X-射线检查本身就会增加患癌风险。据调查,1 年中因为暴露在辐射环境中会使患乳腺癌的风险增加 3%。

我们还知道有乳腺癌家族史的女性也极有可能患 DNA 修复酶缺乏病。[34]这让她们更易患由辐射诱发的乳腺癌。这样的研究说明,这些女性不应该寄希望于如此频繁地接受乳房 X-射线检查,而应该利用其他方法进行乳腺肿块检查,如仔细的乳房检查、制作温度自记曲线图或使用超声波检查法。

现在,我们已经停止使用放疗来治疗良性肿瘤,如盘状松解性脊柱炎、扁桃体炎、发癣和胸腺瘤。这为上述观点提供了进一步的证据。长期追踪这些患失调症的孩子发现,如果他们多年来一直暴露在辐射环境中,那么他们患乳腺癌的概率就与成人一样高。这是因为辐射会通过脊柱穿透乳腺组织。

19 世纪初,治疗儿童头癣的常规方法就是放疗。发癣是一种很难治愈的霉菌感染。但其实治疗头癣可以选择很多方法。但这些不幸接受放疗的孩子患甲状腺癌和脑癌的概率极高。

在放射诱发癌症时面临的一个问题是,由于人类是生物个体,所以他们对辐射的反应也具有个体差异性。有些人对辐射极其敏感,而有些人的耐辐射性极强。虽然我们了解了一些造成敏感性差异的原因,但仍有欠缺。然而,从暴露在放射性环境中到诱发癌症之间的潜伏期的确存在极大的个体差异,这一点是毋庸置疑的。

(关于 X-射线安全性的讨论,请参见下文内容。)

X-射线真的安全吗?

对某些人来说,在癌症形成之前有 40~50 年的潜伏期。然而,大多数针对诊断放射安全性的研究结论是根据追踪调查得出的,而追踪调查的期限比 40 年或 50 年要短。一项期限仅为 10 年的研究会错过大多数延迟性癌症,给医生传递虚假的安全信息,而医生又会把这个虚假的安全信息传递给患者。如果未出生的婴儿在骨盆测量(用来确定母亲骨盆尺寸的 X-射线检查)期间暴露在放射性环境中,那么与在子宫内没有接受辐射检查的婴儿相比,他们患白血病的概率会高得多。然而,大多数母亲对此并不知情。

放射诱发癌对正在接受高能放疗的癌症患者尤其重要。癌症放疗的一个早期问题是对周围正常组织造成的损伤。我清楚地记得,当我还是一名医学院学生时,曾亲眼看见许多患者的皮肤因放疗而大面积灼伤。即使这些患者没有因为原发癌被夺去生命,他们也会面临放疗本身引发的、极大的继发癌症风险。

为了解决这个问题,放射治疗医师正努力寻找新技术和新方法,尽可能避免放射线损伤正常组织。今天,虽然放疗对周围正常组织造成的放射损伤的严重性已大大减小,但这个问题并未得到彻底解决。建议分次放射,即延长放射周期、减少每次的放射剂量。也可以分隔暴露场地。最新技术包括使用高聚焦 γ 射线束,又被称为伽马刀,意为手术的精度。

尽管如此,我们仍会发现全身所受的 X-射线散射损伤,包括反弹到骨头和手术期间植入的金属仪器上的 γ 射线束损伤。这意味着,即使远离放疗区域的身体部位也会受放射损伤。例如,在胸部肿瘤治疗期间,盆腔器官也会受放射损伤。即使穿 X-射线防护衣也不奏效,因为射线束是在体内散射的。

另外,即使将射线束集中在治疗部位,减少它们的强度,也会损伤正常细胞,尤其是当与化疗混合治疗时。对放射损伤最敏感的是体内的细胞。而受化疗损伤最严重的也是体内的细胞。所以,它们最易转化为癌细胞。

慢性营养不良

除了会起抗氧化剂的作用,很多营养素还会在很大程度上影响细胞的健康状态。例如,多种营养素,如维生素 B_6 和 B_{12}、叶酸、胆碱和蛋氨酸都会影响 DNA 的合成。多项研究表明,如果患有这些营养素的慢性缺乏症,就会大幅增加患癌风险。另外,其他营养素,尤其是油,对维护细胞膜至关重要。

在这些营养素中,有关癌症的大部分研究都与叶酸缺乏症有关。多项研究表明,如果饮食中缺乏叶酸,不仅易在动物体内诱发癌症,而且会加快肿瘤的生长速度和浸润性。[35] 我们在研究患叶酸缺乏症的动物基因时发现,很多DNA 损伤与癌症患者的 DNA 损伤极其相似。[36]

如果患混合缺乏症(混合缺乏症是正在接受化疗或放疗的患者中常见的一种病症),那么肿瘤扩散速度会剧增,患继发癌症的概率也会急剧增加。

研究还表明,如果女性服用了会损耗叶酸的药物,如苯巴比妥抗癫痫药物或苯妥英,那么她的孩子在出生后患神经系统肿瘤的风险会极大。

维生素 B_{12} 和蛋氨酸缺乏症也会增加患癌风险。也许你会提出这样的疑问,如果你已经患癌,这些信息还有什么意义? 事实上,确实有两点是你需要关心的:第一,叶酸缺乏症会进一步恶化某些癌症,加快它们的扩散速度;第二,叶酸缺乏症会大幅增加患继发癌症的风险。

那么,既然氨甲蝶呤这样的药物会抑制叶酸活性,为什么还要用于癌症治疗呢? 虽然严重的叶酸缺乏症会抑制某些癌细胞生长,但多项研究表明,如果在叶酸中加入氨甲蝶呤,不仅不会妨碍药物效用,反而会增加药物的抗癌活性。如果多年后癌症复发,则很有可能与癌症疗法和饮食不当造成的慢性叶酸缺乏症有关。

所以我们得出结论,饮食对抗癌症至关重要,饮食不当会极大地增加抗癌失败风险。

结 论

有多种方法可以致使正常细胞转化为癌细胞。另外,营养缺乏,即使是亚临床营养不良,也会急剧增加患癌风险。如果你已经意识到所有的细胞防御都取决于能量、特殊分子、维生素和矿物质的不间断供应，就会明白这是一个不容置疑的事实。稍后在这本书里，我会解释水果和蔬菜中所含的特殊复杂分子如何预防细胞恶变以及如何减缓或阻止异常细胞的生长。

第三章

化疗：中毒性癌症

化疗已经成为癌症治疗的常规疗法。拉尔夫·莫斯博士写了许多关于癌症治疗的文章，他提醒大家，虽然化疗在治疗多种特定癌症方面效果显著，但在很多情况下，化疗的使用并不恰当。根据过去 30 年的行医经验，我完全同意拉尔夫·莫斯博士的观点。

在确定使用化疗之前，你必须了解多个重要事项，然后与你的主治医生讨论。其中最重要的一件事是大多数化疗药物本身也会致癌，虽然癌症也许在化疗结束后很多年才会发生。在你做决定之前，理应知道使用化疗药物的风险。

你还应该知道癌症的"治愈"和癌症的"控制"的区别。过去，如果患者结束化疗之后 5 年内没有发现癌症症状，就认为是癌症被"治愈"了。有人认为无癌期应该延长至 10 年，我完全赞同这种观点。尽管我们持这种乐观态度，但有证据表明，从字面意义上理解，某些癌症有可能永远无法被治愈，癌细胞只是处于休眠状态。

很多肿瘤科医生经常说，他们可以治愈你的癌症，但事实上，在说这句话的同时，他们也知道治疗有可能仅是控制你的癌症。当癌症处于控制状态时，意味着体内仍有残余肿瘤，但不会继续生长。通常肿瘤科医生会让你复检，确定肿瘤是否不再生长。另一个让患者模糊不清的问题是如何理解术语"肿瘤缓解"。肿瘤科医生有可能会告诉你，你的肿瘤应该会因特殊化疗得到缓解。但缓解并不等同于治愈。如果肿瘤停止生长或变小，哪怕只是暂时的，就可以认为是肿瘤缓解。

如果你的癌症已经发展到晚期，你应该知道你的疗法是否只是保守疗法，而不是被治愈或被控制。保守疗法通常用来缓解某些症状，如疼痛或由肿瘤引起的肠梗阻。在很多情况，尤其是出现疼痛的情况下，饮食疗法是一个很不错的替代疗法，因为它不但不会产生副作用，而且还可以在很大程度上提高患者的能量水平。

如果你的肿瘤在局部范围内受到了比较好的控制、淋巴结呈阴性、没有发现局部浸润或转移，那么肿瘤科医生可能会建议一个化疗或放疗周期，以根除任何有可能遗漏的癌细胞。多项研究表明，辅助化疗有可能降低肿瘤复发风险。但是，这些研究结果永远无法与那些精心构建的营养计划相比。根据我的经验，一个好的营养计划与化疗或放疗一样有效，甚至有可能效果更好。当营养计划与这些传统疗法混合使用时，它会极大地增强传统疗法的效用，减少并发症。

你应该就治疗计划可能产生的所有副作用和并发症与肿瘤科医生讨论清楚。不要让肿瘤科医生避而不谈，只是告诉你，没有什么可担心的。选择恰当的营养素补充剂和遵循正确的饮食习惯都可以大幅减少，甚至消除多数副作用和并发症。

你应该在开始化疗或放疗之前就开始执行营养计划。在大多数情况下，如果在进行传统疗法之前开始执行营养计划，那么营养素的效用发挥是最好的。但如果你在传统疗法之后再开始执行营养计划，营养素也是可以发挥效用的。

你可以跟肿瘤科医生讨论营养计划，但不要期望他们可以理解营养计划对癌症有益的科学依据，更不要期望他们可以理解营养计划会对癌症疗法有帮助。记住，肿瘤科医生有可能没有接触过营养生化的专业知识培训，他们也有可能不了解这个领域的研究内容。一名肿瘤科医生的职责就是使用传统疗法——手术、化疗、放疗和生物应答调节剂——治疗癌症。

真相小窥

由于化疗业务的巨大投入受到医药公司、大学、核心期刊的编辑、主流媒体渠道甚至肿瘤科医生的支持,所有涉及癌症治疗这个领域的人都会不遗余力地向公众传递这样一个信息:化疗效果比预想的要好。

这个问题的化解方法是临床试验,即接受各种治疗策略进行治疗的患者的对比实验。检验化疗效果的唯一方法是随机临床试验(RTC)。接受治疗的患者是随机选择的,这样可以避免只选择那些主观上支持一种疗法或假设的患者。

为了检验治疗组是否比控制组的治疗效果更好,治疗组的治疗结果是不是所谓的安慰剂效应或是不是癌症的自然进程,研究人员将治疗组与控制组进行了比较。控制组患者要么服用安慰剂,从理论上来说,安慰剂是一种无效物质;要么依照治疗组患者的疗法进行治疗。遗憾的是,安慰剂通常被认为是无效物质,但事实上它们会有一些间接效应。例如,糖可以影响免疫系统。

为了避免意向性偏差或非意向性偏差影响检验结果,有些研究人员会做双盲研究。简单来说,服用药物的人(主体)和给予药物的人(研究人员)在实验结束之前,都不知道谁服用了真正的药物,也不知道谁服用了安慰剂。虽然这种做法看起来公正客观、万无一失,但事实上仍会使实验结果出现偏差。

一种偏差是癌症的确诊时间早于大多数早期研究报告,从而造成一种假象,即患者生命得以延长是因为接受了癌症治疗。例如,如果癌症确诊时间是10年零5个月前,而不是10年前,那么看起来患者是由于接受了癌症疗法的治疗而多活了5个月。早期确诊也可以让肿瘤科医生带着患者达到疾病的更高阶段,这样看起来癌症疗法对晚期癌症也有效。这就像障眼法一样。

另一种偏差是比较大剂量疗法和小剂量疗法后得出结论——大剂量疗法的效果更好，因为接受大剂量疗法的患者会活得更久。而事实是，选择大剂量疗法的患者的身体状态要更好。因为如果他们的身体状态不好，是无法承受大剂量药物的。

另外，有些大剂量组的患者会因为严重的副作用而中途退出研究。这样的话，大剂量组就只剩下那些身体状态最好的患者和那些即使不接受治疗也会多活些时日的患者。所有这一切都使大剂量疗法看起来比小剂量疗法更加有效。但事实上，这只是一种假象。

所有这些研究偏差都有可能掩盖真相，即某些疗法事实上会导致患者过早死亡。我们也许永远无法得知真相，因为我们无法通过其他方式比较这些研究和化疗结果，如植物疗法、手术疗法或完全没有治疗。

他们不会整体考虑癌症患者身体状况好转的原因，包括更用心的护理、更有效的抗生素、更强大的心脏支持和更好的相关身体状况控制，如糖尿病和高血压。如果考虑了这些因素，即使没有接受化疗，患者也有可能恢复得很好。

忽视并发症

有一件事，我们需时刻牢记，化疗药物对多个组织和多种细胞，包括脑细胞都具有极强的毒性。肿瘤科医生认为，脑细胞不会受化疗药物影响，因为脑细胞不可再生，然而大脑中含有多种可再生细胞，如星形神经胶质细胞、少突胶质细胞和小神经胶质细胞。另外，我们现在知道，神经细胞中含有多种干细胞。干细胞对大脑再生和神经修复至关重要。而很多化疗药物不但会严重损伤这些细胞，还会损伤那些不可分裂的细胞，如神经系统内的神经元。

另外，化疗药物也会毒害肝细胞。肝细胞可以保护身体免受由死亡肿瘤细胞和其他细胞废物释放的毒素损伤。如果患者在接受癌症治疗期间患有严重的营养缺乏症，那么他们所面临的毒素反应风险就会大得多。毒素反应会进一步损伤免疫系统。免疫抑制和身体无力感越严重,癌症疗法就越容易失败。另外,如果患者因服用化疗药物而中毒,那么他就更容易面临癌症复发的风险。遗憾的是,肿瘤科医生在护理癌症患者期间,常常会忽视这些因素。

联合毒性

有些化疗药物的毒性更大。通常来说,烷化剂,如卡莫司汀、美法仑和白消安的毒性最大。阿霉素、5-氟尿嘧啶核苷(5-FU)、多柔比星和紫杉酚的毒性也极强。经证实,20多种化疗药物会导致人患癌。[1]

如果毒素与化疗药物联合起来,那么联合药物的毒性就会超过因协同作用而单独增加的单一药物的毒性,这一点我在之前提过,这里重申一遍,因协同作用,2加2会等于12。

在《质疑化疗》一书中,拉尔夫·莫斯博士引用了一项卵巢癌患者痊愈1年的研究。该研究表明,服用美法仑的患者比没有接受化疗的患者患急性非淋巴细胞白血病和白血病的风险大100倍。[2]

莫斯博士在这本书中还引用了另一项研究,研究报告最初发表在1995年的《临床肿瘤学杂志》上。这项研究检验了一种名为ICE(异环磷酰胺、卡铂和依托泊苷)的联合药物。检验结果发现,即使服用最小剂量,出现并发症的概率也是极大的。[3]服用小剂量联合药物的患者患口腔黏膜损伤(黏膜炎)和胃肠黏膜(小肠炎)损伤的比例分别为67%和39%。更令人震惊的是,50%服用适度剂量联合药物的患者出现了神经系统毒性和肺损伤。如果患者服用大剂量联合药物,情况更糟。61%的患者出现肝中毒,81%的患者出现听力损伤,70%的患者出现肾损伤,92%的患者出现呼吸困难。尤其恐怖的是,竟有94%的患者出现心肌损伤。约13%服用有毒联合药物的患者最后死于联合药物。

除协同毒性之外,还有证据表明,这些联合化疗药物会使癌细胞生长和扩散的速度比常规化疗快得多。

一项针对患复发性乳腺癌的女性的研究表明，如果女性接受化疗，那么她的癌症恶化速度比仅接受内分泌治疗的女性患者快得多。[4] 另外，两种疗法的效用也截然不同。47% 没有接受化疗的女性患者缓解状态良好，而只有 23% 接受化疗的女性患者出现缓解状况。

究其原因，化疗可能会加速肿瘤浸润，抑制免疫系统，损伤重要器官。这种推测可追溯至 1987 年的医学文献。[5] 我对此也持赞同意见。根据 30 年的癌症治疗经验，我发现，在很多情况下，化疗的确会导致癌症浸润性增强，增加癌细胞转移风险。

化疗发挥效用的方式

有的肿瘤科医生可能会让患者不要服用营养素补充剂，理由是化疗会释放大量的自由基，杀死癌细胞，而抗氧化剂补充剂会中和这些自由基。的确，某些化疗药物会产生自由基，杀死癌细胞。但事实上，大多数化疗药物还有其他作用。植物化学物质也会利用多种机制，与癌症抗争，但区别在于植物化学物质不会影响正常细胞。

烷化剂

烷化剂的作用机制与放射相似。烷化剂将 DNA 分子置于多处，导致 DNA 断裂，从而杀死癌细胞。如果 DNA 大量断裂且程度严重，癌细胞就会死亡。如果人的体内有足量的 DNA 修复酶，那么正常细胞受损程度就会较小。但越来越多的证据表明，患者患癌的起初原因就是 DNA 修复机制出现了故障。这意味着，烷化剂同时也会导致大量正常细胞受损，从而在可变潜伏期后引发继发癌症。继发癌症指由癌症疗法本身引发的癌症。事实上，与其他疗法相比，烷化剂与继发癌症的关系更大。

众所周知,烷化剂可以在正常动物的体内产生癌细胞。而且,暴露时间越长,剂量越大,产生癌细胞的可能性就越大。因为受损的正常细胞的功能也会受损,所以烷化剂也会增加患退行性疾病的可能性。

迄今为止,很少有人研究化疗药物对线粒体 DNA 的影响。事实上,因为线粒体 DNA 所含的修复酶较少,所以更易受损。受损的线粒体 DNA 会严重损伤细胞,甚至是正常细胞的功能。我们发现,阿尔茨海默病或帕金森病患者的脑细胞内会出现这种类型的损伤。

烷化剂包括环磷酰胺、噻替哌、白消安、丝裂霉素 C 和苯丁酸氮芥。

抗雌激素

抗雌激素是一种与雌激素敏感癌细胞中的雌激素受体蛋白相结合的化合物,可以阻止雌激素发挥作用。这对雌激素敏感乳腺癌患者来说至关重要。从太平洋紫杉中提取的三苯氧胺是治疗雌激素敏感乳腺癌的一种新药。经证实,如果它与雌激素受体蛋白相结合,就会有效阻止它与另外一种更强大的雌激素——雌二醇相结合。

我们发现,多种天然植物化合物都可以与雌激素受体蛋白相结合,从而抑制雌激素敏感肿瘤的生长。尽管乳腺癌的表现最明显,但某些脑肿瘤也含有雌激素受体蛋白,一旦受到刺激,就会加速其生长。抗睾酮剂和其他激素阻滞剂也具有同样的效用。

抗代谢物

抗代谢物是一种模拟主要细胞代谢产物的药物,可以干扰癌细胞的功能(和正常细胞的功能)。代谢物与叶酸极其相似,但细胞不能通过药物来发挥效用。

抗代谢物包括 5-FU、6-巯基嘌呤、阿糖胞苷和氟达拉滨。

抗肿瘤抗生素

抗肿瘤抗生素起初是作为抗生素使用的，但随后人们发现，这种药物的毒性过大。它们会诱发自由基，干扰细胞再生，从而损伤细胞。

抗肿瘤抗生素包括博来霉素、道诺霉素、表柔比星和光神霉素。

植物碱

植物碱是一种从植物中提取的化学药物。它们可以与微管蛋白相结合，从而抑制细胞分裂。该蛋白会形成显微链，在细胞分裂期间，将染色体拉向新细胞。当植物碱与微管蛋白相结合时，就会防止蛋白整齐地排列，从而防止细胞分裂。

植物碱包括长春碱、长春瑞滨、紫杉醇和多西他奇。

拓扑异构酶抑制剂

拓扑异构酶抑制剂也是一种可以干扰细胞分裂的药物。通常情况下，当一个细胞开始分裂时，它的 DNA 链就会被撕拉，但这个过程需要 DNA 链暂时断裂，以便其他 DNA 链通过。一种名为局部异构酶的特殊酶可以修复这种暂时性的断裂。

拓扑异构酶抑制剂可以妨碍修复酶，从而造成细胞死亡。如果与其他化疗药物联合使用，在正常分裂细胞过程中也会造成这种情况。幸运的是，当我们服用药物时，体内大多数细胞并没有分裂。但如果正常细胞的分裂速度过快，就会受到影响。

拓扑异构酶抑制剂包括阿霉素、道诺霉素和喜树碱-11（CPT-11）。

未知机制的细胞毒素剂

某些化疗药物的作用机制尚不明确。例如,用来治疗转移性恶性黑素瘤和霍奇金淋巴瘤的氮烯唑胺(DTIC-Dome)可以通过三种机制杀死癌细胞,但至于是哪一种机制,仍尚未证实。吉西他滨可以在早期阶段阻止细胞分裂,但具体是通过哪种机制来阻止细胞分裂的,我们尚不知晓。肼衍生物普鲁巴嗪的情况也是如此。

并发症和化疗的副作用

并发症和副作用是患者同医生讨论化疗效果时常常混淆的两个术语。副作用是患者服用药物或营养素补充剂后的预期反应。有时,我们希望患者在服药后出现副作用症状。例如,服用阿司匹林不但会减轻头痛,而且会预防结肠癌,减少患阿尔茨海默病的风险。

很多人认为副作用是不好的。的确,大多数药物的副作用是有害的,但营养素补充剂的副作用通常是有益的。为了弄清二者的区别,不妨看看电视上播放的药物广告。只见在一派田园风光中,一位美丽的女性向你缓缓道来,她拥有了 NasalBlow 这种治疗过敏症的新药,感觉不错。但在广告即将结束时,会出现一个语速极快的声音告诉你,这种药物有可能会导致急性腹泻、单眼或双眼失明、心力衰竭、肺塌陷、强烈眩晕和记忆丧失。

并发症是患者服用药物后无法预期的反应。例如,阿司匹林的并发症是胃部严重出血。你应该关心的是出现并发症的概率和严重程度。如果服用联合化疗药物,并发症的发生率会达到 65%,且主要并发症所引发的继发癌症比原发癌更致命,那么这种风险就是不合理的。

现在,让我们看一下化疗药物的常见副作用和并发症,讨论一下我们可以做什么。

疲 劳

患者接受化疗时最常抱怨的就是感到疲劳。我会在第八章的一个小节专门讨论患者的疲劳感。

恶心和呕吐

在所有的化疗副作用中，最令患者心惊胆战的是恶心和呕吐。但肿瘤科医生会轻描淡写地告诉患者，他们有最新的止呕药，可以有效地治疗恶心和呕吐。的确，这些止呕药在某种程度上可以达到止呕效果。

恶心和呕吐是由化疗药物的两个特性引起的：第一个特性是来自脑干（恶心中心）催吐化学感受区（CTZ）的刺激；第二个是来自胃壁的刺激。严格遵循饮食原则和服用营养素补充剂可以在很大程度上缓解这两种刺激。

因为很多营养素都可以消炎，所以如果患者遵循并严格执行营养计划，那么不但恶心症状会大幅减轻，而且胃壁也会得到保护。

因为很多补充剂，如姜提取物、甘草根、红榆、γ-谷维素和药蜀葵根会增加患者化疗期间损耗的胃黏液，所以它们可以舒缓胃壁的不适感。有许多家公司生产了联合补充剂，以减缓恶心和呕吐。服用前请仔细检查标签上标注的营养成分，确定哪些营养成分对你的症状缓解最有效。

如果患胃炎和胃溃疡的患者服用这些补充剂，那么会比服用医生处方药的收益更大。这些补充剂不仅会舒缓胃部，而且会改善消化功能，减缓胃胀气现象。

尽管恶心和呕吐现在不算大问题，但仍有许多癌症患者遭受不可控的恶心和呕吐的痛苦。幸运的是，我们现在已经研制出有效的药物来治疗恶心和呕吐，如5H3 受体拮抗剂、奥坦西隆（昂丹司琼）和格兰西龙（格雷司琼）。癌症患者的恶心和呕吐分为两种:急性(即刻)和迟发性。急性恶心和呕吐发生在化疗期间。一般情况下,当化疗停止后,症状就会消退。但迟发性恶心和呕吐症状会在化疗结束数月后出现。5H3受体拮抗剂对治疗急性恶心和呕吐的效果极佳,但是不适用于迟发性恶心和呕吐。

以下人群容易在化疗期间出现恶心和呕吐的症状:女性、6～50岁年龄阶段的人和有少量饮酒史或不饮酒的人。(这不应成为你放纵自己的借口!)营养素补充剂可以很好地预防化疗引起的恶心和呕吐。事实上,你可以通过以下措施来降低恶心和呕吐的风险:

- 避免食用辛辣食物和橘子、柠檬和西红柿等酸性食物。
- 避免食用油腻食物。
- 饮用混合蔬菜汁,如第一章所述。混合蔬菜汁会中和胃部多余的胃酸和其他刺激性食物。
- 每日多餐,每餐少食。避免每餐食用过多食物。
- 化疗之前,至少提前1周开始执行营养计划,服用营养素补充剂。如果已经开始化疗,营养计划和营养素补充剂也会起作用,但效果稍差。
- 开始化疗的当天,食用清淡饮食,饮用透明液体(蒸馏水)。
- 避免食用气味强烈的食物。
- 避免进入正在烹饪食物的厨房。烹饪食物时发出的气味会引起恶心和呕吐。
- 在舒服的环境下轻松用餐。
- 避免所有食品添加剂,尤其是味精(所有形式)、阿斯巴甜和卡拉胶。这些食品添加剂会刺激胃肠道,引发恶心。味精常引起腹泻。
- 避免饮食环境周围有气味浓重的香料、化妆品和其他气味。

如果主要食用蔬菜和低脂蛋白食物,就可以避免摄入大量会引发恶心的食物。另外,植物中的很多食物化学物质,尤其是类黄酮可以消炎、缓冲血液、直接抑制恶心和呕吐的刺激因素。

某些化疗药物更易引发恶心和呕吐,最严重的是氮烯唑胺(DTIC-Dome)、链佐星、顺铂、二氯甲基二乙胺（氮芥）和大剂量阿糖胞苷。洛莫司汀（CCNU）、氯化亚硝脲（BCNU）、环磷酰胺、甲基洛莫司汀、丙卡巴肼、普卡霉素和放线菌素情况稍好。约50%的患者服用5-FU、道诺霉素、L-天冬酰胺、突变霉素和多柔比星后会出现严重的恶心和呕吐。

记住，每个人的情况是不同的。某些药物对某些患者而言会引发严重问题，但对其他患者来说也许问题很小或根本没有问题。

厌　食

化疗最严重的副作用是厌食。这是化疗之前或化疗期间患者对食物产生的反应。因为化疗后你会茶饭不思，所以某些医生会建议在化疗之前避免食用你喜欢的食物。对某些患者来说，即使只是在脑子里想一想食物的样子，也会突然恶心和呕吐。

厌食的确是个大问题，因为所厌恶的食物中会包括某些营养素。如果在化疗之前的数周内就开始服用营养素补充剂，就有可能预防厌食反应。上述关于预防恶心和呕吐的措施也可以最小化厌食反应。

口腔炎和咽喉肿痛

口腔炎、咽喉肿痛会引发各种问题，即刻疼痛除外。口腔炎、咽喉肿痛和发炎会导致无法吞咽、脱水和出血，从而造成感染和营养不良。

很多化疗药物，尤其是联合药物以及头部、颈部或上胸部的放疗都会引发口腔炎、咽喉肿痛和发炎。口腔壁和食管壁细胞的分裂速度很快，所以更容易因化疗和放疗而遭受损伤。

以下措施可以最小化这些症状：

- 避免食用热食。仅食用温食或冷食。
- 避免辛辣饮食。

- 如果你装有假牙或其他牙科器具,应确保它们的位置不会摩擦牙龈或口腔内部。
- 禁止吸烟、咀嚼口香糖或饮酒。
- 避免食用含酒精、过氧化氢、氟化物,或其他强效收敛剂的漱口剂。
- 使用软毛牙刷,轻轻洗漱。如果使用电动牙刷,应使用轻柔档。
- 为了预防感染,使用葡萄籽提取液制成的漱口剂。因为葡萄籽提取液味道极苦,药剂师会混入天然甜叶菊。漱口剂可由 4 盎司蒸馏水加入 1 茶匙葡萄籽提取物浓缩液制成,可吞咽。葡萄籽提取液可以有效抗菌、杀菌、抗寄生物、舒缓炎症组织。
- 服用 100 毫克 CoQ_{10},一天 3 次。确保胶囊内的油脂为米糠油。CoQ_{10} 不仅会保护齿龈不受感染和刺激,还可以保护心脏。还有一种方式可以消炎,在 100 毫克 CoQ_{10} 粉末中混入 1 汤匙特级初榨橄榄油,倒入口腔内漱口,确保完全覆盖口膜。
- 使用 2 盎司蒸馏水溶解维生素 E 琥珀酸酯胶囊内的粉末,倒入口腔,漱口 30 秒,然后吞咽下肚。每天坚持,一天 3 次。经临床研究证实,维生素 E 可以舒缓口腔黏膜炎症的刺激。
- 服用 4 克氨基酸谷氨酰胺,一天两次。经临床研究证实,谷氨酰胺可以有效缓解化疗引起的口腔炎。在谷氨酰胺中混入 4 盎司蒸馏水,在口腔内漱口 30 秒,然后吞咽下肚。[6] 但需要注意,如果患脑胶质瘤型肿瘤(斯多西-托马或成胶质细胞瘤),则应避免服用谷氨酰胺,因为谷氨酰胺会在大脑内转化为谷氨酸盐,而谷氨酸盐会急剧加速肿瘤生长。关于这个问题的详细讨论,可参见下文内容。

在大多数情况下,由化疗引起的口腔炎和咽喉肿痛会在化疗结束后 2~3 周内逐渐消退。这些措施可以帮助你更有效地缓解不适症状。

脱　发

绝大多数精神外科医生,包括我所在医院的医生都认为,现在用来解释放疗或化疗引起的脱发原因并不令人满意。事实上，这一问题可以得到更好的解答。化疗和放疗导致脱发是因为毛细胞的再生速度非常快，就像癌细胞一样。

我发现，如果正在接受化疗或放疗的癌症患者服用大剂量抗氧化剂维生素，就可以有效预防脱发。如果已经脱发的患者服用抗氧化剂补充剂，那么他们头发的生长速度会比其他患者更快，头发也会更健康。这是因为抗氧化剂不但可以保护毛囊细胞免受治疗损伤，还可以促进头发生长、改善头发状态。

促进头发生长和预防脱发的一个关键营养因素是生物素。联合使用生物素和抗氧化剂可以最大限度地保护头发。很多类黄酮可以保护对维生素抗氧化剂产生耐药性的自由基。

以下措施可以减少脱发：

- 避免使用具有刺激气味的洗发水，尤其是含有月桂基磺酸钠的洗发水。
- 自然晾干头发或使用吹风机低热档吹干头发。
- 每隔一天洗一次头，不要天天洗头。

以下补充剂计划可以帮助减少脱发、促进头发生长、改善头发状态：

- 在治疗期间和治疗结束的两周内，服用 3 毫克生物素，一天 2 次。然后，减少服用剂量。3 毫克生物素，一天 1 次。
- 每天服用一粒多种维生素和矿物质胶囊。
- 每天服用 400 国际单位维生素 E 琥珀酸酯，一天 3 次。
- 每天随餐服用 500 毫克槲皮素，一天 3 次。
- 每天随餐服用 500 毫克橘皮苷，一天 3 次。
- 每天服用 500 毫克姜黄素，一天 3 次。使用 1 汤匙特级初榨橄榄油溶解胶囊内的粉末。
- 每天随餐服用 100 毫克脱咖啡因的绿茶提取物。

造血干细胞生成不良

很多时候,造血干细胞生成不良又被称为"骨髓抑制"。实际上,它的意义不仅限于此。正如我之前所述,如果细胞的分裂速度很快,不管是正常细胞,还是癌细胞,在化疗时都会受到抑制,从而增加死亡率。身体需要大量红细胞、免疫细胞、白细胞和血小板,所以通常情况下,这些细胞的再生速度与癌细胞的再生速度一样快,每分钟会产生数以亿计的细胞。

免疫细胞在骨髓、肠壁(派伊尔淋巴集结)、淋巴结、脾和其他组织内产生,统称为造血系统。使用化疗药物常会造成这些细胞生成不良,从而增加感染风险,加快癌细胞的扩散速度,导致异常出血和严重贫血。

绝大多数化疗药物会导致造血器官出现严重程度不一的生成不良情况,有些细胞的受损程度要比其他细胞的受损程度大。例如,长春瑞滨和文卡生物碱尤其会造成粒细胞减少,即粒性白细胞,如中性粒细胞、嗜酸性粒细胞和嗜碱性粒细胞出现损耗。

尽管广告和新媒体均大肆鼓吹新药格列卫的疗效,但经证实,格列卫会抑制正常的血细胞,尤其是中性粒细胞和凝血细胞(血小板)。出现抑制情况时,有时需要暂时或永久性地终止化疗。

造血系统抑制是癌症患者必须终止化疗的最常见原因。这一点很重要,因为经证实,即使是暂时性地终止化疗或减少化疗药物的服用剂量都会导致化疗失败。评判化疗是否成功不是根据是否可以根治癌症,而是根据是否无瘤生存来判定的。

一项涉及 1 500 名化疗患者的调查中,45% 的患者由于出现副作用而不得不延迟化疗 5 天以上,而 28% 的患者需要减少化疗药物的剂量。[7] 在另一项涉及 500 名正在接受化疗的患者调查中,25% 的患者因为并发症,不得不在先减少化疗药物的剂量之后,再终止或延迟化疗。[8]

大量接受化疗的患者需要通过输血或服用药物来改善由化疗本身导致的

低血量状况。多种药物可以用来刺激各种血细胞的产生。例如，当嗜中性粒细胞受化疗药物的影响而产生不良情况时，可以服用粒细胞-集落-刺激因子。另外一种名为阿法依伯汀（血细胞生成素针剂、重组人血细胞生成素 α）的药物就像天然物质红豆素一样，会刺激血细胞的产生。

像所有药物一样，这些血液刺激药物也会产生一些副作用。例如，当服用这些集落刺激因子时，有 57% 的患者会出现恶心的状况，11% 的患者会感觉极度疲劳。当服用阿法依伯汀时，有 25% 的患者会感觉疲劳，38% 的患者会出现发烧现象。服用阿法依伯汀的一个特殊问题是高血压，有 24% 的患者在服用阿法依伯汀后会出现高血压。

血细胞恢复至正常水平需要数周甚至数月的时间。当血细胞的计数极低时，患者患感染、贫血、病情复发和大出血的风险就会增加。如果联合使用那些会导致骨髓抑制的药物，如联合使用卡铂与其他药物，那么就会加剧血细胞异常。

经证实，多种营养素都可以保护骨髓，刺激正常细胞的恢复。因为造血系统会产生大量细胞，所以需要很多营养素。以下是我的建议：

- 每天每次服用 500 毫克姜黄素，一天 3 次。使用 1 汤匙特级初榨橄榄油溶解胶囊内的粉末。经证实，类黄酮——这种从香料姜黄中提取的物质不仅可以保护骨髓细胞，而且可以刺激骨髓细胞的再生。我发现，即使联合服用那些会严重抑制骨髓的药物，类黄酮的疗效也是极好的。
- 每天服用 800 微克叶酸。叶酸对造血细胞的再生起着重要作用。人体内需要大量这种维生素来产生造血细胞。
- 在治疗期间每天每次服用 1 000 微克舌下甲钴胺，一天 3 次。在舌下溶解药片。舌下甲钴胺还可以刺激血细胞再生。治疗结束，减少药片剂量，一天 2 次。
- 每天服用 50 毫克吡哆醛-5-磷酸盐。吡哆醛-5-磷酸盐是血细胞使用的维生素 B_6 形式。
- 每天服用一粒多种维生素和矿物质胶囊。最好在两餐之间服用补充剂,但如果会导致胃部不适或恶心,则可以随餐服用。

- 在两餐之间服用 500 毫克维生素 C(抗坏血酸镁缓冲剂),一天 3 次。
- 每天每次服用 400 国际单位的维生素 E 琥珀酸酯,一天 3 次。当这种维生素与其他补充剂联合使用时,可以保护骨髓细胞。
- 每天每次服用 500 毫克烟酰胺,一天 2 次。这种维生素对 DNA 的合成至关重要。DNA 的合成是血细胞的再生过程。烟酰胺是体内使用的烟酸形式。它比烟酸更安全,不会导致肌肉发胀。

心脏毒性

不管是在化疗期间还是在化疗结束之后,心脏毒性都是癌症患者死亡的主因。这个问题在服用多柔比星(阿霉素)时尤其严重。多柔比星(阿霉素)是经常用来治疗乳腺癌的一种抗生素。多柔比星不仅会抑制 DNA 和 RNA 的复制,而且会阻断拓扑异构酶 II、细胞膜结合和毒性极大的羟基自由基的产生。这是化疗药物造成心脏损伤可疑原因的最后一道屏障。

根据《医生桌上参考手册》——常用药物指南和每年的升级指南,多柔比星与不可逆心肌毒性有关,它甚至会导致致命性的充血性心力衰竭。这种化疗药物最令人恐惧的地方是它有可能在治疗期间引起心力衰竭(急性毒性),也有可能在治疗结束数年后引起心力衰竭(延迟性毒性)。事实上,延迟性心力衰竭在儿童身上更为常见。这是因为这种化疗药物会在儿童生长发育期间毒害儿童心肌,阻断心脏生长至正常尺寸。

根据 PDR,多达 40% 的儿科患者患有亚临床心脏功能不全症,即他们的心脏衰弱。有 5% ~10% 的儿科患者患有充血性心力衰竭。当与其他化疗药物联合使用时,多柔比星会更容易引起心脏损伤。心脏的损伤程度取决于服用药物的剂量——剂量越大,损伤越严重。

延迟性心脏损伤尤其可怕,因为这种心脏损伤对通常用来治疗充血性心力衰竭的心脏药物,如洋地黄没有反应。在这种情况下,心肌活组织检查显示线粒体肿胀，线粒体是心肌细胞的主要能量源。

另外一种用来治疗严重心肌损伤的新药是赫赛汀。赫赛汀可以抑制过度的表皮生长因子 2（HER2）受体，这是一种在 25%～30% 的乳腺癌患者体内发现的生长因子蛋白。赫赛汀引起的充血性心力衰竭非常严重，会导致中风和致命性心力衰竭。服用这种药物的患者必须接受严格的心功能检测。

多种药物，如他克唑和紫杉特尔会增加已有心脏病的复杂度，所以应谨慎服用。患有心脏病的患者也许无法承受更多的心脏毒性药物，如多柔比星和赫赛汀。

尽管心脏毒性不是主要并发症，但 5-FU 仍会引起心脏毒性。这种药会引起心脏病发作，致使患者突然死亡。[9] 在大多数情况下，这种药的副作用是咽峡炎、肺水肿或室性心律失常，但这些副作用并不常见。心脏毒性也是服用环磷酰胺、阿糖胞苷、道诺霉素、放线菌素 D 和米托蒽醌等药物产生的主要并发症。

肿瘤科医生已找到针对多柔比星和环磷酰胺等药物导致的损伤的预防办法。最广泛的治疗方法是服用维生素 E 补充剂。大多数研究表明，如果在治疗之前开始服用维生素 E，就可以大大减少急性心肌损伤，但对迟发性心肌损伤无效。[10] 最为重要的是，维生素 E 不会干扰多柔比星治疗癌症的效用。[11] 维生素 C 一方面会保护心脏免受多柔比星的急性毒性影响，另一方面还能不影响多柔比星治疗癌症的效用。事实上，维生素 C 会大幅增加多柔比星和其他多种化疗药物的肿瘤杀伤效用。[12] 经证实，另外两种补充剂——硒和 NAC 也可以有效地预防多柔比星引起的急性心脏损伤。硒的服用剂量很大：连续服用 8 天，每天服用 4 000 毫克，分 4 次服下。在化疗开始 4 天前开始服用。[13] 服用这种剂量的硒是有毒的，所以服用天数不能超过 8 天。

NAC 是一种包含在氨基酸半胱氨酸中的补充剂化合物。细胞利用它产生谷胱甘肽。临床研究证实，NAC 可以预防由多柔比星引起的急性心脏毒性，但对迟发性心脏毒性无效。[14] 但问题是，如果在治疗开始前几天或治疗开始后才服用，那么补充剂的服用剂量是极大的。如果在治疗开始前数周服用，则可以减少服用剂量。这就可以给细胞留出更多时间产生谷胱甘肽。

那么延迟性心脏损伤如何呢？迄今为止，我提过的所有营养素都仅可以预防急性心脏损伤。有一种补充剂可以有效预防延迟性损伤：CoQ_{10}。[15]这有可能是因为多柔比星会使 CoQ_{10} 含量下降，最终导致心肌细胞损伤。另外，CoQ_{10} 会联合心肌中的自由铁。自由铁会有效产生自由基。

你可以采取多项营养措施来保护心脏免受化疗药物的损伤，其中最重要的是为心肌提供足量的抗氧化剂营养素：

- 每天每次服用 400 国际单位维生素 E 琥珀酸酯，一天 3 次。
- 每天每次服用 500 毫克抗坏血酸镁，一天 3 次。
- 每天每次服用 500 毫克姜黄素，一天 3 次。使用 1 汤匙特级初榨橄榄油溶解胶囊内的粉末。
- 每天服用一粒生物乳黄素化合物和槲皮素。确保产品中含有芸香苷、槲皮素和橘皮苷。这些都是有效的抗氧化剂，能够预防化疗药物引起的自由基心肌损伤。
- 每天服用 100 毫克脱咖啡因的绿茶提取物。经证实，脱咖啡因的绿茶提取物不但可以保护包括心脏血管在内的血管，还可以保护心肌免受自由基损伤。
- 在治疗期间和治疗结束 3 周内，每天每次服用 400 毫克蜂胶提取物，一天 2 次。蜂胶提取物是蜜蜂制造的胶合剂材料，含有高浓度类黄酮。一项研究表明，它能够有效保护小鼠免受多柔比星引发的心肌损伤。[16]
- 在治疗开始 1 周前和治疗结束 3 周内，每天每次服用 500 毫克 NAC，一天 3 次。之后每天每次服用 500 毫克，一天两次。
- 在治疗开始至少 1 周前和治疗开始 1 周内，每天每次服用 200 毫克硒，一天 2 次。之后每天服用 200 毫克，一天 1 次。

另外，还有很多营养素可以增强心肌力量，改善心脏功能。我的推荐如下：

- 每天每次空腹服用 500 毫克乙酰左旋肉碱，一天 3 次。乙酰左旋肉碱会明显增加化疗期间损耗的心肌能量。替换药物是左旋肉碱富马酸盐。这种补充剂可以产生富马酸盐，而富马酸盐是克里布能量循环使用的一种主要代谢物。联合使用乙酰左旋肉碱和左旋肉碱富马酸盐可以进一步改善心脏功能。

- 治疗开始至少 1 周前和治疗结束 3 周内，每天每次服用 200 毫克 CoQ_{10}，一天 4 次。之后每天每次服用 100 毫克，一天 3 次。心肌可以利用大量 CoQ_{10}，CoQ_{10} 是一种线粒体能量分子。多项研究表明，这种营养素可以预防充血性心力衰竭，尤其是由多柔比星引起的充血性心力衰竭。它还是一种有效的抗氧化剂，可以改善细胞谷胱甘肽水平。

- 每天服用 150 毫克柠檬酸镁和苹果酸盐。镁可以保护心脏，预防室性心律失常（不规则心跳）。化疗药物常能引起室性心律失常。柠檬酸镁和苹果酸盐是克里布循环能量代谢物。

- 增加 ω-3 脂肪酸的摄入量。ω-3 脂肪酸不但可以预防室性心律失常，还可以增加冠脉血流量，改善心肌功能。大多数品牌含有的防护油都不会超过 30%。但是你摄入的剂量不应超过你所选择的品牌的最大推荐剂量，因为剂量越大，出血风险就越高。

- 每天每次服用 500 毫克山楂提取物，一天 1～3 次。经证实，山楂提取物可以增加冠状动脉内的血流量，增强心肌力量。如果是高血压患者，它还可以帮助降低血压。但是只有在医生监督下才能服用山楂提取物，勿与心脏或血压处方药联合使用。

除服用上述补充剂外，还应避免服用所有含味精的产品，因为味精会过度刺激心脏的导电系统，导致突发性心脏衰竭或心律失常。过度刺激心脏的导电系统对正在服用心脏毒性化疗药物的患者来说尤其危险。多数医院提供的饭食都含有某些形式的味精。

肺并发症

烷基化剂丁硫丹会引发肺部损伤——肺纤维化。肺纤维化很罕见，但出现时,由于药物治疗对它不管用,一般 6 个月内就会致命。就像多柔比星和迟发性心脏毒性一样,在治疗结束半个月或 10 年内会出现"白消安肺",平均发病时间为 4 年。

如果联合使用胸部放疗和多种化疗药物,就会增加肺部受损风险。应采取保护措施,预防肺部自由基损伤。肺纤维化伤疤是由自由基受损造成的。

多种营养素和营养组合会保护肺免受丁磺酸毒性的损害。如果联合使用黄酮叶黄素、槲皮素和橘皮苷,就可以有效地保护肺避免因自由基和铁过剩受损。[17,18,19]

复合生物类黄酮和槲皮素是一种具有特殊效用的补充剂。这种胶囊状的补充剂将抗癌类黄酮槲皮素和其他抗氧化类黄酮联合起来。在治疗期间和治疗结束 3 周内随餐服用,一天 3 次,一次 2 粒。之后,改为一天 2 次,一次 1 粒。如果出现初步肺症状(呼吸浅短),则应加大剂量,直到所有症状都消失。

另一种抗癌效果非常好的含类黄酮的补充剂是绿茶提取物。绿茶提取物的多种特性对癌症患者大有裨益。绿茶富含类黄酮儿茶酚和儿茶素没食子酸酯,可以通过多种机制来抑制癌症。它还是非常有效的抗氧化剂和螯合铁,可以增强血管壁和肺部空气通道。我建议仅服用脱咖啡因的绿茶提取物,避免神经过敏和失眠。随餐服用 300 毫克,一天 3 次。

在癌症研究领域内需要特别注意一种在香料姜黄中发现的类黄酮——姜黄素。姜黄素具有多种特性,对癌症患者大有裨益。因为姜黄素具有极强的消炎作用和抗氧化作用,所以它可以有效地预防传统疗法引发的继发性肺部损伤。

维生素 E 不但可以预防受损后出现伤疤,还能减少化疗和放疗损伤造成的肺部伤疤。为了使其效用最大化,可混合服用两种类型的维生素 E:天然(混合生育酚)维生素 E 和维生素 E 琥珀酸酯。天然维生素 E 含有多种形式的生育酚分子,每一种生育酚分子都可以保护细胞。维生素 E 琥珀酸酯是维生素 E 中效用最强、抗癌效果最好的抗氧化剂。

最后,一种名为乳香属的草药也具有极强的消炎作用,可以增强结缔组织。结缔组织对肺至关重要。乳香属通常为胶囊状,在两餐之间服用,一天两次。由于服用乳香属出现并发症的概率很低,因此可以长期服用。

胃肠并发症

胃肠道周围的细胞,尤其是那些与食物吸收有关的细胞,转化率较高。这意味着,它们更容易因化疗药物而受损,尤其是联合服用化疗药物时。烷化剂产生的问题最严重。另外,如果大剂量服用一种名为放射菌素 D 的抗生素化疗药物,就会导致胃肠道因中毒而受损。

因为胃肠道周围的上皮细胞损伤不但会导致严重的吸收不良,还会在容许全部食物蛋白和大碳水化合物分子进入血液的肠道组织内打"洞"(肠漏症),所以对癌症患者的伤害尤其大。胃肠道周围的上皮细胞损伤会使免疫反应对食物过敏,使原本就已经很虚弱的免疫系统无法抵抗癌细胞的攻击。

所有的化疗药物都是免疫抑制剂,会造成胃肠道内和整个体内(全身)的酵母菌,如白色念珠菌过度生长。很多癌症患者会在治疗期间接受一个或多个抗生素疗程,这样会进一步增加酵母菌过度生长的风险,损耗"有益"的结肠细菌。

食物过敏也一样。如果血液和组织内的酵母菌过度生长,那么免疫系统就无法专心攻击癌细胞,因为它同时还得攻击酵母菌。另外,酵母菌会分泌毒素,导致疲劳、精神迷惘、肌肉和关节疼痛。然而,医生在治疗癌症患者时,常会忽视肠酵母菌和系统酵母菌的过度生长问题。

通常来说,结肠中含有数万亿细菌、病毒和少量真菌。经证实,这些生物体的准确联合对健康至关重要。我们将这种联合称为肠道生态学。如果我们的肠道生态出现紊乱,就会出现生态失调。尤其重要的是一组被称为"有益"菌的细菌。这些有益菌有多种用途,如免疫调节、致病(导致疾病)生物抑制、制造营养素和各种激素的新陈代谢。

有益菌含有 3 种微生物:多种乳酸菌、多种双歧杆菌和大肠杆菌。每一种细菌在胃肠道内都起着独特的作用。胃肠道内存在的每一种细菌都有它存在的理由,应确保细菌的数量足够维持一个健康的结肠环境。细菌按数量进行测量,从 0(不生成)到 +4,+4 的生长浓度最高。所有的有益菌都易因化疗药物、放射和抗生素而受损。

化疗期间替换这些关键细菌至关重要。不但如此,从长期来看也非常重要。用来替换这些细菌的补充剂被称为益生菌。现在市场上有很多种益生菌的品牌。虽然大多数益生菌都可以在室温下保存,但我建议在冰箱内保存。多数研究证实,在冷冻条件下保存的益生菌存活的时间较长。

因为益生菌是活的微生物,所以它们必须吃喝才能活下去。这对在室温下保存的品牌来说尤其重要。最常见的一种细菌食物是低聚果糖。在多数情况下,低聚果糖仅为"益生菌"提供食物,但有时它也为病原体提供食物。很多益生菌均可以在市场上买到。

因为低聚果糖会刺激念珠菌的产生,所以我更愿意推荐其他形式的益生元。益生元是这些益生菌产品的另外一个名称。粪便和念珠菌感染的血培养对早期检测这类感染至关重要。早期治疗会提高癌症控制的成功率。

在接受多个化疗疗程或接受化疗和放疗联合治疗的癌症患者中常见的另一个问题是消化酶的损耗,包括胃、胰腺和肠壁分泌的酶。除非你的食物消化能力极强,否则无法完全吸收营养成分。另外,还会出现胃胀气、抽筋和肠道功能障碍。

胃酸对胃肠功能也起着重要的作用。当胃酸含量较低时,很多酶无法正常工作。例如,只有当蛋白水解酶糜蛋白酶转换成胰蛋白酶时,才能正常工作。然而,如果胃酸含量不高,则无法完成转换过程。年纪越大,胃酸含量就越低。化疗还会损害那些可以产生胃酸的细胞。

当出现肠黏膜屏障损伤时,如果积极采取营养疗法,不但会大大增加患者的舒适度,还会提高患者的抗癌能力。因为超过 50% 的免疫细胞位于胃肠道内,所以是否可以抗癌成功取决于是否可以保护胃肠道。另外,如果你想让摄入的营养素发挥作用,则必须确保这些营养素进入细胞和组织内部。胃肠系统是抗癌成功的关键。

肝损伤

很多化疗药物会导致肝损伤，因为肝脏负责解这些药物的毒性。即使是在晚期癌症患者中，肝癌细胞转移也很常见，尤其是结肠癌。服用的联合化疗药物越多，肝中毒的风险就越大。在某些癌症的治疗过程中，甚至会使用 6 种或更多化疗药物。另外，还需要考虑肝脏在强化化疗期间的解毒负荷。当大量癌细胞被杀死时，它们所释放的细胞碎片会产生严重的毒性反应。在某些情况下，这些严重的毒性反应甚至是致命的。肝脏必须解这些细胞碎片的毒性。

在大多数情况下，如果特异酶，如谷-草转氨酶（SGOT）、血清谷丙转氨酶（SGPT）、碱性磷酸酶、血清胆红素、乳酸脱氢和鸟氨酸氨基甲酰转移酶的数量增多，就说明肝脏已经受损。紫杉酚对肝脏的损伤尤其严重，特别是对已产生的肝损伤更是如此。

据报道，如果患者在治疗慢性白血病时长期（连续）服用硫鸟嘌呤、白消安，则会引起食管静脉曲张。这是由肝内的静脉系统受到阻断产生的，从而导致食道静脉肿胀。这不仅会干扰吞咽，还会引起致命性的出血。

需要注意，判断肝脏是否受损时，不能仅凭肝酶数量是否增加来判断。在肝酶数量没有增加的情况下，细胞也会受损，尤其是肝的解毒能力更是受损严重。我们可以通过一个特殊的实验来检测肝的解毒能力。也可以通过摄入营养食物等方式来提高肝的解毒能力。

很多补充剂不仅可以提高肝的解毒能力，还可以预防和治疗癌症。例如，姜黄素、吲哚-3-甲醇、类胡萝卜素维生素和 D-葡萄糖二酸盐都可以预防和治疗癌症。姜黄素可以改善消除过程，将死亡细胞从体内消除（网状内皮系统）。二甲基砜（MSM）是硫分子的优质源，可帮助肝脏解毒。肝脏的另外一个优质源是氨基酸牛磺酸。

肾损伤

因为大多数药物都得通过肾脏排泄出去,所以联合化疗药物的效用常受肾损伤限制。因为这些化疗药物在尿液中的浓度很高,所以肾损伤很常见。如果出现严重的肾损伤,则无法服用这些化疗药物。

在大多数情况下,可以通过检验血清肌酸或血液尿素氮(BUN)来监测肾功能,避免出现严重的肾损伤。我们可以通过服用营养素补充剂来保护肾脏。例如,经证实,槲皮素可以保护培养皿中的肾细胞避免因服用顺铂而中毒;[20] 姜黄素也能有效地保护肾脏免受损伤。[21]

小鼠实验研究证实,[22] 中药人参提取物也能有效保护肾脏避免因服用顺铂而中毒。但人参的一大缺点是它会增加身体能量,使你变得紧张不安。另外,人参还会导致失眠。

多项研究证实,静脉滴注谷胱甘肽能大大减少因服用顺铂而产生的肾中毒。[23] 谷胱甘肽通过与顺铂相互作用,阻止它杀死正常细胞。谷胱甘肽不会干扰顺铂杀死癌细胞的原因在于正常细胞中含有大量的谷胱甘肽,而癌细胞中的谷胱甘肽含量则很少。事实上,经研究证实,与那些仅使用顺铂进行治疗的患者相比,联合使用谷胱甘肽和顺铂进行治疗的患者的癌症缓解程度会大大提高。[24]

经证实,另一种补充剂 NAC 也可以预防或大大降低由化疗药物环磷酰胺和异环磷酰胺导致的出血性膀胱炎(膀胱出血)的发病率。[25] 出血是由名为丙烯醛的药物产生的代谢物造成的。丙烯醛会消耗膀胱状细胞内的抗氧化剂,尤其是谷胱甘肽。这些研究中的患者服用了大剂量 NAC(每天9克)。在服用如此大剂量的情况下,大多数癌症患者都会出现恶心和呕吐症状。但如果在较长时期(数周)内服用较小剂量(1~2克)的药物,也可以达到相同的疗效,而且不会出现副作用。NAC 不会干扰这些化疗药物的抗癌效果。[26]

在癌症治疗期间可以保护肾脏和辅助治疗的其他补充剂包括柠檬酸镁、

维生素 E 琥珀酸酯、抗坏血酸镁、钙-AEP 和芦笋提取物。另外，还应每天服用多种维生素和矿物质补充剂。

神经并发症

我认为所有的化疗药物都会造成不同程度的脑损伤。正如我之前所述，大多数肿瘤科医生认为大脑几乎不会受这些化疗药物的影响，因为脑细胞（神经元）在你出生后便不会再分裂。事实上，脑细胞在你出生后数年内是会继续分裂的。在你 4 岁时，大脑才完成了全部生长的 80%。在这个关键时期，大脑迅速生长，不仅会产生脑细胞，还会在神经元、枝蔓晶和突触之间产生数万亿的连接。

那些会影响 DNA 功能的药物，包括大多数化疗药物，都会改变这些神经通路的形成。DNA 毒素不仅会影响神经元的再生，还会影响枝蔓晶和突触的生长，最终导致还在生长的大脑连接出现错误，损耗颞叶皮层内的临界细胞。不管出现哪一种情况，高级认知功能，如阅读、理解、逻辑和情绪发展等都会受损。

这些影响表现不一，有的非常明显，有的比较隐晦。另外，还会在数年，甚至数十年之后出现延迟性影响。但遗憾的是，几乎没有人研究化疗对孩子的长期影响，即当这些孩子成人后，没有人对他们的情况进行评估。

大脑会在你出生后数年内继续生长，且终身都会持续变化，改变自身的结构，这个过程被称为可塑性。通常来说，可塑性指神经元和原有的连接修复之间的新连接的生长。再者，大脑中含有成千上万个干细胞，如有需要，这些干细胞会转化为成熟的神经元。成人大脑内的所有细胞和连接都会因化疗药物和放疗受损。有研究表明，化疗和放疗会大幅增加长期并发症和继发性恶性肿瘤的风险。例如，化疗和放疗在治疗结束会引发不孕不育、肺损伤、高血压和内分泌紊乱。[27] 由化疗药物和放疗引起的继发癌症比正常年轻人的患癌风险要高 3 倍。如果接受霍奇金淋巴瘤治疗，那么患继发癌症的风险会高达 17%。[28]

近期对一项长期追踪研究发现,在使用顺铂成功治愈非精原细胞性睾丸癌的年轻患者中,28% 的患者出现了多发性神经病症状,6% 的患者症状比较严重。[29] 另外,23% 的患者听力下降,37% 的患者出现了肺中毒,35% 的患者出现了血管病症。一项早期研究发现,30% 的患者还出现了心脏功能异常。[30]

需要注意继发癌症不是之前癌症的复发,而是由治疗引发的一种全新的癌症。大多数情况下,继发癌症比原发癌更难治。[31]

据我所知,迄今为止,还没有人深入研究过治疗对大脑系统干细胞的影响。干细胞是大脑内,尤其是颞叶皮层内的原发细胞。当成熟细胞受损时,干细胞可以成为替换细胞。如果我们在幼年,或其他时间段损耗了这些补充细胞,我们就会失去一个主要保护系统。

即使我们知道大多数化疗药物都会损伤 DNA,但没有人研究过化疗对细胞线粒体功能的影响,尤其是对神经系统内细胞线粒体的功能所产生的影响。线粒体是细胞内部的能量工厂,负责为细胞提供其所需的几乎所有能量。我们知道,线粒体 DNA 受自由基损伤的风险比细胞核 DNA 大 10 倍。[32] 其原因在于线粒体内所含的 DNA 修复酶极少。

我们怀疑,受损的线粒体 DNA 是导致神经退行性疾病,如阿尔茨海默病、帕金森病和葛雷克氏症的主因。[33] 例如,经证实,帕金森病最早期的一个变化是产生病变的大脑部分会出现 42% 的线粒体能量损耗。但迄今为止,还没有人去研究这些治疗的幸存者患一种或多种退行性大脑疾病的风险是否会增加。

丙卡巴肼是一种会导致神经系统中毒的化疗药物。它是 MOPP 联合药物(还包括二氯甲基二乙胺、长春新碱和泼尼松),用于治疗霍奇金氏病。它会导致嗜睡(嗜睡状态)、意识模糊和小脑共济失调(平衡缺失)。关于化疗药物的副作用,最广为人知的一种药是顺铂。顺铂最常见的副作用就是耳中毒,即内耳损伤、耳鸣、高频听力损失甚至完全失聪。当然,它也会造成其他神经受损。

有些专家认为化疗不会造成脑损伤,因为很多化疗药物无法通过血-脑屏障这个特殊的保护系统。但问题是，在很多条件下，血-脑屏障是具有渗透性的。例如，发烧、脑瘤、高血压、某些药物、神经退行性疾病（如帕金森病）、头部放疗和老龄化本身都会打破这道屏障，容许药物进入。

如果化疗持续很长一段时间，那么通常被血-脑屏障屏蔽在外的很多物质也会进入大脑。大多数化疗疗程都会持续数月，甚至 1 年之久。

那么，我们应该采取什么措施来保护神经系统免受这些治疗措施的影响呢？保护大脑主要是保护其免受自由基的损伤和 DNA 损伤。在大脑中，会产生多种类型的自由基，为了有效防止这些自由基损伤大脑，需要大量的抗氧化剂。我推荐以下营养计划：

- 在治疗期间和治疗结束 3 周内每天每次随餐服用 200 毫克 α-硫辛酸，一天两次。
- 每天每次服用 500 毫克姜黄素，一天 3 次。使用 1 汤匙特级初榨橄榄油溶解胶囊内的粉末。因为姜黄素具有抗凝效应，所以不能与阿司匹林或抗凝药混合服用。
- 随餐每天每次服用 500～1 000 毫克槲皮素，一天 3 次。
- 每天服用 175 毫克奶蓟草。
- 每天每次空腹服用 160～320 毫克银杏。经证实，银杏可以增加大脑血流量。不要混合服用银杏和血液稀释剂。
- 每天每次服用 400 国际单位维生素 E 琥珀酸酯，一天 3 次。
- 每天每次服用 750 毫克抗坏血酸镁，一天 3 次。
- 每天每次服用 300 毫克柠檬酸镁，一天 3 次。镁可以有效保护大脑和心脏。
- 在治疗开始至少 1 周前每天每次服用 120～240 毫克 CoQ_{10}，一天两次。治疗结束 3 周内继续服用。

除服用推荐的补充剂外，还可以与医生商讨服用谷胱甘肽的可能性。经证实，还原型谷胱甘肽可以有效地保护神经避免遭受顺铂的毒性影响。但是，如果使用还原型谷胱甘肽，则必须进行静脉滴注，因为口服会影响吸收，如果体内浓度达不到,则无法发挥其效用。如果需要使用静脉滴注谷胱甘肽,可由复合药剂师制备,由主治医生或其他保健医生开具处方药单。

结　论

显然,化疗药物,尤其是联合用药时会导致多个器官和组织受损。特别需要注意的是肝损伤、胃肠道损伤和免疫系统损伤。如果联合使用放疗和化疗,则会加剧损伤程度。食用富含营养素的食物和保持恰当的饮食习惯都可以大幅减少正常组织和器官的损伤,从而大幅增加抗癌成功的概率。

当你阅读推荐的补充剂列表[1]时,面对众多品牌,也许无从下手。但需要注意因为很多补充剂在不同条件下会起到不同的保护作用,所以被重复列出。在这里,很多后来推荐的补充剂也被列出来,因为它们可以提高传统疗法的效用。患者不需要服用所有推荐的补充剂。列表仅为患者提供更多的选择可能性。

---

[1] 关于补充剂生产商信息及其联系方式的信息,请有需要的读者与重庆大学出版社联系,我们会向您提供英文电子版。

第四章

放疗：烧癌

　　大多数癌症患者在第一次得知要接受放疗时,脑海中会不由自主地浮现出这样一幅画面:躺在床上,被死亡射线笼罩着。很多人都知道放疗的危险性,比如会导致烧伤、恶心和呕吐、脱发,甚至诱发其他癌症。然而,这些担心、害怕并非没有根据。

　　放射生物学领域的专家甚至认为诊断性 X-射线也是不安全的。诊断性 X-射线中的辐射剂量比放疗中的辐射剂量要小得多。

　　现在,很多医生推荐癌症患者在手术后接受放疗以预防危险。但我认为这并不严谨。好的做法是我们先要确定哪些患者应该接受术后放疗,而哪些患者不应该,但我们并没有付诸实施。

　　我们现在知道,其实只需要服用放射防护营养素,就能避免很多与放疗有关的并发症。通过改变饮食习惯和服用特定的营养素补充剂,我们就可以避免大多数与放疗有关的并发症,包括新癌症的产生。首先,让我们简单看一下放射是如何首次运用在癌症治疗中的。

放疗简史

20 世纪 20 年代，因为 X-射线的穿透能力不强，所以主要用于诊断性治疗。然而，X-射线还可以用于治疗皮肤疾病，如皮肤癌、角化症、足底疣，甚至癣菌病。事实上，成千上万的孩子用放射线治疗头癣，这是一种常见的真菌感染。不幸的是，之后，不少孩子因此会患头颈癌或甲状腺癌。

早期，人们发现，X-射线不但会杀死癌细胞，而且会致癌。事实上，居里夫人和她的女儿伊琳·约里奥·居里都是因为长期暴露在镭辐射环境中而患上再生障碍性贫血最终死亡的。

随着 X-射线发生器的功能不断增强，人们逐渐开始尝试使用 X-射线来治疗癌症。20 世纪 30 年代，莫里斯·伦茨使用高强度 X-射线治疗了 38 名患乳腺癌却无法进行手术的患者。他在 2 ~ 3 个月内使用了 6 000 ~ 8 000 毫西弗镭，剂量极大。他在检查这些女性患者的乳房时仍发现存活的癌细胞。因为治疗效果不甚满意，且会产生并发症，所以在手术清除乳腺癌细胞之前使用放疗的早期尝试很快就被叫停了。

早期一个重要发现是，如果肿瘤细胞暴露在含氧量高的环境中，那么与氧气细胞缺陷（含氧量低）相比，它们更容易受辐射损伤。20 世纪 50 年代中期，R. H. 托姆林森博士和他的助手 L. H. 格雷博士提出，肿瘤中含有大量低氧细胞。[1]临床医生约翰·里德在 1952 年证实了他们的想法。他证实，如果想要杀死暴露在低氧环境中的蚕豆干细胞，那么所需的辐射要比暴露在高氧环境中的细胞多 2.5 倍。后来的一些研究表明，大肿瘤最多会含 30% 的低氧细胞，而较小肿瘤则可能含 1% ~ 2% 的低氧细胞。这说明，在身体内部，癌症隐藏了那些耐辐射的细胞，而这些细胞会存活下来，逐渐生长和扩散。

根据这些观察结果，人们将癌症患者置于高压氧舱内，多次尝试，以期改善放疗效果。但遗憾的是，这种做法也使周围的正常组织受损更严重，并引发各种并发症，所以这种方法也被放弃了。（关于轻度高压氧舱治疗的讨论，可参见以下内容。）

轻度高压氧舱治疗

高压氧舱治疗会产生并发症，所以轻度高压氧舱治疗是一种更好、更安全的治疗方法。在使用轻度高压氧舱治疗时，应确保在较强大气压条件下的小室或便携式室内为正常的室内空气或保持低氧水平。经证实，这种方法会增加细胞组织内的氧含量，但当使用 100% 高压氧舱治疗时，没有发现毒性物质。这种新方法可以让我们避免其他方法可能导致的后果，增加肿瘤细胞内的含氧量。含氧量越高，肿瘤受放疗和化疗影响的程度就越大。使用轻度高压氧舱治疗时，应确保在治疗期间服用抗氧化剂维生素、矿物质和类黄酮补充剂保护正常细胞组织。

经发现，一种名为放射致敏剂的药物会增加癌症对放射线的敏感度。一种早期使用的名为甲硝唑的药物通常用来治疗原虫感染（毛滴虫属）。之后，很多新药被陆续研制出来。

20 世纪 50 年代和 60 年代，乳腺癌患者会接受术后放疗，但因为收效甚微，使用频率逐渐降低。之后的研究表明，对那些最易含有肿瘤细胞的淋巴结链进行放疗的确可以降低复发率。

随着时间的流逝，X-射线的准确性和 X-射线管的精确性都有了显著提高。斯堪的纳维亚的研究人员 G. 福塞尔博士和 R. 西弗特博士改善了肿瘤临床治疗的疗程剂量，使放疗更安全、更有效。

我们也掌握了越来越多的关于放射生物效应的知识。我们知道，与老年人相比，年轻人更易受 X-射线损伤。最重要的是，细胞放射损伤具有累积性，即不需要一次性完成总的放射剂量。相反，可以在数周内将放射剂量分成几次进行治疗，这样可以大大减少并发症。

癌症放疗最伟大的一个进步是移除了 X-射线线束中的 α 粒子和 β 粒子，这样可以预防放疗导致的最严重并发症：皮肤损伤。刚开始接受放疗时，重度烧伤和毁容烧伤是很常见的。

过去的 30 年里,放射量的测定方法和放射的控制方法都有了大幅改善,从而减少了并发症。另外,放射性植入物和放射性同位素也开始用于治疗特殊癌症,因为这些粒子仅可以穿透一些几厘米,甚至是几毫米的细胞组织。近年来,根据癌细胞的类型,使用与放射性同位素相连的抗体,选择性地控制放射也取得了实验室阶段的长足进步。抗体会携带射线,进入特殊癌细胞内。

意外的放射损伤

根据上述内容,放疗早期阶段的一大主要问题是对癌细胞周围的正常组织造成的损伤。目前尚没有方法确保 X-射线仅聚集在癌细胞周围,所以经常会造成大面积损伤带,包括表面皮肤。这些损伤效应并不总是即时显现出来的。

今天,正如所讨论的,X-射线散射确定肿瘤目标的能力已显著提高,但放疗仍具有危险性。即使可以将放射疗程分成好几个阶段,但损伤具有累积性,仍会使位于放射线路径上的细胞组织受到损伤。另外,放射线会在遇到硬表面时连续反射,如骨头和手术植入物,从而造成迟发性损伤。

迟发性损伤是开始使用放疗治疗癌症后不久出现的一大问题。因为细胞的放射效应具有累积性,所以也许在数十年之后才会出现并发症。让我们回忆一下第一章的内容,由放疗引发的癌症有可能在放疗结束后 20 年,甚至 40 年才出现。某些细胞更容易发生癌变。例如,骨髓细胞比肺细胞更易发生癌变,且发生癌变的时间更早。

如果患者具有天生缺陷,那么在接受放疗后,由于他们的 DNA 修复机制具有缺陷或染色体脆弱,他们患癌的概率会比那些 DNA 修复机制正常的人高得多,且癌症的发生时间也要早得多。当放疗与化疗联合使用时,表现尤其明显。

　　并非所有因放疗导致的并发症都与癌症的发生有关。通常来说，在放疗结束数月，甚至数年后，患者会出现组织退化的症状。例如，当 X-射线穿透大脑或脊髓后，会出现迟发性放射坏死。这种穿透有可能不是故意为之，在脑瘤或脊髓瘤治疗期间或当神经系统受到攻击时，都有可能发生意外穿透。如果神经系统出现放射性坏死，就会出现肿瘤。

　　大脑的迟发性放射坏死是我从事神经外科工作以来最常遇见的问题。有很多患者已经在其他地方接受过治疗，但当突然出现神经症状时才转到我这里的。我大致浏览了一下这些患者的病史，发现他们在近 2 年内都接受过放疗，射线束穿过了脊髓或大脑。

　　那些因患脑瘤而接受放疗的患者也面临这种并发症风险。因为大脑的坏死部分被局限在射线束范围内，受损大脑会膨胀，就像脑瘤一样。在磁共振成像（MRI）和正电子成像术（PET）被研制出来之前，只能通过活组织检查确定患病状态。

　　之后的研究表明，如果在放疗期间和放疗结束后数月内让患者服用特殊的抗氧化剂，就会大大降低大脑放射性坏死的风险。之所以出现这种情况，是因为辐射加剧了自由基和脂质过氧化损伤。

　　然而，某些损伤并不像放射性坏死那样明显。例如，如果患者患阿尔茨海默病，那么与同龄但没有患阿尔茨海默病的患者相比，他们在接受颅放射时出现大脑 DNA 损伤的概率要大得多。事实上，在患者表现出明显的阿尔茨海默病症状之前的很长一段时间内，他们的脑细胞 DNA 就已经因自由基而受损。我们有理由相信，这些患者的颅放射会加剧阿尔茨海默病，甚至会引发帕金森病。

预防放射性坏死

虽然服用联合抗氧化剂会大幅减少放射对正常组织造成的损伤，但肿瘤科医生担心,这同样也会减少放射的抗癌效用。正如本书所述,对此我们担心无法提供足够的证据。事实上,大量研究已证实,所选择的联合抗氧化剂不但可以提高放疗的抗癌效用,而且还会有效保护周围的正常细胞组织避免因放射而受损。经证实,以下补充剂可以起到保护作用。但是,如果想完全发挥其抗癌效用,则应联合服用这些补充剂,而不能单独服用。服用原则如下:

- 每天每次服用 25 000 国际单位的混合胡萝卜素(从 D. 盐藻中提取),一天两次。
- 每天每次空腹(两餐之间)服用 1 000 毫克抗坏血酸镁,一天 3 次。
- 每天每次服用 400 国际单位的维生素 E 琥珀酸酯,一天 3 次。
- 每天服用一粒不含铁或铜的多种维生素和矿物质胶囊。
- 每天每次随餐服用 500 ~ 1 000 毫克槲皮素,一天 3 次。
- 每天每次服用 500 毫克姜黄素,一天 3 次。用 1 汤匙特级初榨橄榄油溶解胶囊内的粉末。
- 在治疗期间和治疗结束 3 周内,每天每次随餐服用 200 毫克 α 硫辛酸,一天两次。之后改为每天 200 毫克,一天 1 次。
- 每天每次服用 5 毫克心叶青牛胆(南非醉茄)1:2 水提取物,一天 1 次或两次。南非醉茄——又被称为印度人参,可以保护 DNA 和细胞的完整性。经证实,它不但可以保护骨髓免受放射损伤,还可以在放疗结束后增加骨髓内的细胞数量。注意:南非醉茄不能与安非他明或中枢神经系统抑制药混合服用。

放射损伤累积

另一个问题是在治疗时联合使用诊断性 X-射线和放疗导致的损伤。记住,放射的有害效应具有累积性,即这些有害效应可以积少成多,甚至是多年之后也可以累积相加。

假设你患有肺癌。在手术前的几天到几周的时间内，就有可能已经接受过多次 CT 扫描，或至少接受过一连串的胸透视，或一次放射性骨扫描和多次其他诊断性 X-射线检查。如果将这些检查中的放射量相加，那么总和是很大的。当然，如果要进行化疗，就必须接受这些 X-射线检查。除此之外，还有放疗本身的放射以及放疗结束后的追踪 X-射线。再加上之前，甚至是孩童时期所接受的所有 X-射线检查，放射总量是非常大的。

据估计，仅一个胸部 CT 扫描的放射量就相当于 400 次胸部 X-射线的放射量。如果患有肺癌，就需要每 3～4 个月重复进行胸部 CT 扫描。所以癌症患者所累积的平均放射剂量，再加上所有的诊断性 X-射线和放疗剂量，这个数量之大是令人咋舌的。

需要特别注意女性患者在发现患癌之前，每年都要进行乳房 X-射线检查，持续 5～10 年。这种对双侧乳房乳腺细胞的累积性损伤是非常大的。我们知道，一旦发现一侧乳房内出现癌细胞，即使没有暴露在放射性环境中，另一侧乳房的患癌风险也会非常大。这与受损 DNA 修复酶有关。另一侧乳房乳腺细胞内的 DNA 累积损伤会极大地增加患癌风险。但大多数女性对此并不知情。

大多数女性一想到每年进行乳房 X-射线检查时那种乳房被挤压的感觉，就心生恐惧。为了获得更清晰的照片，放射技师会将乳房尽量挤压成扁平状，这让脆弱的女性乳腺癌患者痛苦不已。遗憾的是，疼痛感和耻辱感并非她们最大的担忧。我在求学期间得知，即使过于频繁或过于用力地触摸肿瘤（触诊），也会使成千上万个癌细胞穿过淋巴通道和血管，即触诊检查也会导致癌细胞扩散。因此，我在治疗患者时，会尽量控制检查次数。

最近发现了一件令人震惊的事情。当患者在接受乳房 X-射线检查时，由于乳房受到强度极大的挤压，如果已经患癌，则毋庸置疑会导致原发性癌症扩散。

很多人，即使是医生也很少意识到某些患者所面临的风险要比其他患者大。例如，如果患者患有慢性病，如糖尿病或自身免疫性疾病，那么与没有患慢性病的人相比,癌细胞外侧的正常细胞会更容易因放射而受损。老年患者和在放疗之前或期间已经接受过化疗的患者也会面临更大的风险。

通常来说,营养不良更易使患者遭受放射损伤。如果患营养缺乏症,对已经面临一种风险因素,尤其是 DNA 修复酶缺陷的患者来说,即使是一种营养素缺乏,也会进一步增加他们所面临的风险。槲皮素和维生素 C 对保护 DNA 起着重要的作用,混合服用时的效用尤其显著。其他类黄酮,如在水果和蔬菜中常见的橘皮苷、非瑟酮、姜黄素和洋地黄黄酮,也可以有效地保护细胞。

正如我们之前所述,如果人们患有遗传易碎基因或 DNA 修复酶机能不良,就更容易患癌。如果人们暴露在放射性环境中,那么他们的正常细胞也更容易受损。不幸的是,这些人面临的患癌风险是最大的。这意味着,他们不但在放疗期间面临着更大的风险,在常规 X-射线检查期间也面临着极大的风险。

辐射和营养

神经系统不是因放射线而受损的唯一组织。那些胃肠道细胞、骨髓细胞、淋巴系统细胞、脾细胞和毛囊细胞更易受损。这是因为这些细胞分裂得很快,容易受放射损伤。

有很多因素会增加辐射损伤敏感性风险,如:

- 年龄,尤其是极年幼或极年长的人
- 吸烟
- 吸食违禁药物,尤其是大麻
- 患慢性病,尤其是糖尿病、自身免疫性疾病、慢性传染病,或神经退行性疾病
- 水果和蔬菜摄入量少
- 红肉或其他含铁食物摄入量多
- 铜摄入量多

- 慢性应激
- 化疗
- 健康状况不佳
- 遗传性或获得性 DNA 修复系统受损或易碎
- 从事极限运动

肠、结肠和顶盖细胞损伤包括缺陷性吸收（吸收不良）和肠壁严重炎症，这会导致血便，且血便中充满黏液。肠细胞极其复杂，且易受损。如果肠细胞受损，不管你的饮食有多么健康，都会在很大程度上影响身体吸收食物、维生素和矿物质的能力，导致严重的营养不良。理由很简单，如果无法正常消化和吸收食物，那么饮食是否健康所起的作用就微乎其微了。联合进行化疗和放疗时，这个问题尤其明显。

肠道组织损伤也会导致肠漏症，即未经消化的食物会进入血液循环。肠漏症会导致食物过敏，引起免疫转向，即免疫系统不是与癌细胞发生作用，而是与食物抗原发生作用。

腹部放疗，尤其是当与化疗联合使用时，也会杀死结肠内的有益菌，如嗜酸乳杆菌和双歧杆菌。这反过来会导致有害微生物，如白念珠菌和病原菌（致病菌）过快生长。根据我的经验，有益菌受损严重是很常见的现象。在这种情况下，酵母菌和细菌就会进入血液，损害免疫系统功能。

如果胃肠道放射损伤非常严重，那么肠内壁会出现脱落现象，导致剧烈腹痛、痉挛和血性腹泻。幸运的是，如果根据上文所列的指导原则服用补充剂，就可以减少这些并发症。但重要的是一定要在化疗或放疗开始至少数周前就开始服用这些营养素补充剂。治疗开始后再服用的话，作用微乎其微，无法起到有效的保护作用。另外，修复受损的内脏要比预防难度大得多。正所谓"小洞不补，大洞吃苦"。

如果没有接受大面积的骨骼放疗，那么免疫系统细胞的放射损伤，主要是骨髓细胞的放射损伤就较小。如果患有白血病、淋巴瘤或髓母细胞瘤，则需要进行大面积的骨骼放疗。大部分活性骨髓位于脊柱、胸骨和长骨中，如股骨和肱骨。超过半数的免疫细胞位于胃肠道内。在这两种情况下,营养素对放射损伤的保护作用极其重要。

需要注意的是,上文所列的指导原则中的营养素一方面对正常细胞发挥作用,另一方面,也对癌细胞发挥作用,会增加癌细胞对放射线的敏感性,增加周围正常细胞的耐放射性。关于二者之间的差异效应,斯坦利·莱文森博士和同事们在爱因斯坦医学院通过被植入了肿瘤细胞的小鼠实验进行了详细说明。[2]

首先,莱文森博士认为,当正常小鼠的全身都处于放射环境中时,服用 β-胡萝卜素补充剂的小鼠比没有服用的小鼠的存活率要大得多。事实上,当放射剂量增加时,如果小鼠摄入富含 β-胡萝卜素的食物,那么与常规饮食的小鼠相比,前者的存活率要大 4 倍。之后,研究人员将肿瘤植入小鼠体内,使用 3 000 拉德放射剂量放射小鼠体内被植入肿瘤的部位,3 000 拉德是一个非常大的放射剂量。经证实,与常规饮食的小鼠相比,那些摄入大量 β-胡萝卜素或维生素 A 的小鼠体内被杀死的癌细胞数量要大得多。事实上,如果小鼠的饮食中富含维生素,那么当它接受放疗时,体内的肿瘤会完全退化,只有不到 10% 的肿瘤细胞会在之后复发。然而,如果小鼠的饮食中不含 β-胡萝卜素,虽然它体内的肿瘤也会退化,但之后会全部复发,并最终夺走小鼠的性命。

放射和 β-胡萝卜素或维生素 A 的保护效应可以在之后 1 年的实验期间预防肿瘤复发。经证实,β-胡萝卜素的保护效用比维生素 A 更大。让研究人员最为吃惊的是,那些服用维生素补充剂的小鼠体内的癌细胞不但会被杀死或变成休眠状态,而且几乎不会影响周围的正常细胞。但对那些没有服用维生素补充剂的小鼠来说,情况却并非如此。它们体内肿瘤周围的正常细胞会受放射损伤。

然而,你也许听说过 β-胡萝卜素有可能会导致肺癌。对此,我们稍后会讨论。现在,你只需要知道,除非你是吸烟上瘾者和/或酗酒者,否则 β-胡萝卜素都会有效抑制癌细胞生长。许多实验,甚至很多人类的癌症实验都已经证明了这一点。

改善放疗效果

β-胡萝卜素和维生素 A 可以显著改善放疗效果。但关于这两种维生素的效果有几个疑问：它们是可以彻底消灭癌症，还是仅抑制癌细胞生长？莱文森博士和同事们经研究证实，这两种维生素看起来是抑制了癌细胞生长，即它们使癌细胞处于休眠状态。处于休眠状态的癌细胞对人没有伤害。

在莱文森博士的研究中，当那些摄入维生素的小鼠接受放疗时，所有的肿瘤细胞都会退化，只有 10% 会在之后复发。与那些没有摄入维生素、所有的肿瘤细胞都复发的动物相比，这个数字实在令人欣慰。但即使是对摄入维生素的小鼠来说，如果让它们停止服用维生素，那么更多的肿瘤细胞就会复发。例如，当那些摄入维生素的小鼠接受放疗时，如果将它们的饮食改为不含维生素 A 的常规饮食，那么 67% 的小鼠的肿瘤会复发。如果动物的饮食中富含 β-胡萝卜素，情况则要好得多，只有 20% 的肿瘤会复发。两年之后，40% 继续摄入维生素 A 和 82% 继续摄入 β-胡萝卜素的动物会存活下来，且体内没有发现肿瘤细胞。

所以，维生素是抑制了癌症肿瘤的生长，而不是杀死它们。事实上，只要继续服用维生素，它们就可以有效抑制肿瘤。我再次强调一点，β-胡萝卜素不但可以提高抗辐射能力，杀死或抑制癌症，还可以保护周围的正常组织和细胞免受放射损伤。

虽然莱文森博士和他的同事们在研究中使用的是 β-胡萝卜素，但有证据表明，其他类胡萝卜素的效用也许更强。迄今为止，人类饮食中超过 40 种的类胡萝卜素被证实具有保护效用。抗癌效果最佳的类胡萝卜素包括角黄素、β-胡萝卜素、α-胡萝卜素、叶黄素和番茄红素。这就是我推荐服用 D. 盐藻类胡萝卜素的原因，D. 盐藻类胡萝卜素现在已经被广泛使用。我还推荐联合服用类胡萝卜素和烟酰胺。服用时的指导原则如下：

- 随餐服用 50 000 国际单位的混合胡萝卜素,一天两次。
- 在治疗期间和治疗结束 3 周内,随餐服用 500 毫克烟酰胺,一天 3 次。
- 每天每次服用 10 毫克白藜芦醇,一天 3 次。白藜芦醇是从葡萄表皮中提取的类黄酮。

虽然在放疗开始前混合服用类胡萝卜素和烟酰胺所起的保护作用最佳,但经证实,如果在放疗开始后数天内开始服用的话,也能起到保护作用。应在放疗开始前服用白藜芦醇。

经证实,作为烟酸的一种形式,烟酰胺可以增加穿过肿瘤的血流量,从而增加癌细胞内的氧化作用。我们之前说过,癌细胞内的含氧量越高,癌细胞对放射损伤就越敏感。应在放疗开始数天内服用烟酰胺,且在放疗期间继续服用。

与白藜芦醇对正常细胞的作用相比,它对癌细胞起相反作用。白藜芦醇可以保护正常细胞免受放射损伤,但会使癌细胞对放射损伤更敏感。这再一次证明了正常细胞和癌细胞之间的区别。可以抑制环氧合酶 1(COX-1)的物质,不管是关节炎药,还是植物提取物,都可以保护细胞免受放射损伤。但如果抑制癌细胞内的同类酶,则会使细胞对放射损伤更敏感。

血管面临的特殊风险

还有一种即使是肿瘤科医生也会忽视的风险,即由血管放射导致的血管损伤,包括小动脉血管损伤和大动脉血管损伤。血管内壁细胞,又被称为内皮细胞,对 X-射线束的有害效应极其敏感。内皮细胞对正常的血管功能极为重要。我们现在知道,这些细胞损伤会导致动脉粥样硬化,又被称为动脉硬化。(下文会对此进行深入讨论。)

放射引起的动脉粥样硬化

在最近的一项研究中,医生检查了 71 名患鼻咽癌且接受放疗的患者,他们发现,与没有接受放疗的患者相比,这些患者患动脉狭窄的概率要大得多。医生将这两组癌症患者——接受放疗和没有接受放疗——所面临的血管危险因素进行了仔细比对。在 71 名接受放疗的患者中,有 56% 的人出现颈动脉狭窄(变窄),颈动脉是向大脑供血的主要动脉,而在 51 名没有接受放疗的患者中,只有 11 名患者出现了颈动脉狭窄。出现严重动脉狭窄症状(大于 50% 堵塞)的患者全部来自接受放疗的那一组患者。最常受放射损伤的动脉是颈动脉。第三大受损动脉是椎动脉。椎动脉负责向脑干供血。

这项研究不但对使用强放疗法治疗鼻咽癌拉响了警钟,也向为主要区域供血的血管附近的癌细胞进行放疗提出了警告。例如,当大脑受到放射损伤时,很多主要血管也会严重受损,从而导致小血管出现突然堵塞,导致痴呆或严重的神经损伤。

通常,主动脉极其接近癌细胞,有时甚至被癌细胞包围。这意味着,血管会接受大剂量放疗,尤其是患胃癌、肠癌、肾癌和肺(纵隔)癌时。这些癌细胞都靠近主动脉及其主要分支。对头颈部的肿瘤进行放疗会危及向大脑供血的动脉和大脑内部大量的血管。

众所周知,身体组织对放射线的敏感度大相径庭,但很少有人知道,相同的组织对放射线的敏感度也是根据身体状态而存在差异的。例如,最近,研究人员发现,在怀孕期间,女性的染色体对放射效应尤其敏感。[3] 当婴儿出生后,这种极度敏感的状态就会消失。超敏感状态与雌激素,尤其是黄体酮有关。显然,孕晚期激素水平的变化会增加由辐射导致的 DNA 损伤的敏感度。

不幸的是,除孕期外,女性在其他阶段也会出现激素波动,如在激素取代疗法期间。黄体酮乳膏近年来很受欢迎,但如果进行包括乳房 X-射线检查在内的诊断性 X-射线检查,使用黄体酮乳膏会大幅增加 DNA 损伤风险。另外,如果一名女性正在接受与激素敏感度无关的癌症治疗,通常医生也不会告诉她停止使用黄体酮乳膏。放射肿瘤科医生也很少询问他们的激素使用情况,除非是对激素极度敏感的癌症,如乳腺癌或卵巢癌。

可以确定,关于可以影响男性和女性放射风险敏感度的身体变化问题,仍有很多未解之谜,如每日变化、每月变化,甚至季节变化。

预防放射损伤

虽然很多补充剂,如大蒜、褪黑素、硒、姜黄素、α 硫辛酸和各种类黄酮都能够保护细胞免受放射损伤,但其中部分补充剂具有双重保护效用,如 β-1,3-葡聚糖。这是一种从蘑菇和啤酒酵母外壁提取的茶多糖。经证实,β-1,3-葡聚糖可以有效地保护细胞免受放射损伤,尤其是保护免疫细胞避免因放射而严重受损。免疫细胞包括脾细胞、骨髓细胞和淋巴结细胞。

β-1,3-葡聚糖是一种效用非常强的免疫刺激剂,对抗癌免疫细胞尤其有效。在抵抗癌细胞的过程中,负责确保大脑运转的巨噬细胞的作用更为重要。巨噬细胞是抗癌大战中的将军。而淋巴球是冲锋陷阵的士兵。淋巴球,或作为抗癌大战中的士兵跑向将军,或到巨噬细胞处领取命令。巨噬细胞也会从骨髓处召集更多的作战力量。鉴于此,巨噬细胞在保护骨髓免受放射损伤方面起着重要作用。

经研究表明,如果全身都处于大剂量放射性环境中的小鼠在治疗一开始就服用 β-1,3-葡聚糖,那么它们的存活率要大得多。[4] β-1,3-葡聚糖不但可以保护骨髓细胞免受损伤,还可以预防大范围放射之后常出现的感染。与此同时,它还可以杀死更多的癌细胞。所以它具有双重保护效用。

还有一种既可以保护正常细胞免受放射损伤又可以杀死更多癌细胞的方法,即服用能够阻断环氧合酶 2(COX-2)的补充剂。COX-2 是一种会引发炎症的特殊酶。关节炎药物,又被称为非类固醇类消炎药(NSAID)可以阻断这种酶。稍后，我们会提到，它们既可以阻断这种酶，同时也可以抑制多种癌细胞的生长。

阻断 COX-2 是为了保护正常细胞免受放射损伤。经证实，患者可服用吲哚美辛等关节炎药物来阻断 COX-2。[5] 还有很多植物类黄酮，如姜黄素、槲皮素、橘皮苷和山奈酚也可以有效地阻断这种酶。我们应特别注意姜黄素——一种香料姜黄的提取物。姜黄素不仅可以阻断 COX-2、避免放射损伤，还可以有效抑制很多癌细胞的生长、浸润和扩散。这才是真正意义上的靶向疗法。靶向疗法是肿瘤科医生一直致力研究的一种疗法，即确保杀死癌细胞的同时也可以保护正常细胞。

印度一项研究发现，南非醉茄（印度人参）不仅可以保护暴露在大剂量辐射环境中的小鼠，还可以增加它们的白细胞数量。[6] 另外，南非醉茄还可以增加小鼠骨髓内造血干细胞的数量。由于骨髓抑制是接受放疗剂或化疗剂治疗的癌症患者的主要问题，所以南非醉茄也许是一种作用更大的草药。

另一项研究发现，用来控制高血压的钙通道阻滞剂也可以有效保护正常细胞免受放射损伤。[7] 在这项研究中，为了确定治疗不会对放射杀死癌细胞的能力产生影响，研究人员在小鼠体内植入了 3 种不同类型的癌细胞，增加了钙通道阻滞剂，向肿瘤发射放射线。结果显示，钙通道阻滞剂并没有降低放射线杀死癌细胞的效率。另外，研究人员强调了一个差异效应，即钙通道阻滞剂不仅可以杀死更多的癌细胞，同时也可以保护暴露在放射性环境中的正常细胞。

最有效的一种天然钙通道阻滞剂是镁。因此，在中风和心脏病发作时，镁可以保护大脑和心脏。另外，镁还可以保护很多组织和器官免受放射损伤。

正如我之前所述，经证实，β-胡萝卜素可以保护正常细胞免受放射损伤。对大多数组织来说，这的确是事实，但一项研究发现，它确实可以保护脾免疫细胞、网织红细胞（巨噬细胞）和精子细胞，但它无法保护骨髓细胞免受 X-射线损伤。[8] 这再一次印证了联合服用多种类型的营养素补充剂的必要性，因为每一种营养素在保护全身免受放射损伤方面都起着不同的作用。

另一种更为重要的放射保护剂是银杏叶。银杏叶不仅含有能够提高记忆力的特殊成分,还含有各种极其有效的抗氧化类黄酮,如芹菜糖苷配基、槲皮素和山柰酚。这 3 种类黄酮都可以有效保护细胞免受放射损伤,尤其是 DNA 损伤。

一项针对银杏叶在防护放射损伤方面的有效性研究值得关注。1986 年,那些曾经历过切尔诺贝利发电厂核反应堆灾难幸存下来的工人参与了这个项目。我们知道,当人们暴露在大剂量电离辐射下时,血液会产生一组名为致染色体畸变因子的特殊蛋白质。这种特殊蛋白质可以用来测量所受的放射损伤。这些因子可以在血液内存留超过 30 年。

研究表明,在 47 名参与研究的工人中,有 33 名工人体内的致染色体畸变因子的数量增加。研究人员让这些工人服用银杏叶提取物,一天 3 次,持续 30 天。第一天,他们的致染色体畸变因子数量就降到了正常水平,且整个观察期间一直都保持正常水平。当 1 年后再次进行检查时,只有 1/3 的工人出现了致染色体畸变蛋白复发的情况。在停止服用银杏叶提取物后,它的保护作用至少可以持续 7 个月。这简直令人难以置信! 银杏叶提取物的保护作用不仅可以立即见效,还会在停止服用后持续较长的时间。

银杏叶提取物的另外一个好处是,它对血管的保护作用尤其明显。银杏叶提取物可以稀释血液,从而减少肿瘤扩散。每天服用 240 毫克银杏叶提取物达到的血液稀释效果相当于每天服用 1 片阿司匹林的效果。服用草药会造成出血症实在有些夸大其词。

另外,还有很多营养素可以加固血管壁,从而进一步预防癌细胞扩散,因为肿瘤很难穿透坚固的血管壁,浸润血液。以下是推荐的营养计划:

- 每天随餐服用 300 毫克脱咖啡因的绿茶提取物,一天两次。脱咖啡因的绿茶提取物可以防止铁吸收。

- 每天每次服用 500 毫克姜黄素,一天 3 次。使用 1 汤匙特级初榨橄榄油溶解胶囊内的粉末。姜黄素具有抗凝效应,所以不能与阿司匹林或抗凝药联合服用。

- 每天服用 200 毫克硒代蛋氨酸。

- 每隔一天服用 25 毫克锌。
- 每天服用 120 毫克银杏叶。银杏叶中含有多种可以保护血管的类黄酮。不要联合服用银杏叶和血液稀释剂。
- 每天每次服用 300 毫克柠檬酸镁,一天 3 次。镁不但可以保护内皮细胞,还可以保护大脑和心脏。

结 论

大多数癌症患者一听说癌症治疗会导致疲劳、恶心和呕吐、脱发和各种其他并发症,就对癌症治疗惶恐不安。不过幸运的是,大多数并发症都是可以避免的,而且不会影响传统疗法的治疗效果。事实上,营养学抗癌法和饮食习惯的变化可以提高疗效,更易治愈患者。

我治疗过的绝大多数患者,包括那些向我求助前就已经开始接受传统疗法治疗的患者都反映,他们在开始执行营养计划之后,感觉身体大有好转。与之前相比,他们的精力更加旺盛,恶心症状极少甚至消失,耐力增强,情绪变好,包括疼痛在内的各种症状都有了明显改善。

疼痛对骨转移患者来说是一个特殊问题。我发现,我的很多骨转移患者在完全改变饮食习惯和严格遵循营养素补充剂计划之后,疼痛改善,有时是大幅的改善。另外,这些患者的体脂会减少,而肌肉重量会增加。

肿瘤科医生担心营养素补充剂会影响传统疗法的疗效,甚至会加快癌细胞的生长速度。在接下来的几章内容里我们会看到,肿瘤科医生的这种担心是毫无科学依据的。事实上,他们正让癌症患者放下一种武器,一种能最终帮助他们打败癌症的有力武器。

第五章

营养和癌症：事实和谬论

当你告诉肿瘤科医生，你想开始执行营养计划，而这个营养计划要求你必须服用抗氧化剂补充剂时，你也许会发现他瞠目结舌，仿佛见鬼一般。之后他会惊恐地，甚至面红耳赤地阻止你，你绝对不能服用任何抗氧化剂补充剂。他这样说的原因有二：第一，抗氧化剂补充剂会加快癌细胞的生长速度；第二，抗氧化剂补充剂会影响治疗效果。但正如你所见，如果可以仔细设计你的营养计划，这两种情况都不会出现。

多数患者进入肿瘤科医生的办公室时，都会惴惴不安。他们已经听到了对患者来说最恐怖的诊断结果：你得了癌症。他们生命中的所有事情都会在刹那间发生改变。据说，当人面临死亡时，会不由自主地心生恐惧，心里会蒙上一层阴影。恐惧会让人无法理性地思考。在这种情况下，大多数人的本能反应是向那些最能救他们于水火的人求助。而身着白大褂、表情严肃、目光敏锐或闪烁其词的肿瘤科医生则代表着一种威严。实际上，在那种情况下，肿瘤科医生站在你和现实之间，现实就是你必须在抗癌道路上坚持不懈、努力拼搏：一种缓慢的、痛苦的死亡。

肿瘤科医生代表着抗癌过程中的最佳医学选择。他们不但在国家最优秀的医学院接受过多年的教育培训，还了解癌症疗法的最新进展。他们的世界充满着神秘感，各种奇怪的单词、强大的药物和用来杀死肿瘤的星球大战机器一般的设备都让人们心惊胆战。这些肿瘤科医生的自信和魄力让你重燃治愈的希望。你告诉自己，成功取决于你是否完全按照肿瘤科医生的嘱咐来做。确实，你的肿瘤科医生对癌症了如指掌。

肿瘤科医生脸上的震惊表情以及他们坚决反对服用抗氧化剂的态度都会摧毁你的自信。你想当然地认为，肿瘤科医生一定比向你推荐营养计划的人知道得更多。这个结论很难推翻。在这种情况下，有些癌症患者就会放弃反对肿瘤科医生的想法。他们认为，抗癌能否成功取决于是否完全听从肿瘤科医生的嘱咐。

尽管有些患者相信营养计划是有效的，但因为担心继续坚持下去会惹恼肿瘤科医生，所以他们最终还是会选择放弃营养计划。这种想法确实令人恐惧。

大多数医生不知道的事情

多年来，我发现大多数患者都认为，所有的医生对抗癌药物都了如指掌，即所有医生在治疗癌症方面都具有极强的专业性。但遗憾的是，这并非事实。医学培训中一个重要的知识盲点就是关于营养学的培训。绝大多数医生对营养学所知不多，尤其是某些特殊疾病的营养学知识。这是因为大多数医学院没有向刚入学的医学生教授营养学的知识，绝大多数医师培训项目只会涉及最基础的知识。

例如，神经外科医生和神经病学家通常对营养素对大脑功能的影响或营养素在治疗神经疾病方面的作用知之甚少。大多数医学专科医生，尤其是肿瘤科医生也是如此。

我发现，大多数肿瘤科医生几乎从未在营养学方面向患者提供有效的建议。尽管经过多年的努力，人们已了解了某些食物和食物成分会大幅增加癌细胞的生长和扩散速度,但肿瘤科医生仍经常容许他们的患者摄入这些食物。

事实上,有一本向癌症患者推荐健康餐点的小册子推荐了蛋糕、饼干、奶酪蛋糕、冰激凌和干果。所有这些"健康餐点"实际上都含有很多已知的促进癌细胞生长的营养素和添加剂。即使没有经过专业培训的人也知道这些餐点对任何人而言都是不健康的食物。

我们还知道,很多类型的脂肪和油会大幅增加癌细胞的生长和扩散速度。而加工食物中都含有这些脂肪。因此,肿瘤科医生和医院的营养学专家无异于推波助澜。也许医生自己也没有意识到癌症和营养素之间的重要关系。

例如,我自己所在的医疗中心的年度报告中提到一家著名癌症中心提供的肿瘤服务包括以下营养服务:"营养服务包括补充牛奶、冰激凌、碳酸饮料、薄脆饼干以及其他餐点和营养素补充剂,以帮助患者增加卡路里摄入量。"而"营养补充剂"指的是软冰激凌、酸奶和奶昔。我们可以看到,大多数餐点都含有可以促进癌细胞生长的成分。

从医生进入医学院开始学习到整个住院医师培训期间,他们就学会了3件事情:手术、药物治疗和放疗。他们把剩下的时间都花费在诊断上了。

对肿瘤科医生来说,他们最重视的就是药物治疗和放疗。毋庸置疑,肿瘤科医生对使用药物来治疗癌症驾轻就熟。但不幸的是,正如我们所见,使用药物成功治愈癌症的病例是很罕见的。在过去30年里,主要癌症的死亡率并未发生太大变化。事实上,除了早期诊断外,其他根本没有发生任何变化。

尽管癌症的营养疗法已经取得了长足进展,尤其是在与传统疗法互为补充方面,但肿瘤科医生仍选择对它视而不见。这样,他们只会伤害患者。他们给出的营养建议不但会促进癌细胞生长,而且他们还否认患者的营养疗法,虽然营养疗法能促进传统疗法的安全性和有效性。

过去,我们并不清楚为什么那些以水果和蔬菜为主要饮食的人的患癌率更低。这让很多肿瘤科医生持怀疑态度。为了确保治疗更具"科学性",肿瘤科医生倾向于采用药物治疗和放疗,因为它们背后的"科学性"支撑更为强大。但这些疗法并非真正的癌症疗法,肿瘤科医生使用它们来治疗癌症仅是因为它们具有科学性。

　　所有这一切在过去 30 年，尤其是过去 10 年内都发生了改变。现在，我们已经掌握了营养素为何能够抑制癌细胞形成、生长和扩散的科学依据。另外，我们还进行了多项研究，确认了大量营养素不仅可以提高传统疗法的疗效，还可以减少对正常细胞的损伤。当我们能够减少化疗和放疗对正常细胞的损伤时，我们便可以放心地增加这些疗法的剂量，从而提高治愈的概率。

　　由于多数肿瘤科医生对营养学文献知之甚少，他们主要通过自己研究领域内的期刊获得营养学知识，所以他们仍选择继续警告患者远离营养疗法，因为他们认为这种疗法会伤害患者，且毫无科学依据。尽管大多数医生永远都不会仅凭理论和假设就判断一种学说的真实性，但当涉及所谓的危险重重的补充剂营养疗法时，他们却打算这样做。他们的担心毫无科学依据，仅凭借他们的假设。而我们将会看到，科学是站在营养学这一方的，营养疗法可以提高传统疗法的疗效。

科学表明了什么

　　为了避免出现厌食、恶心和吸收不良等问题，医生开始采取高浓度静脉滴注的方法进行治疗。这种方法又被称为全肠外营养（TPH），即强制性地留存体内的蛋白和脂肪。医生开始时仅滴注葡萄糖液，但经证明，这样会加快肿瘤的生长速度，扩大肿瘤的扩散范围。

　　早期实验结果表明，如果对体内出现肿瘤的小鼠进行高浓度营养滴注，不但会加快小鼠体内肿瘤的生长速度，而且会使它们的体重增加。[1] 更多的深入研究表明，事实上，肿瘤的加速生长并非因为受到营养素补充剂的异常刺激，而是因为肿瘤重量与小鼠体重成正比，小鼠体重增加，肿瘤重量也会增加。[2] 然而，我们现在知道，这些在早期治疗中滴注的极高浓度的葡萄糖（食糖）确实会大幅加快肿瘤的生长速度。这是因为癌细胞与正常细胞不同，其主要能源仅来自葡萄糖。

葡萄糖量更少,蛋白(或氨基酸)和脂肪更多的均衡滴注则既可以增加体重,又不会刺激肿瘤的生长和扩散。这种疗法对那些癌症晚期且严重营养不良的患者的效果最好。但对那些癌症尚处于较早阶段且营养更不良的患者的效果尚存在争议。事实上,在过去,很多癌症专家推崇"饥饿"疗法,即减少饮食中的卡路里,以饿死癌细胞。但遗憾的是,这样做同时也使患者自己挨饿。我们看到,饥饿一度成为癌症患者死亡的主因。

在掌握了这些知识后,研究人员对患有恶性肿瘤的动物进行了低卡路里饮食测试,发现低卡路里饮食对肿瘤的生长没有任何影响。他们接着又对这些动物进行了低卡路里、低脂肪饮食测试,发现肿瘤生长和扩散速度大幅降低。[3]

在一项研究中,研究人员使用高科技方法严密监控肿瘤的生长情况,在使用高浓度营养素补充剂时,并未发现任何会刺激肿瘤生长的证据。[4] 事实上,他们发现,患者的营养状态越糟糕,肿瘤生长的概率就越大。

营养素,就像世间万物一样,是一把双刃剑。多项研究表明,就像多不饱和脂肪酸和葡萄糖一样,某些氨基酸也能促进肿瘤生长和扩散。例如,经证实,动物模型中的氨基酸蛋氨酸会增加结肠癌的发病率,而氨基酸精氨酸会刺激某些实验性乳腺癌(可以产生一氧化氮)的发病率。[5]

通过这些研究,我们得出结论——给癌症患者补充高浓度营养素不会加快癌细胞的生长速度或转移频率。这就是现在肿瘤科医生和肿瘤科营养学家为什么告诉他们的患者,治愈癌症最重要的一个因素就是采用各种方法增重。但他们并未真正理解之前的研究,尤其是最近明确说明患者增重的方式对是否能够治愈癌症有重要影响的研究。

抗氧化剂和癌症预防

一般认为,33% ~70%的癌症都与饮食有关。[6] 许多证据表明,如果摄入大量营养食物,如水果和蔬菜,就能极其有效地预防癌症。例如,正如我在第一章中所引用的,对最近206项人类流行病学研究和22项最佳动物研究进行梳理,发现如果摄入最大量的水果和蔬菜,患癌率就会降低50%。[7]对某些癌症来说,发病率甚至可以降低75%。

纵观历史,研究人员一直利用科学方法来寻找一种成分,而这种成分有可能解释出现这种有益效果的原因。例如,大多数早期研究认为,柑橘类水果可以预防癌症发生是因为它含有维生素C。尽管维生素C补充剂在抗癌方面的研究取得了一定的进展,但大多数人类研究表明维生素C在治愈某些癌症方面效果甚微。当单独使用维生素E和类胡萝卜素时,情况也是如此。

直到最近,科学家才开始研究营养素的协同作用。在协同作用的过程中,某种特殊食物能够在预防癌症方面具有显著效果是因为各种营养素之间的联合效应,而不是仅依靠一种营养素。大量研究还证明有毒物质也存在协同效应。例如,现在已发现,当联合使用杀虫剂和除草剂时,会产生深层协同毒性。另外,经证实,化疗剂也会引发协同毒性效应。

有益协同作用在联合使用维生素和类黄酮时尤其明显。[8]类黄酮含有5 000多种化学物质,结构复杂,之前被称为生物类黄酮。尽管已经证实食用植物中含有10 000多种化学物质,但还有成千上万种化学物质尚未被证实,其中某些化学物质甚至对健康更有益。

尽管以上多数化合物都是抗氧化剂,但它们也具有其他性质,可以预防癌症,抑制癌细胞的生长和扩散。但当肿瘤科医生警告患者禁止服用抗氧化剂时,他们其实正对这些性质视而不见。在某些情况下,这些癌症抑制效应的影响是极其深远的。

关于富含水果和蔬菜的饮食可以预防癌症的发生这一点,人们并无异议。这些营养素的抗氧化能力对癌症预防起着主导作用。这是因为自由基对某些特殊细胞DNA的慢性损伤是主要的癌症病因。

有益脂肪和有害脂肪

像自然界中大多数事物一样,不是所有脂肪的致病潜力都是相同的。当摄入过量时,有些脂肪会促进疾病发生,有些脂肪会抑制疾病发生,而有些脂肪呈中性,即它们既不会抑制疾病发生也不会促进疾病发生。这种脂肪分类在考虑到患癌风险时尤其正确。鉴于此,我更愿意称脂肪为"有益脂肪"和"有害脂肪"。

脂肪是极其强有力的生物分子,而不仅是让你的腰部和臀部下垂的东西。事实上,脂肪具有很多处方药所具有的疗效,所以脂肪应被看作一种强效药物。

但遗憾的是,现代工业社会已经在食物加工中使用了太多有害脂肪。从生物化学角度来说,这些脂肪被称为 ω-6 或 N-6 脂肪酸。尽管含 ω-6 脂肪酸的油全是多不饱和油,但其他多不饱和油是非常健康的,如鱼油、亚麻籽油和某些海藻提取油。多不饱和油有一个共同的问题——即使是有益的,也非常容易被氧化。当一种油被氧化时,会变腐臭。腐臭油会产生有害物质(脂质过氧化物)和自由基。

例如,ω-3 或 N-3 脂肪酸可以提高免疫力、减少炎症、保护神经系统、预防心律失常、改善细胞功能、通过减少血小板黏附来增加血流量以及抑制癌细胞形成、生长和扩散。但 ω-6 脂肪酸的效果却恰恰相反:ω-6 脂肪酸会抑制免疫力、引发炎症、增加脑损伤、损伤细胞功能、增加血小板黏附,并刺激癌症发生、生长和扩散。

因为这些油对健康会产生深远影响,所以癌症患者应严格控制饮食,这一点非常重要。正常人会消耗大量能够刺激癌症的脂肪。在传统疗法期间以及治疗结束之后,癌症患者摄入哪一种脂肪的数量尤其重要。这个重要性已经被一项研究证实。在这项研究中,研究人员使用处于正常情况下的小鼠作为研究对象，从未发现癌细胞转移。然而，当这些小鼠的饮食富含玉米油时，肿瘤细胞就会大面积转移。ω-6 脂肪酸会促进癌症扩散，这一点已被多项研究证实。

但让人忧心忡忡的是，几乎没有肿瘤科医生告诉患者，饮食中切忌有含 ω-6 脂肪酸的油。事实上，正如我们前文所见的肿瘤中心提供的饮食服务，多数肿瘤科医生甚至向患者推荐食用含这些油的蛋糕、薄脆饼干、薯条和其他含大量 ω-6 脂肪酸的油的加工食物。深信不疑的患者根本不会想到肿瘤科医生向他们推荐的饮食实际上不但正在加快癌细胞的生长速度和扩散速度，还会大幅增加癌症复发的概率。

饮食中富含 ω-6 脂肪酸的另一个问题是，这会大幅降低体内的维生素 E 水平，从而加重由自由基造成的损伤，加快肿瘤的生长速度和扩散速度。

那么 ω-6 脂肪酸是什么东西？富含 ω-6 脂肪酸的油包括红花油、葵花籽油、花生油、大豆油和芥花籽油。也许你已经发现，这些都是食物加工和烹饪过程中最常用的油。所有这些油都是从植物的种子中提取的，这一点很重要，因为这意味着它们中不含保护性类黄酮。自 20 世纪 60 年代晚期开始，美国心脏病协会就强烈推荐这些油，因为他们认为这些油对心脏有益，可以预防动脉粥样硬化。其中最受欢迎的是玉米油。然而具有讽刺意味的是，经实验研究证实，最能促进癌细胞生长和扩散的油恰恰是玉米油。

有害脂肪酸

现在让我们深入了解一下有害脂肪酸以及它们有害的原因。我认为了解这些内容非常有必要，因为很多患者误把有益的食物当作有害的食物而拒绝摄入，尤其是当我们购买的几乎所有加工食物都含有这些脂肪酸时。

多项研究表明，如果动物饮食中富含 ω-6 脂肪酸，就会促进动物乳腺癌的发生和最终扩散。[10] 一项根据 97 种不同动物的研究数据表明，如果动物饮食中富含 ω-6 脂肪酸，就会大幅促进肿瘤生长。[11] 研究还表明，如果肥胖女性患乳腺癌，尤其是当她的饮食中富含 ω-6 脂肪酸时，那么她的存活率与体型较瘦的女性相比会有所降低，病情会越发严重。[12]

最近一项针对 217 名患前列腺癌的男性的研究发现，ω-6 脂肪酸的摄入量和前列腺癌的发生之间存在密切关系。[13] 其他研究也证实了这个结论。很多肿瘤科医生已经注意到前列腺癌和乳腺癌有很多共同的风险因素。

令人感兴趣的是，经证实，如果饮食中富含 ω-6 脂肪酸，也会增加由人乳头瘤病毒（HPV）16 引发的癌症数量。[14] 在 90% 的宫颈癌患者体内都发现了 HPV。虽然引发这种癌症的准确机制尚不明确，但部分原因与摄入过多 ω-6 脂肪酸而导致的免疫抑制有关。

经证实，如果饮食中富含 ω-6 脂肪酸，就会产生强效免疫抑制物质前列腺素 E2（PGE2），从而抑制免疫系统功能。[15] 免疫抑制会唤醒潜伏（休眠）癌细胞。经证实，如果患者在住院期间摄入 ω-6 脂肪酸中的静脉脂肪液，就会在很大程度上抑制抗癌淋巴细胞（总淋巴细胞、T-辅助细胞和自然杀伤细胞）。[16]

经证实，ω-6 脂肪酸会明显增加炎症，而炎症与肿瘤的生长和扩散密切相关。[17] 正如我之前所讨论的，任何会增加炎症的物质都会增加患癌风险。

脂肪细胞本身会产生与卵巢无关的雌激素（雌二醇）。[18] 如果饮食中富含 ω-6 脂肪酸，就会增加雌二醇含量，最终不但会增加患乳腺癌的风险，也会增加患前列腺癌的风险。

经证实，如果饮食中富含 ω-6 脂肪酸，就会增加胰岛素的含量，刺激癌细胞的生长和扩散。[19] 另外，如果胰岛素的含量过高，也会刺激炎症发生。

一项研究发现，如果实验动物的饮食中富含 ω-6 脂肪酸，就会极大增加其患结肠癌的风险，但如果有害脂肪与蔬菜联合摄入，则几乎不会产生肿瘤。[20] 另外，经证实，如果增加钙的摄入量，就会减少这些脂肪的致癌性。

多项研究发现，如果饮食中富含 ω-6 脂肪酸，那么患前列腺癌的男性患者会更容易患浸润性癌症。[21,22] 有证据表明，如果有害脂肪含量增加，那么睾丸素含量也会增加，从而增加癌症的浸润性。[23] 尽管如此，经证实，ω-6 脂肪酸在没有睾丸素的情况下也会刺激前列腺癌的发生。

总之,如果饮食中富含 ω-3 脂肪酸——一种有益脂肪酸,则会:

- 刺激免疫力
- 缓解炎症
- 抑制肿瘤生长和扩散
- 减少 16-α-羟基丁酮含量
- 增加 2-羟雌(甾)酮含量
- 减少凝结
- 改善大脑功能
- 减少抑郁
- 增加化疗药物疗效

如果饮食中富含 ω-6 脂肪酸——一种有害脂肪酸,则会:

- 抑制免疫力
- 加重炎症
- 增加凝结
- 增加抑郁
- 加速肿瘤生长和扩散

你可以采取很多措施来改善饮食。最重要的是避免食用所有含 ω-6 脂肪酸的商业加工食物:红花油、葵花籽油、玉米油、花生油、大豆油和菜籽油。事实上,几乎所有油炸食物都含有一种或多种上述提到的油,即使标签上标注该产品是用橄榄油烹饪的。

禁食甜饼干、蛋糕、薯条、加工面包、薄脆饼干或馅饼。这些食物全都含有大量 ω-6 脂肪酸。另外,某些产品,如馅饼、蛋糕和油酥糕点同时也富含糖,而糖是另一种促癌细胞生长的催化剂。你还应该避免食用所有的沙拉酱。作为替代,你可以使用橄榄油自己制作沙拉酱调料或调味品。我更喜欢食用不添加沙拉酱的沙拉或打成饮料饮用(见第一章)。

在烹饪中仅使用特级初榨橄榄油。作为一种单不饱和脂肪酸,特级初榨橄榄油的稳定性极强,非常适合烹饪。我建议将姜黄加入特级初榨橄榄油中。姜黄中的姜黄素是一种非常有效的抗癌、抗氧化和抗菌类黄酮。多项研究证实,姜黄素可以有效抑制结肠癌。

与癌细胞的产生和生长有关的一个油分解产物是花生四烯酸。如果饮食中富含 ω-6 脂肪酸,则会在细胞内分解成花生四烯酸,而花生四烯酸这种脂肪物质通过新陈代谢又会转化为炎性二十烷类。大量研究证实,如果饮食中富含花生四烯酸,就会加速肿瘤生长和扩散。某些食物中天然地含有大量花生四烯酸。花生四烯酸含量高的食物包括:

- 杏仁
- 鸡肉
- 椰肉
- 蛋黄
- 榛果
- 夏威夷坚果
- 花生
- 美洲山核桃
- 阿月浑子果实
- 胡桃

有益脂肪酸

1936 年,研究人员第一次在报告中提到,如果实验动物的饮食中富含 ω-3 脂肪酸,就会抑制肿瘤生长。[24] 自这份早期报告开始,大量研究已进一步证实了这个结论。虽然我们对 ω-3 脂肪酸抑制肿瘤生长的机制尚未完全知晓,但我们也略知一二。ω-3 脂肪酸的确非常神奇。

但遗憾的是,ω-3 脂肪酸的使用处于空前的低谷状态。在市场准备食物的过程中,多数生产商放弃使用 ω-3 脂肪酸,取而代之的是致癌性 ω-6 脂肪酸。

过去,我们可以从畜产品处获得一些 ω-3 脂肪酸。这是因为放养的动物可以从吃的草中获得一些 ω-3 脂肪酸。然而今天,人们都是用农场养殖方式,动物的饲料以谷物为主,而谷物中含有的 ω-3 脂肪酸极少或根本没有。

蔬菜中含有一些 ω-3 脂肪酸,但由于我们的蔬菜摄入量不足,无法满足需要。大多数有益油来自海鲜、亚麻籽油和营养素补充剂。重要的是你的 ω-3 脂肪酸摄入量以及 ω-3 脂肪酸和 ω-6 脂肪酸的摄入比。

即使我说过 ω-6 脂肪酸是有害物质,但它们终究是精油——它们是生命不可或缺的一部分,必须通过饮食提供。但当我们摄入过多 ω-6 脂肪酸时,问题就会出现。

人们常犯的一个错误是,当他们得知 ω-3 脂肪酸的好处后,便开始服用很多鱼油补充剂,同时却并没有减少 ω-6 脂肪酸的摄入量。尽管有益脂肪和有害脂肪的摄入比很重要,但减少有害脂肪酸的摄入量也同样重要。这是因为如果摄入大量 ω-6 脂肪酸,就会抑制 ω-3 脂肪酸进入癌细胞的细胞膜。你一定还记得,如果癌细胞的细胞膜内有很多 ω-6 脂肪酸,那么癌细胞就可以抵挡免疫攻击,就会更容易扩散。我们消除细胞膜内的 ω-6 脂肪酸需要整整两年的时间,但 ω-3 脂肪酸进入细胞膜的时间仅需要数月。你越早改变饮食习惯,就会越早从中受益。

ω-3 脂肪酸有很多好处。许多研究都证实,当在饮食中添加 ω-3 脂肪酸后,可以改善免疫系统功能,尤其是免疫系统的抗癌功能,又被称为细胞免疫。[25] 另外,大量动物研究也证实,如果饮食中富含 ω-3 脂肪酸,就可以在很大程度上抑制被植入的人类肿瘤的生长速度,尤其是前列腺癌和乳腺癌。[26]

ω-3 脂肪酸还可以抑制炎症发生,从而抑制癌细胞的生长和扩散。[27] ω-3 脂肪酸的抑制机能包括抑制炎性二十烷类。最近,经证实,ω-3 脂肪酸可以抑制在癌细胞的细胞膜内常见的强效癌生长促进蛋白(YAS)。[28]

一项涉及大量男性的研究发现,如果他们摄入最大量的 ω-3 脂肪酸,那么他们的前列腺癌患病率就会降至最低。另外,经证实,ω-3 脂肪酸还可以通过雄激素(男性性激素,如睾丸素)来抑制前列腺癌的刺激因素,降低前列腺特异性抗(PSA)水平。[29]

另外,一项241名患乳腺浸润性癌但没有发生扩散的女性和88名患良性乳腺肿瘤的对比研究发现,如果女性的乳腺组织内含有最大量的DHA,那么她们患乳腺癌的概率就会降至最低——降幅可达69%。[30]

经证实,ω-3脂肪酸还会在很大限度上抑制肿瘤血管的生成。肿瘤血管的生成对肿瘤的生长和扩散起着重要作用。ω-3脂肪酸的DHA成分在抑制肿瘤生长和扩散方面所起的作用最大。而ω-6脂肪酸会加速产生刺激剂,如COX-2、12-羟基二十碳酸(12-HETE)、15-羟基二十碳酸(15-HETE)和DHA减少因子,从而促进血管生成。[31]

经证实,DHA可以通过雌激素来抑制癌细胞的刺激。[32]DHA摄入量越大,对肿瘤生长的抑制就越强。有趣的是,即使是在ω-6脂肪酸摄入量很大的情况下,DHA也可以抑制肿瘤生长。但是在减少ω-6脂肪酸的摄入量之后,抑制效果会更好。一项研究发现,如果小鼠的饮食中含有8%的ω-6脂肪酸,那么它们的浸润性肿瘤常会扩散至全身。但如果在小鼠的饮食中加入4%的ω-3脂肪酸,那么肿瘤生长速度就会大幅放缓。增加饮食中ω-3脂肪酸的比例可以增强肿瘤抑制效果。

最近的研究显示,如果饮食中富含DHA油,就会抑制癌细胞产生,增加细胞凋亡——化疗剂的一个主要机制,从而改善化疗效果。[33]

注意事项

最需要注意的是,所摄入的脂肪类型比饮食中的脂肪比例更重要。例如,如果饮食中含有的35%的脂肪卡路里中主要是ω-3脂肪酸,那么比饮食中含有的25%的脂肪卡路里中主要是ω-6脂肪酸的效果要好。

同样需要注意的是,ω-3脂肪酸非常容易被氧化——ω-3脂肪酸很容易变腐臭。一旦变腐臭,这些脂肪就会成为有害脂肪。ω-3脂肪酸应在冰箱内保存。你每天至少应摄入1 000国际单位的天然维生素E或维生素E琥珀酸酯。不必同时服用维生素 E 和 ω-3 脂肪酸。大多数 ω-3 脂肪酸的抗癌效应都是 DHA 在发挥作用，而不是二十碳五烯酸（EPA）。DHA 是从海藻中提取的物质。

亚麻籽和亚麻籽油

亚麻籽中含有多种抗癌成分，如 ω-3 脂肪酸和特殊前体物质。在一项研究对象为因化学物质而导致身患乳腺癌的小鼠的研究中发现，如果小鼠的饮食中含有各种浓度的亚麻籽油，那么与受控小鼠相比，他们的肿瘤尺寸也更小，数量也更少。[34] 我们现在已经掌握了大量亚麻籽抑制癌细胞形成和生长的原因和方式。

亚麻籽中含有极丰富的木酚素。木酚素是一种植物化学物质，含有强有效的抗癌化学物质——异亮氨酸二糖苷和马台树脂醇。它们被结肠内的有益菌转化为两种抗癌化学物质——肠内酯和肠二醇。经证实，这两种化学物质可以有效抑制前列腺癌、结肠癌和乳腺癌。

木酚素具有抗氧化、抗增殖、抗雌激素和血管形成抑制的性质，可以抑制各种癌症的形成、生长和扩散。[35]

通常来说，雌激素在结肠内分泌。当出现有益菌时，雌激素新陈代谢成为 2-羟基丁酮代谢物或 4-羟雌甾酮和 16-α 羟雌甾酮。2-羟基丁酮代谢物可以有效抑制癌症，而 4-羟雌甾酮和 16-α 羟雌甾酮可以强烈刺激各种类型的癌症的生长，尤其是前列腺癌和乳腺癌。[36]

在芬兰库奥皮奥乳腺癌的研究中，研究人员将 194 名患乳腺癌的女性和 208 名受控女性进行对比研究，他们发现，如果女性体内的肠内酯血浓度达到最高水平，那么与低水平的女性相比，她们患乳腺癌的风险会大幅降低。[38] 这对绝经前和绝经后女性都是一样的。

在研究人员的发现中，尤其重要的是雌激素代谢产物-2-羟基丁酮代谢物和 16-α 羟雌甾酮之间的比例。[38] 如果女性体内这两种雌激素代谢产物的比例达到最大值，那么她们患乳腺癌的概率就会降至最低。但如果她们体内这两种雌激素代谢产物的比例为最小值，那么她们患乳腺癌的概率就会升至最高。这些雌激素代谢产物的重要性已被大量乳腺活检研究证实。在进行乳腺活检研究时发现，如果女性体内含有最大量的 16-α 羟雌甾酮，那么她们患乳腺癌的概率就会达到最大值。

女性可以通过遵循低 ω-6 脂肪酸饮食、定期锻炼和服用营养素补充剂的方式来增加体内 2-羟基丁酮含量。但这些对 16-α 羟雌甾酮的作用甚微。如果摄入较多的 ω-3 脂肪酸，就既能降低 16-α 羟雌甾酮的有害影响，又能增强 2-羟基丁酮的有益作用。每天摄入 10 克亚麻籽就可以达到上述效果。

研究还证实，高蛋白饮食可以降低 2-羟基丁酮和 16-α 羟雌甾酮之间的比例，从而大幅增加患癌率。那些试图通过高蛋白饮食习惯来减肥的人应该牢记这一点。另外，雌激素产品的高摄入量也与患其他多种癌症成正相关，如宫颈癌、子宫内膜癌、前列腺癌，甚至头颈癌。[39,40]

一项研究发现，如果动物体内的 16-α 羟雌甾酮含量较高，那么当它们暴露在鼠类乳腺肿瘤病毒环境中时，比那些仅暴露在病毒环境中的小鼠相比，更容易患乳腺癌。[41] 有些癌症专家认为，很多人类乳腺癌都与病毒有关。

经证实，木酚素可以抑制睾丸素在脂肪细胞内通过阻断芳香化酶而转化为雌二醇。[42] 人们怀疑这种酶对乳腺癌、前列腺癌和结肠癌起着重要作用。特级初榨橄榄油（但不是纯橄榄油或清淡橄榄油）中含有大量木酚素。[43]

最近的研究显示，如果饮食中含有 5% 的亚麻籽，就会大幅减少肿瘤生长促进剂胰岛素样生长激素-1（IGF-1）。[44] 大量研究显示，IGF-1 的含量和不可控癌细胞生长之间存在直接关联。

一项研究发现，经常服用抗生素的女性比不经常服用抗生素的女性更容易患乳腺癌，但这种情况仅限于绝经前的女性。[45] 服用抗生素的时间越长，患癌的风险就越大。人们认为，这是因为抗生素会杀死能够促进结肠内雌激素新陈代谢的有益菌。

特殊抗癌脂肪

经证实，多种特殊脂肪可以有效抑制癌症形成、生长和扩散。幸运的是，这些脂肪都可以通过服用补充剂的方式来摄入。其中一些脂肪还可以在不增加脂肪的情况下，帮助癌症患者增重，提供浓缩能量。

γ-亚麻酸油

γ-亚麻酸（GLA）油是一种常见的从月见草种子油和琉璃苣油中提取的特殊脂肪酸。琉璃苣油内含有的 GLA 量最大。与 ω-3 脂肪酸一样，GLA 油也是多元不饱和脂肪酸，非常容易被氧化。经证实，GLA 油具有很多抗肿瘤的性质。GLA 油可以杀死癌细胞，这一点已被多种类型的癌症研究所证实。

最近，人们发现 GLA 油可以杀死患 α 细胞慢性淋巴细胞白血病的患者体内的白血病细胞。[46] 白血病细胞受的影响最严重，而正常细胞不会受到影响。当摄入 GLA 油时，42% 的白血病细胞会凋亡，而当没有摄入 GLA 油时，只有 20% 的癌细胞会死亡。当在 GLA 油中加入地塞米松（可的松）后，86% 的癌细胞会被杀死。尽管这项研究是在培养皿中进行的，但它仍说明了 GLA 油在白血病治疗中的潜在效用。

另一项针对人类肿瘤的研究表明，如果将 GLA 直接注入大脑肿瘤（神经胶质瘤），则会使肿瘤退化。[47] 有充分的证据显示，GLA 可以大幅增加癌细胞内的自由基和脂质过氧化物，从而有选择性地杀死细胞，即它们只杀死癌细胞，而不会影响正常细胞。研究人员在培养皿中测试 GLA 时发现，如果增加抗氧化剂，则会干扰杀死癌细胞的效用。这就给了很多人危言耸听的借口，认为抗氧化剂有可能妨碍癌症治疗。稍后，我将就这一问题进行详细解释。

患致癌性肿瘤的动物研究或植入人类肿瘤的动物研究也证实，GLA 油可以抑制肿瘤生长。[48] 其他研究并未发现 GLA 油的有益效用。

GLA 油的效用在很大程度上依赖于癌细胞的氧化诱导凋亡。有可能会出现这样的情况，即少量 GLA 油是具有疗效的，但大量 GLA 油就有可能造成有害影响，因为 GLA 油会诱发炎症反应。正如之前所述，任何会增加炎症的物质都会增加肿瘤发生、生长和扩散的概率。

由于 GLA 油效用的片面性，我不建议每天服用超过 2 000 毫克的 GLA 油补充剂。

共轭亚油酸

共轭亚油酸（CLA）是一种特殊的脂肪酸。从化学角度来说，CLA 油与一种诱发癌症的亚麻酸相关。但实验动物研究证实，CLA 油可以有效抗癌。实际上，当 CLA 油浓度为脂肪总摄入量的 1% 或低于 1% 时，即便是在这种极小数量条件下，它也是有效的。[49] 与某些脂肪不同，在饮食中增加有害脂肪的浓度，不会降低 CLA 油的抗癌活性。

CLA 油的抗癌效果已经被多种类型的癌症证实。[50] 最显著的是它对乳腺癌和结肠癌的效用。例如，在最近的一项研究中，研究人员使用强效化学物质引发小鼠体内的癌前结肠发生改变，发现服用 CLA 油的小鼠结肠内的损伤数量会大幅减少。[51] 这些癌前病变，又被称为异常隐窝病灶，同样也发生在结肠内。CLA 油可以使这些癌前细胞自杀性死亡的同时，又不会损伤正常细胞。

动物和人类研究均发现，如果女性饮食中含有至少 1% 的 CLA 油，那么她们患乳腺癌的概率就会降低。[52] 因为体内需要用来抑制乳腺癌形成的 CLA 油数量极少，所以它可以对癌细胞产生直接影响。

CLA 油可以抑制亚麻酸（玉米油、红花油、花生油和葵花籽油中的主要脂肪酸）形成花生四烯酸（一种癌症肥料），从而预防癌症。[53] 一项研究进一步证实，饮食中所含的 CLA 油数量越多，就越可以减少由致癌化学物质佛波酯产生的与肿瘤相关的类花生酸、PGE2 的数量。[54] 这便可以解释为什么 CLA 油对乳腺癌、结肠癌和前列腺癌尤其有效，因为这些癌症都可以产生大量 PGE2 类花生酸。CLA 油主要蕴含在肉类和乳制品中。考虑到肉类和乳制品会诱发癌症的产生，因此最好服用 CLA 油补充剂。[55]

当 CLA 油浓度为脂肪总摄入量的 1% 或低于 1% 时，它也是有效的，所以每天服用 1 000～2 000 毫克补充剂即可。

中链甘油三酯

中链甘油三酯（MCT）是一种由脂肪酸链组成的特殊脂肪，组成 MCT 油的脂肪链比组成 ω-3 或 ω-6 脂肪的脂肪链短。另外，它们在体内新陈代谢，与其说它们是脂肪，不如说它们更像碳水化合物——它们可以被迅速分解，在不影响胰岛素的前提下，提供大量的能量。这一点很重要，因为多余的胰岛素会极大地刺激肿瘤的生长和扩散。另外，早期研究显示，MCT 油可以抑制肿瘤生长，预防因肿瘤而导致的体重损耗。

多项研究证实，MCT 油对多种类型的癌症都具有抗癌效果。事实上，一项研究表明，MCT 油可以杀死癌细胞，同时又不会损伤正常细胞。[56] 尤其重要的是，经证实，MCT 油不会对免疫力产生不良影响。它们甚至有可能改善免疫力，抑制肿瘤。

一项动物使用强效消炎化学物质的研究显示，MCT 油可以减少炎症。[57] 我再次强调，任何可以减少炎症的物质都能够降低癌细胞的生长和扩散速度。近期，一个 MCT 油双盲受控实验发现，MCT 油既会造成大量脂肪损耗，尤其是皮下脂肪，同时又会促进肌肉形成。[58] 这对癌症患者极其重要。

需要注意的是，不管是液体还是胶囊，切忌空腹服用 MCT 油，因为它们会导致剧烈的胃痛和胃痉挛。最好在饭后立即服用 MCT 油。我建议，将 MCT 油的摄入量控制在每天 3～4 汤匙。MCT 油可以与特级初榨橄榄油等量混合使用，以减少对胃的刺激。与其他油相比，MCT 油的好处是，它们可以迅速新陈代谢，产生大量能量。正如我们之前所见，癌症患者需要大量能量，然而，我们不能使用葡萄糖或其他单糖来提供能量,因为它们会促进癌细胞生长。但MCT油可以很好地解决这个问题。

紫苏子醇

紫苏子醇是从紫苏中提取出来的含有 ω-3 脂肪酸的提取物。与鱼油相比,紫苏子醇不会导致胃部不适,没有难闻的鱼油味道。但它与其他 ω-3 脂肪酸一样,也具有消炎和抑制癌症的效用。

近期,肿瘤模型实验发现,紫苏油可以抑制多种类型的癌细胞生长,增加凋亡的癌细胞数量,如结肠癌、乳腺癌和肝癌。[59] 对癌症患者进行的研究试图发现紫苏油在人类身上是否具有相同效用。从长远来看,前景还是很乐观的。

从化学角度来说,紫苏子醇是单萜。这类癌症抑制化学物质还包括柠檬油精。柠檬油精是一种从柠檬中发现的植物化学物质。近期的多项研究证实,紫苏子醇可以刺激肝脏内第 1 阶段解毒酶和第 2 阶段解毒酶的产生,从而抑制癌症的发生。紫苏子醇的多种机制都可以摧毁癌细胞,包括激活癌症的自杀基因、抑制炎症和减少癌细胞扩散。紫苏子醇补充剂的一大好处是它的毒性极低。

特殊油和化疗

在我们考虑特殊油对癌细胞的生长和扩散的影响时,不得不思考一个问题:它们能否改善癌症化疗的疗效,或它们是否会干扰化疗的疗效? 多项研究表明,有些油是可以大幅改善化疗疗效的。

例如,使用化疗药物的一个主要问题是,癌细胞增殖周期(细胞再生所需的时间)比化疗药物半衰期(将一半药物从血液中清除所需的时间)要长。在癌细胞增殖周期(细胞分裂)内,为了确保化疗药物的疗效,血液内应有足够多的化疗药物。如果在癌细胞完成分裂之前，化疗药物就被清除殆尽的话，癌细胞就会躲过化疗药物的杀伤力。

研究人员在最近的一项研究中发现，当 DHA 油与抗癌药紫杉醇联合使用时，不仅可以增加药物的抗癌效用，而且会清除大部分单独使用紫杉醇时所产生的毒素。[60]

该研究显示，当与 DHA 油联合使用时，紫杉醇的抗癌活性比单独使用时的抗癌活性大 61 倍。另外，加入 DHA 油，会帮助紫杉醇更直接地对肿瘤产生效用。在一项对患肿瘤的小鼠进行的研究中发现，联合使用紫杉醇和 DHA 油可以治愈全部 10 只小鼠，而单独使用紫杉醇则对病情治愈根本无益。

在约翰·霍普金斯医院进行的第 1 阶段研究中，研究人员发现在患实体瘤（除血癌，如白血病之外的肿瘤）的患者中，DHA-紫杉醇联合使用的剂量比之前容许的单独使用化疗药物的最大剂量大 4.6 倍。在研究中，没有发现患者出现脱发或呕吐、恶心或神经病（神经损伤）症状。这些患者的骨髓抑制也大幅减少。另外，大多数患者的生活质量也得到了显著改善。

经证实，其他特殊油也可以改善某些化疗药物的疗效。[61] 例如，按照疗效降序排列，GLA 油（月见草油）、ω-3 脂肪酸和 EPA 可以在器皿中发挥抵抗乳腺癌细胞的效用。当 GLA 油与紫杉醇联合使用时，会发挥适度的协同作用。如果在接下来的治疗中再加入化疗剂，疗效会进一步增强。当在 GLA 油中加入三苯氧胺后，它的抗雌激素敏感乳腺癌细胞的能力也会进一步增强，这一点也已经被证实。

研究人员发现，当联合使用低脂肪饮食、GLA 油和三苯氧胺时，被植入的人类乳腺癌细胞的生长速度明显变缓。另外，他们还发现，雌激素受体表达也显著降低。这意味着，肿瘤细胞所含的雌激素受体较少，因此不易受雌激素刺激影响而加快生长速度。

近期，还有一项研究发现，当 GLA 油与地塞米松———一种经常用来治疗白血病的化疗药物联合使用时，可以改善 α 细胞慢性白血病的治疗效果。[63] 通常来说，20% 的白血病细胞会同时凋亡。然而，当在 GLA 油中加入培养基后，

42%的癌细胞会凋亡。当在GLA油中加入地塞米松后,86%的癌细胞会凋亡。而正常血细胞的凋亡数量会大幅减少。

这项发现非常重要,因为癌症治疗的一个主要目标就是增加癌细胞的凋亡数量,同时又不会对正常细胞产生明显的影响。这些研究在很早就证明了肿瘤科医生的担忧——营养疗法会干扰传统疗法的疗效——是完全没有科学依据的。事实上,这些研究恰恰说明营养疗法会增强传统疗法的疗效。

有些肿瘤专家会反驳,认为这些油会增加癌细胞内的自由基和脂质过氧化物,从而导致癌细胞死亡,而抗氧化剂维生素只会对该过程产生阻断作用。如果是GLA油,维生素E则无法完全阻断细胞凋亡。有些研究表明,非维生素抗氧化剂和丁基羟基甲苯(BHT)会阻断DHA油刺激癌细胞凋亡。然而,并没有证据证实天然抗氧化剂会阻断癌细胞凋亡。[64]相反,它会促进癌细胞凋亡,因为很多营养素抗氧化剂实际上不但具有抗氧化作用,还具有抗癌作用。

蛋白、氨基酸和癌细胞生长

晚期癌症患者面临的一个主要问题是肌肉蛋白损失,又被称为恶病质。医生和研究科学家使用高蛋白混合物、氨基酸混合物和单氨基酸,来避免或矫正这个问题。但遗憾的是,大多数早期努力均宣告失败。由于我们一直在关注增肌和蛋白质的关系,所以对氨基酸混合物的了解也日渐增多。例如,现在我们知道,为了使氨基酸进入并保持在肌肉组织内,它们必须与碳水化合物或其他能量源一起发挥作用。我们还知道某些氨基酸在肌肉形成过程中所起的作用比另外一些氨基酸的作用更大。例如,支链氨基酸(白氨酸、异亮氨酸和缬氨酸)和谷氨酰胺所起的作用就比其他氨基酸更大。

由于迅速分裂细胞对某些氨基酸提出了更高的要求,所以医生担心能否大量供给这些氨基酸。它们是否会加快癌细胞的生长速度?这种担心并非完全没有依据。多项研究证实,氨基酸蛋氨酸和精氨酸会加快某种类型肿瘤的生长速度,也有可能增加肿瘤的扩散风险。

蛋氨酸

关于肿瘤生长和氨基酸之间的关系,最有力的证据是左旋蛋氨酸。不含蛋氨酸的饮食很好地证明了二者之间的关系。例如,如果让患晚期胃癌的患者通过静脉滴注的方式补充不含蛋氨酸的营养素,则会大幅减缓肿瘤的生长速度,使肿瘤对化疗更敏感。一项肿瘤分析显示,如果饮食中缺乏蛋氨酸,则会减缓细胞的分裂速度,在细胞再生合成阶段(S-阶段)冷冻癌细胞。在细胞再生合成阶段期间,细胞会复制染色体,准备分裂。[65] 这就可以让化疗药物有更充裕的时间杀死更多的癌细胞。

经证实,对患前列腺癌的患者来说,如果饮食中所含的蛋氨酸数量有限,也会减缓肿瘤的生长速度。[66] 它通过刺激基因信号 c-Jun 氨基末端激酶(JNK—1)———一种可以引发自发性癌细胞死亡的主要抗体,来清除左旋蛋氨酸。

虽然蛋氨酸可以加快现有癌细胞的生长速度,但在正常人体内,蛋氨酸却可以有效地预防癌症的发生。[67] 蛋氨酸之所以能够预防癌症发生,是因为它是细胞内的初级甲基供体。从生物化学角度来说,左旋蛋氨酸被转化为 S-腺甙基蛋氨酸(SAMe),然后提供甲基原子团,以供 DNA 调控和修复。如果患甲基原子团缺乏症,患癌风险就会显著增加。在极少情况下,DNA 超甲基化会诱发癌症。这就是癌症患者或有癌症家族史的人不能服用 S-腺甙基蛋氨酸补充剂的原因。

有一个例子可以证实如果饮食中含有过多的左旋蛋氨酸,就会增加患癌风险。以人类家族性息肉病为例,这是一种结肠内早期癌前息肉紊乱症。在这项研究中,研究人员在动物出生后不久便喂食它们富含左旋蛋氨酸的饮食。[68] 他们发现,这些动物体内没有再出现更多的息肉,然而小肠内的息肉却变大了,也更容易变为恶性息肉。

蛋氨酸缺乏症会带来意想不到的结果,与此同时,我们必须思考这个问题:如果饮食中缺乏蛋氨酸,会不会损伤正常细胞? 迄今为止,我们尚无法回答这个问题。正如我之前所述,低蛋氨酸饮食的确会增加患癌风险。然而,研究人员在一项研究中发现,当胃癌细胞和正常胃壁(胃黏膜)细胞暴露在缺乏蛋氨酸的培养基环境中时,癌细胞的生长会受到抑制,但胃部的正常细胞却不会受到影响。[69]

蛋氨酸的主要来源是肉制品(尤其是猪肉)、豆类、鱼、坚果和啤酒酵母。蛋氨酸含量最高的植物是巴西坚果,其次是大豆。但具有讽刺意味的是,这些蛋氨酸来源同样也是谷氨酸和天(门)冬氨酸盐的主要来源。人们怀疑谷氨酸和天(门)冬氨酸盐会加速癌细胞的浸润,尤其是脑癌。以下列表列出了富含蛋氨酸的食物:

- 巴西坚果
- 法国奶酪
- 切达芝士
- 小龙虾
- 干蛋粉
- 全脂奶粉
- 大比目鱼
- 肉类(牛肉、鸡肉、鱼肉和猪肉)
- 帕马森芝士
- 鲑鱼
- 大豆
- 葵花籽
- 全蛋

注意牛肉、鸡肉和鱼肉里的蛋氨酸含量大致相当——每 100 克肉中含 450~650 毫克蛋氨酸,猪肉里的蛋氨酸含量稍微小一点。

精氨酸

虽然左旋精氨酸的故事仍属想当然的故事，但我们还是掌握了很多这种独特的氨基酸的知识。有报告指出，左旋精氨酸可以有效地预防癌细胞扩散，而有些人则认为它会强效刺激癌细胞生长和浸润。[70,71]

精氨酸的一个好处是，它具有免疫刺激的特性。对某些患者的研究显示，这种免疫刺激的特性有可能抑制肿瘤生长。还有些研究发现，精氨酸可以增加细胞内一氧化氮的产生速度，从而减少扩散。也有少数研究发现结果恰恰相反。

因为关于左旋精氨酸对癌症生长的刺激作用仍存有疑虑，我不建议在这种情况下大剂量使用。我认为随着研究的深入，我们终会发现左旋精氨酸可以辅助癌症治疗。然而现在，使用左旋精氨酸的风险还是很大的。

谷氨酸盐

另一种氨基酸是谷氨酸。这种氨基酸是大脑中含量最丰富的神经传递素，但是因为它具有毒性，所以应严格控制谷氨酸在大脑细胞外侧的浓度。谷氨酸盐在自然界中普遍存在，有足够的证据表明，食用过量的谷氨酸盐容易导致各种神经症状，如阿尔茨海默病、帕金森病、葛雷克氏症、中风、脑损伤和脊髓损伤、脑炎和脑部感染。[72]现在还有证据表明，谷氨酸盐对某些脑瘤（又被称为神经胶质瘤），也起着重要的作用。

但不幸的是，最常见的原发性脑瘤，又被称为多形性胶质细胞瘤，也是最恶性的肿瘤。最近一项研究发现，谷氨酸盐有可能会加剧这种肿瘤的浸润性和进攻性。[73]该研究显示，即使当肿瘤被植入其他动物体内时，人神经胶质瘤也会分泌过量的谷氨酸盐。[74]研究人员还发现，分泌过量谷氨酸盐的神经胶质瘤比不分泌谷氨酸盐的肿瘤的浸润性更强，生长速度更快。肿瘤的大小与体内现有谷氨酸盐的含量有直接关系。

在该研究中,患分泌谷氨酸盐的神经胶质瘤的小鼠比那些肿瘤恶性程度相同但没有分泌谷氨酸的动物要更早地结束生命。研究人员还发现,如果动物服用能够阻断谷氨酸的特殊药物,肿瘤就会缩小。而且,谷氨酸含量仅增加了 4 倍,并非很高。如果患头部损伤和中风,那么谷氨酸含量会增加 100～200 倍。有意思的是,在手术结束后数周内,由外科手术摘除肿瘤造成的损伤也会在肿瘤摘除部位周围增加谷氨酸含量。这也许可以解释肿瘤经常复发的原因。

需要注意在食品工业中,谷氨酸是以味精和其他形式出现的。另外,某些食物本身就富含谷氨酸。例如,肉类、豆类(尤其是大豆)、某些奶酪(帕马森干酪、高达干酪、法国布里奶酪)、葵花籽和花生,这些食物中的谷氨酸含量都较高。

通常来说,血脑屏障可以预防过量谷氨酸进入大脑。但当谷氨酸含量过高时,血脑屏障就无法发挥作用。当脑瘤发生时,它会彻底崩溃。这意味着,如果饮食中富含谷氨酸,就会强效刺激恶性脑瘤的生长。

大多数食品加工厂在食物中加入谷氨酸产品,用来调味。但遗憾的是,这些添加剂也会加剧脑细胞损伤、发作、脑瘤的浸润和生长速度。谷氨酸也有可能增加大脑外部肿瘤的生长速度。但迄今为止,尚没有人寻找到它们之间的联系。然而,我们知道,谷氨酸,例如味精可以改变基因功能,增加自由基的生成数量。实际上,谷氨酸对神经细胞的损伤和自由基的产生之间有重要影响。经证实,体内很多细胞,如内皮细胞、颈中心神经细胞、胰细胞和卵巢细胞中都含有谷氨酸受体,因此,它们也易受谷氨酸毒素和自由基的影响。

谷氨酸和脑瘤浸润性之间的密切联系确实值得我们关注。很多营养学家认为,谷氨酰胺可以促进肠修复,预防恶性肿瘤常见的肌肉损失。[75] 谷氨酰胺的确有一些益处,包括改善淋巴细胞功能、减少放疗期间肠的可渗透性、增加肌肉体积。但问题是,谷氨酰胺是谷氨酸的前体,即细胞从谷氨酰胺中制造谷氨酸。如果摄入大量的谷氨酰胺,则会增加大脑的谷氨酸含量,刺激神经胶质瘤生长和浸润,增加潜在的危险性。约翰霍普金斯大学的杰弗里·罗斯坦博士和亨利·布罗姆博士在首次研究报告中就考虑到了这个危险性。[76]

因此,除脑瘤患者外,其他癌症患者服用谷氨酰胺会怎么样? 安全吗? 尽管这些问题尚无定论,但看起来是安全的。在某些情况下,还有可能强化化疗疗效。我们知道,如果在饮食中加入谷氨酰胺,就可以大幅减少与腹部放疗和化疗相关的并发症,尤其是与胃肠功能和淋巴细胞功能相关的并发症。

正如我之前所述,肠细胞使用了大量谷氨酰胺。当谷氨酰胺缺乏时,肠壁开始出现泄漏,容许细菌和未消化的食物颗粒进入血液。这会显著增加肿瘤恶化,甚至是死亡风险。另外,谷氨酰胺会阻断肌肉组织形成。患癌后,患者常会出现谷氨酰胺损耗,从而导致肌肉损失。

癌细胞就像海绵一样吸收谷氨酰胺。实际上,癌细胞从肝脏、肌肉和胃肠道处悄悄吸收谷氨酰胺,不易被人察觉。[77]某些生长速度较快的癌细胞比正常细胞消耗谷氨酰胺的速度快 5 ~ 10 倍。由于葡萄糖是癌细胞的主要养料,所以谷氨酰胺也很重要。从实验角度看,如果将所有的谷氨酰胺都从癌细胞中移除,就会导致癌细胞死亡。然而,增加谷氨酰胺是否会加快癌细胞的生长速度呢? 在一项患肿瘤的小鼠实验中,研究人员根据精确的测量结果得出,如果口服谷氨酰胺,既不会促进肿瘤生长,也不会加快癌细胞的扩散速度。[78]迄今为止,也没有报告指出,在癌症治疗期间服用谷氨酰胺的患者会出现肿瘤生长或扩散速度加快的情况。[79]

最有趣的是,研究人员发现,如果动物在服用化疗剂氨甲蝶呤期间的饮食富含谷氨酰胺,那么与仅服用化疗剂的动物相比,它们对氨甲蝶呤的抗肿瘤反应效果更好。另外,如果动物的饮食中富含谷氨酰胺,那么它们受化疗剂毒素副作用的影响则较小。

增加谷氨酰胺摄入量的另一个好处是改善免疫系统功能。这是因为原发性抗癌免疫细胞——淋巴细胞需要大量的谷氨酰胺来维持正常功能。当癌细胞生长时,血液中的谷氨酰胺会大量缺失,那么供应给淋巴细胞的谷氨酰胺也会降至一个危险的水平,从而损伤它们的功能。研究显示,如果在饮食中增加谷氨酰胺的摄入量,就可以改善免疫系统功能。[81]

短期内补充谷氨酰胺,好处也许会大于坏处。癌症患者的肠道功能、肠道免疫力和淋巴细胞功能会因此得到改善,化疗疗效也会增强,治疗产生的并发症也会减少,还能预防肌肉损失。

抗氧化剂补充剂会促进癌细胞生长吗?

尽管现在已经知道营养素不会刺激癌细胞生长,那么营养素补充剂会不会呢?这是肿瘤科医生最担心的一个问题。这种担心的依据主要是化疗和放疗会增加癌细胞内产生的自由基数量,而阻断自由基的产生会中和癌症治疗效果。

正如我们在第二章中看到的那样,大多数化疗剂都会抑制癌细胞生长,在不影响自由基的情况下杀死癌细胞。事实上,最近的一项研究清楚地表明,化疗剂口服依托泊苷(VP-16)和顺铂可以彻底杀死恶性肿瘤细胞,同时又不会损伤自由基。[82]另外,强效抗氧化剂不会减弱这些化疗剂的杀伤效用。

让我们看几条在公众中引起轩然大波的新闻报道,探索一下这个问题。

β-胡萝卜素和肺癌

1994 年,α-生育酚 β-胡萝卜素研究(ATBC)结果在《新英格兰医学杂志》上发表。但经过大众媒体的过度解读,该研究结果变为,β-胡萝卜素会导致肺癌。[83]遗憾的是,当复杂的医学报告经过外行的媒体解读之后,这种意义的转换竟变得再平常不过了。

事实上,ATBC 以及很多其他动物和人类研究表明,如果增加 β-胡萝卜素的摄入量,就会减少多种类型癌症的发病率,如口腔癌、食管癌、卵巢癌和宫颈癌。研究发现,只有那些每天至少抽 1 包烟或喝过量酒的男性,患肺癌的概率才会增加。在医师健康研究中,22 071 名医生在 12 年间每隔一天就服用 50 毫克 β-胡萝卜素,结果未发现任何癌症发生率增加的情况。[84]

随后的研究显示,ATBC 研究因几个原因而存在瑕疵。其中最主要的,甚至是很多原创性论文也同意的一个批评是,该研究的研究对象是长期吸烟者和酗酒者,其中很多研究对象在研究开始时就有可能已经患有初期癌症。这种可能性确实是存在的。

还应注意研究中所使用的 β-胡萝卜素是合成维生素。合成维生素与水果和蔬菜中的 β-胡萝卜素有很大不同。其他研究已证实,合成 β-胡萝卜素会大幅减少其他类胡萝卜素在肝脏内的存储量。[85]某些其他类胡萝卜素在预防和控制癌症方面比 β-胡萝卜素起着更重要的作用。仅摄入大量 β-胡萝卜素,就会减少叶黄素的吸收量。而这种情况在天然 β-胡萝卜素中就不会出现。经证实,叶黄素可以有效预防肺癌。仅摄入大量 β-胡萝卜素,也可以降低维生素 E 在血液和肝脏内的含量。

另一个问题是 β-胡萝卜素在含氧量低的细胞组织中才能发挥最大效用。[86]而肺内的含氧量是很高的,这就让肺内的 β-胡萝卜素,尤其是高浓度 β-胡萝卜素极易发生氧化,变成氧化剂,即它会损坏细胞,有可能诱发癌症。

鉴于此,仅使用高浓度抗氧化剂是非常危险的。在所有的生物系统中,抗氧化剂都能一起发挥效用,预防任何一种抗氧化剂被过度氧化。例如,维生素 E 会从被氧化的维生素 C 和 β-胡萝卜素转化为减少的抗氧化剂形式。[87]

迄今为止,尚没有科学证据能证明,服用大剂量合成 β-胡萝卜素会增加非吸烟者的患肺癌风险。

经证实,β-胡萝卜素具有极高的安全性,甚至孕妇和婴幼儿也可以服用。尽管如此,我也建议通过以下两种来源获取类胡萝卜素:植物(水果和蔬菜)或富含主要类胡萝卜素的补充剂,如巴杜氏藻或杜氏盐藻。

总之,β-胡萝卜素和肺癌的关系问题是很多人类研究面临的常见问题:合成维生素会破坏生物化学平衡和单独服用维生素。我从不建议单独服用大剂量某种维生素或矿物质,如维生素 C、β-胡萝卜素和维生素 E。这些营养素只有在联合服用时才能发挥效用，如果单独服用，则是有害的。

维生素 C 和 DNA 损伤

另一个骇人听闻的新闻报道是，研究发现，如果服用较大剂量的维生素C，则会导致 DNA 受损。这是另一个科学双重标准的例子。典型的正统医生从不会将在隔离（离体）状态下进行的研究作为最终证据，即在培养皿中进行的研究永远无法代表人体内的环境。这样的研究也许能够模仿潜在的问题，但它们绝对不能用作制定卫生政策或治疗策略的参考标准。

关于维生素 C 和 DNA 受损的恐怖谣传最初起源于一项在培养皿中进行的孤立细胞研究。在培养皿中，孤立细胞暴露在高浓度维生素 C 且存在铁的环境中。在这样的环境中，会发生两件事情：第一，维生素 C 有可能被氧化，变成脱氢抗坏血酸———一种弱氧化剂，或自由基；第二，维生素 C 有可能将铁转化为可以产生过氧化氢的物质，从而分解成为一种名为羟基的强效自由基。至少，这项研究的环境无法代表人体内抗坏血酸盐的天然环境。

在体内，其他抗氧化剂（维生素、矿物质和类黄酮以及抗氧化酶和谷胱甘肽）能够预防维生素 C 被氧化。另外，抗氧化酶、谷胱甘肽、过氧化物酶和过氧化氢酶能够预防过氧化氢被分解成强效羟基自由基。有证据显示，要是在增加维生素 C 摄入量的同时，大幅增加铁的摄入量，自由基的数量也会增加。然而，在正常摄入铁的情况下，一组名为铁传递蛋白和铁蛋白的特殊螯合蛋白会保护铁不被氧化。

其他研究表明，事实上，维生素 C 在保护 DNA 免受自由基损伤方面有特殊功能。这是因为抗坏血酸盐具有水溶性，可以防止细胞核周围的薄膜发生脂质过氧化作用。这一点非常重要，因为脂质过氧化作用可以产生严重损伤DNA 的腐蚀性物质。

如果摄入较多的维生素 C，对某些癌症患者是有害的。有一项研究表明，一小部分白血病患者在每天服用超过 100 毫克维生素 C 后，他们的病情会恶化。[88] 韩国三星医疗中心癌症中心主任 Chan Park 博士在 2000 年 9 月于美国堪萨斯州威奇托召开的第 15 届人类功能国际会议上便提供了证据,证实了这一点。但白血病患者对较大剂量维生素 C 的反应并非一成不变的,因为如果将维生素 C 剂量增至极高水平(静脉注射),就会杀死同样的白血病细胞。

总之,迄今尚没有证据证明,摄入抗坏血酸盐,即使是大剂量抗坏血酸盐(缓冲维生素 C)会损伤 DNA,却有充分证据证明,抗坏血酸盐可以保护 DNA,减小多种类型的癌症的发病率。

结　论

我们知道,大部分营养素对癌症患者来说是有益的,但有时营养素也是一把双刃剑。因为癌细胞的生化组成、生理机能和新陈代谢都与正常细胞不同。与正常细胞相比,癌细胞对某些营养素更具有依赖性,如谷氨酰胺、蛋氨酸、葡萄糖和铁。在某些情况下,某些特殊的癌症患者有可能需要避免摄入这些营养素。

精心设计的营养计划则可以改善癌症患者的身体感觉、提高精气神、减少治疗并发症和副作用,甚至可以提高治疗本身的有效性。

很多患者因为治疗引发的并发症而不得不停止治疗。众所周知,中断治疗会大幅降低患者康复的机会。而接受精心设计的营养计划的患者几乎不会中断治疗。因为那些接受恰当营养计划的癌症患者的情绪得到了改善,精力得到了增强,所以他们的抑郁情绪会减少,心里会有更多希望感。我们知道,抑郁情绪,尤其当严重抑郁无法缓解时,会抑制免疫力,减少治愈机会。

第六章

营养和癌症治疗

当患者告诉肿瘤科医生说他们看到有人接受营养计划时，医生的反应大多大同小异。肿瘤科医生会板起面孔，正颜厉色地说："好的。但切记不能服用任何抗氧化剂。抗氧化剂会干扰治疗。"这种观念在肿瘤科医生的脑子里根深蒂固，很难转变。

我有一个患者正在某大学肿瘤中心接受治疗，当他问肿瘤科医生是否能够提供证据来证明抗氧化剂补充剂会干扰癌症治疗时，那个肿瘤科医生想了许久，然后说："证据只是间接证据。但有些证据的确能够证明它们会干扰治疗。"这就是肿瘤科医生对营养计划惯常的反应。最近，加利福尼亚州大学洛杉矶分校医学院教授、哈勃-UCLA 医学中心肿瘤内科前主任杰罗姆·布洛克博士就这场争论总结道：

> 有人认为抗氧化剂对自由基的抑制作用有可能干扰某些癌症的细胞毒性，这种想法只是单纯的、不准确的假设。[1]

我阅读了一篇于 2000 年发表在《美国营养学协会杂志》上的文章，回顾了持不同意见的双方观点和证据，并最终认为，大量证据都证明抗氧化剂对癌症患者大有裨益。[2]

具有讽刺意味的是，肿瘤科医生几乎不反对患者食用富含蔬菜，甚至榨汁蔬菜的饮食。之所以说这具有讽刺意味,是因为这些蔬菜中所含的抗氧化剂混合物无疑比那些肿瘤科医生强烈反对患者服用的抗氧化剂补充剂效用更强、种类更全面。肿瘤科医生不反对患者食用这些食物是因为他们尚未意识到这个事实。

反对服用补充剂的证据

大多数情况下,很少有人支持营养素补充剂会干扰传统癌症疗法的观念。大多数担心仅是根据营养素补充剂对正常细胞和癌细胞影响的推断。例如,我们知道,抗氧化剂可以有效地保护正常细胞免受由化疗剂和放疗导致的自由基损伤。[3]

我们还知道,单独服用小剂量维生素会加快某些肿瘤的生长速度。这一点已经被维生素 C 缺乏症、白血病和腮腺癌证实。[4]另外,患黑素瘤且服用了小剂量 β-胡萝卜素的动物也证实了这一点。[5]注意,我强调了"小剂量"和"单独服用"。当联合服用大剂量维生素时,会产生相反的效果。

我知道很多患者仅服用一种维生素,如维生素 C 或维生素 E。他们认为这样足以,因为他们所选择的维生素都是新闻中大肆宣传的最新产品。但实际上这样做不仅对癌症而且对所有退行性疾病都是很危险的。

当单独服用维生素时,维生素更易被氧化,即它们会变成自由基。维生素 C 会变成脱氢抗坏血酸——一种弱自由基。维生素 E 和类胡萝卜素也是如此。维生素和其他细胞抗氧化剂也可以联合服用。

一项研究发现,把维生素 C 当作抗坏血酸让动物服用会增加由化学物质引发的膀胱癌的概率。[6]我们再次发现,维生素的形式至关重要,因为维生素 C 的抗坏血酸形式不会增加患膀胱癌的概率。

最后,对于移植到小鼠身上的人类肺癌,大剂量维生素 B₆ 确实会促进肿瘤生长。[7]维生素 B₆ 能够抑制其他类型的肿瘤。实际上,科学研究表明,只有当单独服用抗氧化剂维生素时,才会促进肿瘤生长或干扰化疗效果。

支持服用补充剂的证据

大多数针对营养素补充剂效果的研究表明,营养素补充剂的确可以降低患癌风险,减缓已确诊癌症的生长速度,甚至是减缓某些癌症的浸润和扩散速度。那么,为什么单独服用某一维生素,尤其是服用小剂量的单一维生素会加快癌症的生长速度呢?为了完全弄清楚这个问题,我们需要返回癌症发生阶段。

癌症发生的初始阶段包括由特殊序列自由基造成的累积性 DNA 损伤。这些损伤造成癌症发生所需的基因细胞生长刺激需要很多年,甚至数十年的时间。当 DNA 修复酶出现缺陷或短缺时,这些随机突变就会加速。这有可能是由遗传、毒素损伤(如汞、氟化物或砷)、缺少抗氧化剂保护或缺少修复 DNA 所用的维生素和氨基酸所致。

在初始阶段,负责促进细胞成熟的基因也有可能发生突变。当细胞恢复至一个未成熟状态时,它就更容易成为癌细胞,即恶性肿瘤细胞。随着突变积累,细胞有可能形成癌前病变,如结肠息肉或晒伤皮肤。这些异常的细胞采集包括各种 DNA 突变。

在位于美国科罗拉多州丹佛的科罗拉多健康科学中心维生素和癌症研究中心工作的凯达·普拉萨德博士指出,这些癌前病变包括各种基因损伤细胞,这就可以解释很难将癌症的发生归咎于一种类型的基因损伤的原因。

普拉萨德博士认为,癌症发生的最后阶段对理解抗氧化剂维生素对癌症治疗的价值起着极其重要的作用。即使已经形成了癌症,进一步的自由基损伤也会使癌细胞的浸润性增强。[8] 通过抑制自由基对细胞 DNA 的进一步损伤,至少有可能阻止浸润性增强。但这一过程的作用机制尚不明确。经实验证实,抗氧化剂能够预防任何阶段的癌症演变,促进癌细胞向正常细胞的转变。

随着癌症的发生和扩散,自由基的数量也会逐渐增加。正在接受化疗的患者也面临着自由基在全身范围内大量产生的风险。从逻辑上来说,这样会增加癌症的浸润性,导致后期越来越难控制癌症的发展。这意味着,化疗无法有效杀死癌细胞或控制癌症,从而无法治愈癌症。

我们知道,一旦化疗失败,进一步控制癌症就变得极其困难,即癌症变得更具耐药性。耐药性指假设在肿瘤内部有两种基本的癌细胞混合在一起,一种癌细胞对化疗极其敏感,极易被杀死,而另一种癌细胞从一开始就对化疗极其抵抗。这便可以解释肿瘤在治疗早期阶段有可能会缩小,之后会突然迅速生长的原因。经过一段时间后,肿瘤内就仅存会迅速生长且频繁扩散的耐药性癌细胞。

目前已确定,耐药性癌细胞与敏感性癌细胞的作用机制不同,它们能够迅速将化疗药物从细胞内驱逐出去,就像它们的进入速度一样快。特殊营养素,包括很多抗氧化剂维生素,是最能有效阻止这种耐药性的。

我们可以轻易地反驳肿瘤科医生的自由基决定化疗疗效的观点。如果这是正确的,那么任何可以增加自由基产生数量的物质也都有抗癌作用。我们知道,ω-6脂肪酸虽然可以促进自由基的形成,但它们也会加快癌细胞的生长和扩散速度,增强癌症的浸润性。那些可以加重炎症的物质也是如此。正如我们所见,当将食品添加剂卡拉胶注入细胞组织内部时,会引发重度炎症,而重度炎症会在注入区域产生大量的自由基。然而,在邻近肿瘤的区域注入卡拉胶会促进肿瘤以更快的速度生长,并且扩大肿瘤的扩散范围。事实上,所形成的自由基数量通常大于大多数化疗药物所产生的自由基数量。如果自由基是化疗杀死癌细胞的主要物质,那么卡拉胶就是我们已知的、最好的一种抗癌药。反之亦然,卡拉胶也会刺激癌细胞的生长和扩散。

还需要注意在前述的白血病研究中,只有单独服用较低剂量的维生素 C 时,才会加快癌细胞的生长速度。当服用较高剂量的维生素 C 时,会杀死癌细胞。这便能够证明莱纳·斯鲍林提出的极大剂量维生素和癌症抑制理论。

更重要的是普拉萨德博士和他同事的观察结果。他们发现,当单独服用某种维生素没有效果时,混合服用多种维生素却能够抑制某些癌细胞的生长速度。例如,他们发现,混合服用维生素 A（如 13-顺-维生素 A 酸）、抗坏血酸钠、α-生育酚琥珀酸酯（维生素 E）和极性类胡萝卜素（不含 β-胡萝卜素）会大幅减缓培养皿中人黑素瘤细胞的生长速度,而单独服用相同剂量的某种维生素却没有任何作用。[9]当混合服用多种维生素治疗人腮腺癌细胞时,也得出类似的结果。最有趣的是,研究人员发现,如果在混合物中将某一种维生素的剂量加倍,会进一步加快肿瘤的生长速度。

经证实,在结肠内可溶性纤维发酵期间产生的一种名为丁酸的脂肪产品（短链脂肪酸）本身就具有强效抗癌性质。另外,它还是一种胃肠道内壁细胞的主要能量养料,可以确保胃肠道内的细胞良好地运转。当在丁酸中加入 α-生育酚琥珀酸形式的维生素 E 时,这种混合物会通过丁酸有效地抑制癌细胞的生长。[10]

通过这些研究我们可以明确得知,当混合服用多种维生素时,可以有效抑制癌症的形成。如果已患有癌症,它们则可以抑制现有癌细胞的生长、浸润和扩散速度。没有一项研究表明当混合服用维生素时会刺激癌细胞生长。

经证实,决定联合营养素抗癌疗效的最重要因素是所服用维生素的剂量以及混合服用营养素的时间。例如,当出现癌细胞时,如果混合服用两种抗氧化剂维生素,其中一种大剂量服用,另外一种小剂量服用,那么抗癌效果与单独大剂量服用某种维生素大同小异。[11]然而,我们发现,如果同时大剂量服用两种维生素,则能够有效杀死或抑制癌细胞。

那么,针对人类的研究如何呢? 遗憾的是,针对正在接受化疗的患者的研究相对较少。正如我在本书开篇部分所述,24 年来,我在治疗中一直联合使用抗氧化剂和化疗药物,从未发现抗氧化剂会干扰化疗药物的疗效。据我所知,迄今为止,还没有人,包括肿瘤科医生,发现抗氧化剂会干扰化疗药物的疗效。但我发现,当在癌症疗法中加入恰当的营养素补充剂时,疗效会得到大幅改善。

杰罗姆·布洛克博士指出,抗氧化剂已广泛应用于癌症的治疗过程中,以减少氨磷汀和顺铂、葡聚糖氮酮和多柔比星、美司钠和磷酰胺等联合化疗药物的毒性。[12]对以上化疗药物，尚没有证据证实抗氧化剂会降低治疗效果。

经三项单独的研究证实，强效抗氧化剂谷胱甘肽不会干扰化疗药物的疗效。相反，它可以增强化疗药物的抗癌效果。

癌细胞与正常细胞的作用方式不同的原因

所有混合服用多种维生素的研究发现，混合服用多种维生素仅会抑制癌细胞的生长，而正常细胞是不受影响的。这一点很重要，尤其是对儿童癌症的治疗，毕竟谁也不想妨碍儿童正常细胞的生长。即使是成人，你也不会愿意抑制那些快速频繁分裂的正常细胞，如胃肠道内壁细胞、骨髓细胞和头发毛囊细胞。

那么，为什么毒性作用仅选择性地作用于癌细胞呢？那是因为至少在某些情况下，癌细胞所含的抗氧化剂维生素的浓度比正常细胞要高得多。[13]越来越多的证据证实，这些维生素能够通过各种机制杀死癌细胞，或至少能够抑制癌细胞生长。这些机制与很多维生素的抗氧化效应无关。

这些营养素还会有选择性地改善解毒系统，而解毒系统则负责中和饮食或环境中的致癌化学物质。稍后我们会讲到，某些饮食中含有的化学物质的效用是非常强的。

从细胞水平来看，混合服用多种维生素会阻断DNA再生，导致细胞凋亡，抑制癌细胞生长的临界信号，阻断肿瘤生长、浸润和血管新生所必需的酶。另外，混合服用多种类黄酮、维生素和特殊脂肪可以有效地阻断会引发炎症、抑制免疫力以及直接刺激肿瘤生长和扩散的类花生酸的路径。因为肿瘤科医生没有意识到这些效应，才会假设营养素会干扰癌症治疗。因为癌细胞比正常细胞可以更有效地浓缩这些营养素，所以对癌细胞的抑制效果也会更强。

需要注意这些营养素不仅可以增加传统疗法中被杀死的癌细胞数量，还可以保护正常细胞免受强细胞毒素的损害。

营养素抗癌的特殊方式

我在第二章开篇就说过,医生一直在寻找一种既能够杀死癌细胞又不会损害体内正常细胞的方法,如选择性毒性疗法或靶向疗法。但遗憾的是,制药商和肿瘤科医生在这方面还没有取得显著进展。

我在整本书中都提到,很多营养素和营养素补充剂发挥作用时,的确是选择性地发挥作用。很多营养素和营养素补充剂不仅可以保护正常细胞免受治疗毒性损伤,还能改善正常细胞的健康状态。这样既可以即时性地保护细胞免受毒性损伤又可以预防诱发继发癌症——治疗本身引发的癌症。

营养素改善细胞通信

我们在第一章中看到,正常细胞彼此之间连续通信,这个过程被称为间隙连接胞间通信(GJIC)。这条通信线路可以有效预防细胞散漫无序、自由出入、不守规矩。因为我们所有的器官和组织都是由多组特别细胞组成的,如果需要细胞正常发挥功能,就必须确保这些细胞处于有序状态,严格遵从指令。而正是通过这个通信系统,这些细胞彼此帮助,坚守岗位。

人们认为,癌变的最早期变化是细胞间通信的丢失。负责保持通信联系的电话线是化学信息。其基本联系线路之一是通过一种名为 CX43 的化学物质。我们知道,在癌症早期过程中,这种化学信使会丢失或大幅减少。

好消息是,在食物中发现的多种营养素可以大幅增加这种化学信使的数量。但遗憾的是,这种作用只有在细胞彻底变为癌细胞之前才会发生。鉴于此,营养素在预防癌症方面起着最有效的作用,尤其是在预防继发癌症方面。

研究人员发现,某些类黄酮,如芹菜糖苷配基和橘皮晶可以大幅增加

CX43。[14] 芹菜糖苷配基在芹菜和西芹中的含量较高,而橘皮晶在红橘油中含量较高。另外,这些类黄酮还可以预防由强效肿瘤促进化学物质导致的 CX43 抑制作用。这 3 种类胡萝卜素,即 β-胡萝卜素、番茄红素和角黄素,在很多水果和蔬菜中都有。经证实,它们可以增加细胞内化学信使的产生数量。番茄红素是一种可以让番茄、西瓜和粉红葡萄柚颜色变红的类胡萝卜素。有很多类胡萝卜素,而人类饮食中约含有 40 多种,它们会被分解为各种代谢产物,其中多种代谢产物本身就具有抗癌作用。

营养素抑制癌症基因

关于癌症的病因,人们普遍认为细胞 DNA 出现重复性、累积性损伤导致正常细胞转化为癌细胞。尽管体内有强效 DNA 修复机制,DNA 损伤在正常细胞中也很常见,但 DNA 损伤在肿瘤细胞中要司空见惯得多。[15] 随着时间的推移,这些 DNA 损伤会不断累积。吸烟——一种强效自由基产生器,会大幅增加 DNA 累积性损伤。

尽管很多预防性研究都已证实,不管是否存在强效致癌物质,多种抗氧化剂维生素和其他营养素都可以预防癌症的发生。但在某些情况下,也收效甚微。这有可能是因为在细胞氧化期间所产生的某些受损自由基和脂质过氧化产物没有被更常见的抗氧化剂,如维生素 C、维生素 E 和类胡萝卜素清除。然而,其他抗氧化剂,如类黄酮和谷胱甘肽可以有效清除这些有害的自由基。这再一次强调了你的饮食和补充剂计划中所有的抗氧化剂维生素、矿物质和类黄酮的重要性。

经证实,某些维生素可以有效抑制正常细胞因多种致癌病毒转化为癌细胞。经证实,生育三烯酚和富含在棕榈油中的一种维生素 E 产品可以抑制埃-巴二氏病毒引发的癌症。[16] 埃-巴二氏病毒与人类淋巴瘤有关。生育三烯酚中的 γ 和 δ 分子的预防性作用最强。

经证实,类胡萝卜素和维生素 A(类维生素 A)可以有效抑制病毒、化学物质和辐射诱发的癌症。至少,部分抑制作用是由这些营养素直接作用于基因的。[17]

人们还发现,植物类黄酮也可以有效预防细胞在强效致癌物质条件下转化为癌细胞。其特别之处在于植物类黄酮可以对细胞,包括正常细胞和癌细胞产生各种影响。对正常细胞来说,它们不仅可以有效保护正常细胞受自由基损伤,还可以增强维生素的保护能力。而对癌细胞来说,它们的作用方式截然不同。它们会有效抑制癌细胞生长,甚至有可能促进癌细胞凋亡。

经证实,芹菜糖苷配基(富含在芹菜和西芹中)、山奈酚(富含在水果和银杏中)和大豆异黄酮(富含在大豆中)可以有效预防癌症的形成。经证实,表没食子儿茶素没食子酸酯——一种从绿茶中提取的物质可以有效保护 DNA 免受过氧化亚硝酸盐——一种没有被大多数抗氧化剂维生素中和的自由基导致的 DNA 损伤。[18] 其他研究显示,含咖啡因和不含咖啡因的绿茶与黑茶都可以有效地抑制强效诱变剂导致的 DNA 损伤。[19] 经证实,绿茶还可以有效抑制白血病细胞的生长。[20] 当绿茶与黑茶混合饮用时,其联合保护作用更为强大。

某些人,特别是美国南部的人不喜欢绿茶的味道,尤其是冰绿茶。若将黑茶和绿茶混合起来饮用的话,不仅可以去掉绿茶的不好味道,还可以增加混合茶的抗癌效果。事实上,绿茶与黑茶是同一种茶。只不过,绿茶是生茶,而黑茶是大多数人所认为的"茶"。

经证实,槲皮苷——富含在水果和蔬菜中的类黄酮具有保护细胞 DNA 的特殊能力。[21] 分析显示,槲皮苷聚集在细胞核的周围,提供强效抗氧化保护作用。槲皮苷是一种在水果和蔬菜中最常见的类黄酮,尤其是洋葱、茶、苹果和蔓越莓。银杏中也富含槲皮苷。

近期对 7 种类黄酮和维生素 C 进行了研究,研究证实这些植物化学物质具有保护能力。研究过程中,研究人员使用一种名为彗星实验的高科技方法来检测 DNA 损伤。[22] 在被检测的类黄酮中,最能有效保护 DNA 的 3 种类黄酮是洋地黄黄酮(富含在芹菜中)、杨梅酮(富含在黑加仑中)和槲皮苷(富含在茶、苹果和洋葱中)。虽然仅维生素 C 本身就可以保护 DNA,但保护力度不大,如果将其加入槲皮苷中,保护作用则会大幅增强。

　　如果是前列腺癌,那么另一种名为西利马林的植物提取物就可以通过影响基因活化来提供保护。研究表明,西利马林还可以有效预防其他类型的癌症,如乳腺癌、皮肤癌等。[23]西利马林是一种从草本奶蓟中提取的物质。正如我们所见,这种提取物还可以有效保护肝脏,而肝脏在化疗期间起着重要作用。

　　迄今为止,我已经讨论了植物提取物、维生素和其他单种营养素。那么全株植物,如番茄或西兰花如何呢? 事实上,全株植物已经被检测过了。总的来说,在检测的约 24 种水果和蔬菜中,有 68% 至少具有抗突变作用——它们可以保护 DNA 免受损伤。在水果中,黑莓、甜酸樱桃、黑加仑、菠萝和西瓜的保护作用最强。其次是猕猴桃、杧果、蜜瓜和李子。

　　至于蔬菜,十字花科蔬菜(如西兰花、球芽甘蓝、羽衣甘蓝和菜花)、甜菜、韭黄、山葵、洋葱、大黄和菠菜都具有强效抗突变活性能力,其次为青刀豆和番茄。

　　如果加热(烹饪)苹果、杏、猕猴桃、菠萝、甜菜、卷心菜、菜花、黄瓜、洋葱、小萝卜和大黄,它们就会丢失大部分保护性能。但如果烹饪黑莓、蓝莓、酸甜樱桃、蜜瓜、李子、球芽甘蓝、茄子、南瓜和菠菜,它们则会保持其抗突变活性。

　　总之,很多水果和蔬菜都可以有效保护正常细胞的 DNA 免受化疗等诱变剂的破坏。

营养素干扰癌细胞再生

　　在癌细胞分裂期间,为了保证大多数化疗药物的药效,应确保它们在肿瘤内的浓度处于较高水平。但遗憾的是,并非所有癌细胞都是同时进行分裂的。这意味着,某些细胞会被杀死,而当化疗药物浓度下降时,其他癌细胞就会逃脱。科学家认为,关于这个问题有两种答案:要么强迫所有的细胞同时分裂,要么长期服用大剂量化疗药物。

对多种化疗药物进行检测,确认它们是否能够迫使癌细胞同时分裂,但患者的检测结果不尽如人意。因此,我们只能选择第二种方法。现在,患者不得不长期服用化疗药物,持续时间从数周至数月不等。在某些情况下,持续服用化疗药物的时间甚至超过数年。

对患有某些特殊肿瘤的患者来说,会在其体内植入可以向肿瘤连续注入高浓度化疗药物的特殊泵。但这种方法在最开始时并没有成功,最终肿瘤会变得具有耐药性,通常会以更快的速度连续生长。

通过这种方法延长治疗的问题是,它也会增加出现并发症的可能性,尤其是长时间免疫抑制。营养不良的患者和/或患晚期癌症的患者更容易在治疗期间出现并发症。

经证实,很多植物化学物质,如芹菜糖苷配基、染料木黄酮、姜黄素、绿茶提取物和吲哚-3-甲醇可以预防癌细胞分裂,但又不会影响正常细胞。这不仅能减缓肿瘤的生长速度,还能够让化疗药物有更多时间杀死癌细胞。

经证实,维生素 E 琥珀酸酯也能够阻止癌细胞再生,但不会影响正常细胞再生。混合使用维生素 E 琥珀酸酯和 β-胡萝卜素对培养皿中的黑素瘤、前列腺癌、口腔癌、肺癌和乳腺癌的癌细胞具有相同的作用。

营养素导致细胞凋亡

人体细胞具有自我保护的功能。当自由基损伤达到危险水平时细胞要么减缓生长速度,从而有更多时间进行 DNA 修复;要么激活内置的自杀基因,以杀死变异细胞。

通常来说,一旦 DNA 损伤严重到将细胞转化为癌细胞,那么细胞就会选择自杀,从而保护我们,避免过快产生癌细胞。然而问题是,DNA 损伤激活癌症基因(致癌基因)的同时也会频繁损伤自杀基因,从而降低保护性能。蛋白53(p53)和蛋白21(p21)是两大主要自杀基因,但仍有更多的自杀基因等待被发现。

专家认为,恢复这些自杀基因有可能让我们消除癌细胞,避免进一步的干扰。但事实上,很多癌症化疗药物和放疗也取决于自杀的癌细胞的增加数量。经证实,多种营养素提取物也可以有效地恢复这些有益的自杀基因。

一项研究发现,与化疗药物效果一样,绿茶提取物(儿茶酚和表没食子儿茶素没食子酸酯)和柿子提取物也会导致人类淋巴性白血病细胞自发死亡的数量增加。[24] 区别在于,这些提取物不会导致正常细胞死亡。事实上,它们会再次激活自杀基因。经证实,姜黄素对乳腺癌细胞具有相同作用。姜黄素的服用剂量越大,杀死癌细胞的效果就越明显。我需要再次强调,类黄酮对正常细胞没有任何影响。

经证实,芹菜糖苷配基、洋地黄黄酮、槲皮素以及在很多水果和蔬菜中发现的类黄酮都可以恢复自杀基因。经证实,中药人参也可以激活癌细胞内的p53 和 p21 自杀基因。维生素 E 琥珀酸酯也具有相同效用。

白藜芦醇——一种葡萄皮提取物可以激活凋亡基因,从而有效杀死癌细胞。另外,它还可以通过雄激素来阻断 DNA 激活,从而抑制前列腺癌生长。某些营养素混合物的效用甚至更强。例如,维生素 E 琥珀酸酯和视黄酸(维生素 A)混合物既能够有效杀死培养皿中的人 B 淋巴瘤细胞,又能够保护正常的淋巴细胞。

经证实,维生素 E 琥珀酸酯不但能够改善化疗药物阿霉素抵抗培养皿中的前列腺癌细胞的抗癌效用,还能够改善三苯氧胺、顺铂、DTIC、干扰素-α2b、5-FU 和环磷酰胺抵抗癌细胞的效用。

动物癌细胞的培养研究显示,槲皮苷不但可以增加顺铂和其他药剂的疗效,还可以减少化疗毒素对正常细胞的影响。研究证实,在治疗乳腺癌时,如果出现耐多种化疗药物(多药耐药)的情况,槲皮素则能够大幅增加柔多比星的疗效。ω-3 脂肪酸组分 DHA 既能促进癌细胞凋亡,又能保护正常细胞。

营养素抑制癌症依赖性酶

一旦出现癌细胞,就会在细胞内产生重要的生长酶,其中一种为鸟氨酸脱羧酶。这种酶负责产生一种名为聚胺的细胞生长蛋白。经证实,鸟氨酸脱羧酶的活性决定了某些癌症发展的速度,即癌症的浸润程度。高酶活性与肿瘤快速生长有关,低酶活性与肿瘤慢速生长有关。

经证实,多种类黄酮和植物提取物都可以有效抑制这种癌症生长酶。这些类黄酮和植物提取物包括绿茶提取物(儿茶素没食子酸酯)、芹菜糖苷配基、类维生素、姜黄素、染料木黄酮和异硫氰酸盐(在西兰花中发现)。实际上,其中多种甚至在使用促癌化学物质时,都可以抑制这种酶。

专家认为,这可以在一定程度上解释富含水果和蔬菜的饮食是如何预防癌症发生,并干扰已形成癌症的生长速度。正如我们所见,越来越多的科学证据证明水果和蔬菜提取物不仅可以预防癌症,而且可以治疗癌症。

另一种关键酶是酪氨酸激酶,这种酶负责产生一种名为表皮生长因子的强效物质。当激活这种物质时,表皮生长因子会促进癌细胞浸润周围的正常组织。多种营养素补充剂能够抑制这种酶,减缓肿瘤的生长速度。

很多酶,如蛋白激酶 C、磷脂酶 A2 和上述提到的酶都对癌细胞的生长和扩散起着重要作用,成为癌症治疗目标之一。很多营养素都可以有效抑制癌症依赖酶。

例如,在一项 8 种不同的天然产品的研究中,研究人员发现植物类黄酮槲皮苷和洋地黄黄酮最能有效抑制癌症抑制酶。[25] 其他研究证实,芹菜糖苷配基、染料木黄酮和山奈酚也非常有效。[26] 芹菜糖苷配基不仅可以抑制酪氨酸激酶,还可以抑制局部异构酶。局部异构酶是某些抗癌药的目标。[27] 这里推荐一种机制,即植物类黄酮和维生素混合物可以增强化疗药物的疗效。这些高浓度强效抗癌类黄酮可在蔬菜搅拌汁中发现。

大多数类黄酮都已在水果和蔬菜中发现,但如我之前所述,某些类黄酮在特殊水果和蔬菜中的含量较高。这就是必须食用各种水果和蔬菜,而不是仅凭自己的喜好食用的原因。某些草药也富含某些类黄酮。例如,银杏中含有多种强效抗癌类黄酮,如槲皮苷、山奈酚和芹菜糖苷配基。

另一种促进癌细胞生长的关键酶是蛋白激酶 C。因为蛋白激酶 C 对控制癌细胞生长至关重要,所以我们应该更关注如何抑制这种酶。类黄酮非瑟酮、非瑟酮、芹菜糖苷配基、杨梅酮和洋地黄黄酮都可以有效抑制这种酶。[28] 我再次强调,所有类黄酮都蕴含在常见的水果和蔬菜中。表没食子儿茶素没食子酸酯、表儿茶素、高良姜素和山奈酚对抑制蛋白激酶 C 起着中度作用。

在一项研究中,研究人员检测了 15 种类黄酮在抵挡由化学物质诱发的癌细胞方面的能力。他们发现姜黄素、芹菜糖苷配基、山奈酚和染料木黄酮能够有效抑制蛋白激酶 C,将癌细胞转化为更成熟的细胞,即癌性较小的细胞。[29] 这就可以解释与饮食以肉、"有害"脂肪酸和碳水化合物为主的人相比,那些患癌但饮食中富含水果和蔬菜,尤其是蔬菜的患者体内的肿瘤浸润性更小、更不易扩散的原因。

维生素 E 也被证明能够有效抑制蛋白激酶 C。[30] 其中,d-α-生育酚琥珀酸酯形式的维生素 E 对这种生长促进酶的抑制效果最好。[31] 这再次强调了服用维生素的正确形式的重要性。通常在药店和折扣批发商店出售的维生素 E 醋酸酯对这种肿瘤生长促进酶的作用不大。

另外,混合服用类黄酮(如蔬菜或补充剂)、维生素和其他植物营养素会大幅增加它们的抗癌效果。人们推测,混合服用这些营养素的效果不仅是相加效应,而且是协同增强效应。

营养素抑制炎症

不久前,(美国)国家媒体刚刚宣布了一项新的发现。如果女性每天服用 1 粒阿司匹林,那么她们患肺癌的概率会比不服用阿司匹林的女性少一半。如前所述,乳腺癌和结肠癌皆如此。那么如何解释这一近乎神奇的效果呢?

当细胞变成癌细胞时,它们会刺激某些类型的类花生酸产生,尤其是 PGE2。这些类花生酸可以抑制免疫系统功能、增加炎症。不论在何种情况下,它们都会促进癌细胞生长。虽然最终产生这些促癌物的生物化学反应非常复杂,但主要是一种从癌细胞膜中释放出来的名为花生四烯酸(一种癌症肥料)的特殊脂肪酸在起作用。而正是蛋白激酶 C 使这一切发生。就饮食而言,所有的有害化合物都来自 ω-6 脂肪酸。

一旦花生四烯酸进入细胞,另外两种酶就会与它发生作用,产生各种类型的类花生酸,尤其是 PGE2。这些酶,包括环氧合酶(COX)和脂肪氧合酶(LOX)都在这个过程中起着关键作用。越来越多的癌症,如前列腺癌、结肠癌、子宫内膜癌、宫颈癌、肺癌、神经胶质瘤和乳腺癌中这种酶的含量都有所增加。实验研究显示,如果能够抑制这些酶,就可以终止癌细胞的生长或大大减缓其生长速度。这些酶(尤其是 COX),是阿司匹林和非类固醇类消炎药的攻击目标。

经证实,可以阻断 COX 的药物对结肠癌患者尤其有效。各种实验研究都已证实,阻断 COX 不仅可以预防癌症,还可以抑制癌细胞生长。COX 至少有两种形式,COX-1 和 COX-2。COX-2 会极大地促进癌细胞生长。

经对实验动物的研究显示,刺激 COX-2 会极大地加快癌细胞的生长速度。研究人员在最近的一项小鼠研究中发现,即使注射极稀浓度的强力炎性海藻提取物卡拉胶也会大幅增加植入性癌的恶性程度。[32] 卡拉胶能够有效激活 COX-2。

这可以说明我们之前所述的内容,即体内炎症和癌细胞大幅扩散的可能性之间存在着密切关系。因此,如果体内存在较多炎症化学物质(花生四烯酸、ω-6 脂肪酸、COX-2、LOX 和 PGE2),就会产生更恶劣的不良预后。

与 COX-2 相比,LOX 居于次要地位。LOX 会产生白细胞三烯——一种炎症物质。有证据证明,LOX 还可以促进某些类型的癌症发生。一项由日本研究人员进行的乳腺癌研究发现,当小鼠处于强效乳腺癌致癌物质条件下时,如果使用选择性地阻断了含 LOX 的药物进行治疗,则会有效抑制乳腺癌的发生。[33] 这项发现的重要意义在于,用来预防炎症的大多数药物不会阻断 LOX。阻断 LOX 和 COX-2 甚至有可能减缓癌细胞的生长速度。虽然阿司匹林和其他关节炎药物不会抑制 LOX,但是类黄酮可以帮助抑制这种酶。类黄酮槲皮苷尤其具有强抗癌作用。

我们已经知道,有多种植物类黄酮是这些酶的有效阻滞剂,如:

- 阿曼托黄素——抑制 COX

- 芹菜糖苷配基——有效抑制 LOX 和 COX

- 姜黄素——强效抑制 COX

- 山奈酚——抑制 LOX 和 COX

- 槲皮苷——主要抑制 LOX

某些乳腺癌会产生大量由 COX-2 产生的 PGE2。这些癌症的分析结果显示,雌激素敏感乳腺癌细胞内含有大量 COX-1 和极少量 COX-2,而非雌激素敏感乳腺癌细胞内则含有大量 COX-2 和极少量 COX-1。[34] 这个分析结果极其重要,因为非雌激素敏感乳腺癌细胞——不需要雌激素促进生长的乳腺癌——比雌激素敏感乳腺癌的浸润性更强。

多项高度转移性乳腺癌的动物研究证实,抑制 COX-2 可以减缓肿瘤浸润、扩散和血管新生的速度。[35] 很多蔬菜和水果类黄酮都可以有效抑制 COX-2 和 LOX,这也许可以解释它们具有强效抗癌性的原因。没有化疗药物能够抑制促癌酶。

前列腺癌细胞也会产生大量 COX-2。一项对前列腺癌患者的检查发现,他们的前列腺会一直分泌异常含量的 COX-2,而不分泌 COX-1。[36] 这说明,抑制 COX-2 不仅可以治疗现有的前列腺癌,还有可能预防癌症的形成。我们知道,甚至感染了炎症的前列腺也有较高含量的 COX-2。

强化 COX-2 的激活作用、恶化癌症恶性程度的一种方法是不断刺激血管新生,即产生肿瘤血管。[37] 这种方法已经被前列腺癌和其他癌症所证明。正如我们在第二章中所见,抑制血管新生可以有效抗癌。

那些遗传了家族性息肉病的人更容易患结肠癌,因为他们的体内会产生大量结肠息肉。多项临床研究和动物研究显示,那些抑制 COX-2 的药物不仅可以有效减少这些癌前息肉的数量,还可以减少患结肠直肠癌的概率。[38]

通常来说,结肠内壁细胞不具有 COX-2 高酶活性。然而,患慢性炎性肠病,如溃疡性结肠炎的患者体内通常具有 COX-2 高酶活性,从而面临较高的患结肠直肠癌的概率。因此,当出现炎症时,COX-2 的含量会增加。正如我们所见,慢性炎症通常会导致各种类型的炎症发生。[39]

一项针对 117 名患卵巢上皮性癌患者的研究发现,如果卵巢癌患者体内的 COX-2 含量增加,就会出现不良预后,尤其是 60 岁以下的女性更为明显。[40]

虽然人们一直关注 COX-2,但有证据证实,至少两种类型的宫颈癌,即鳞癌和腺癌是由 COX-1 诱发的。[41] 研究表明,发挥作用的是宫颈癌中含量最高的 COX-1。如果阻断这种酶,那么癌症要么不会发生,要么生长极其缓慢。类黄酮能够抑制 COX-1 和 COX-2。

作为一名神经外科医生,我尤其关注 COX-2 在脑瘤中的表达,特别是在胶质瘤类脑肿瘤中。实际上,神经胶质瘤内的 COX-2 含量会增加。事实是,肿瘤恶性程度越高,COX-2 的含量就越高。[42] 多形性胶质细胞瘤就是很好的例证,因为在这种胶质瘤内的 COX-2 含量是极高的。另外,肿瘤内的 COX-2 激活细胞比例越大,预后情况就越严重。有证据证实,COX-2 抑制剂可以减缓恶性神经胶质瘤的生长速度。[43] 使用营养素来抑制这些酶的另一个好处是,与关节炎药物和阿司匹林相比,营养素不会损害肝脏或肾脏,也不会导致胃出血。

研究发现,一种名为阿曼托黄素的银杏叶组分在抑制 COX 疗效方面与吲哚美辛——一种强效非类固醇类消炎药的疗效相同。[44] 姜黄素也是一种极有效的 COX 抑制剂。这可以在一定程度上解释姜黄素具有强效抗癌效果的原因。

另一项研究发现,植物类黄酮芹菜糖苷配基、染料木黄酮和山奈酚都是极有效的 COX-2 活性抑制剂。[45] 在这 3 种类黄酮中,芹菜糖苷配基的疗效最强。虽然芹菜糖苷配基蕴含在很多蔬菜中,但在芹菜中的含量较高。联合服用这些类黄酮比单独服用的疗效要好。另外,联合服用芹菜糖苷配基和槲皮苷可以最大限度地抑制 COX 和 LOX。这一点对某些乳腺癌和宫颈癌尤其重要。

总之,如果患者的饮食中富含水果、蔬菜和 ω-3 脂肪酸,并且 ω-6 脂肪酸的含量较低,那么患者的癌细胞就会大幅减少。该结论有充分的科学依据。

营养素抑制肿瘤浸润

由第二章的内容,我们得知,如果肿瘤想要浸润周围的组织,就必须具备两种特殊的腐蚀酶,即基质金属蛋白酶-2(MMP-2)和基质金属蛋白酶-9(MMP-9)。经深入研究证实,这些酶对癌症患者的病情起着重要作用。实验研究表明,通过抑制这些酶,我们可以终止癌细胞浸润和扩散。

多种天然产品可以降低 MMP-2 和 MMP-9 的含量。其中最简单地减少这些浸润酶的方法就是减少有害脂肪的摄入量。研究表明,如果饮食中富含亚麻酸,就会增加浸润性乳腺癌(雌激素-受体-阴性癌)中的 MMP-2 含量。[46] 前列腺癌也是如此。增加饮食中的 ω-3 脂肪酸可以消除产生蛋白酶的刺激物,帮助控制癌症。

另一种蛋白酶的强效抑制剂是姜黄素。使用姜黄素抵抗具有强效浸润能力的人类癌症的实验表明,姜黄素能够有效抑制 MMP-9,从而大幅减少肿瘤浸润。[47] 姜黄素的另一个好处是,它能够改善正常组织的愈合能力。如果你要接受外科手术,这一点是非常重要的。[48] 经证实,植物类黄酮洋地黄黄酮和槲皮苷也能够有效抑制 MMP-2 和 MMP-9。[49] 洋地黄黄酮在芹菜和洋蓟提取物中含量较高。

营养素阻断血管生成

尽管我对血管生成(新的肿瘤血管生长)所知甚少,但仍必须继续深入研究营养素是如何在血管生成过程中发挥重要作用的。在某些情况下,癌细胞会浸润正常血管。血管周围的基底壁越坚固,癌细胞进入血管的难度就越大,癌症扩散的概率就越小。一种在葡萄籽提取液和碧容健中发现的名为儿茶酚的类黄酮能够有效提高基底膜抵抗肿瘤浸润的能力。[50] 如果能够加固这一屏障,则可以降低癌症扩散的概率。因此,你应该马上加固这些血管。

另外,你还应该避免摄入所有会促进血管生成的物质。最近一项研究发现,即使是被植入肿瘤的动物,尼古丁也能够极强地刺激血管生成。[51] 如果动物服用尼古丁,那么它们的肿瘤会比不服用尼古丁的动物大得多。这说明,尼古丁能够刺激产生新血管所需的所有生长因子。这意味着,不管肿瘤尺寸多小,吸烟对一个体内已经出现肿瘤的患者尤其危险。即使是使用可以帮助人们戒烟的戒烟贴也会促进肿瘤生长。

尽管我们尚未掌握血管生成的准确机制,但我们已经知道二十烷系在血管新生过程中起着重要作用。二十烷系是一种包含 COX 和 LOX 的脂肪酸改变系统。该系统的 3 种主要产物,即 PGE2、PGE12 和 15-HETE,在该过程中起着主要作用。这些类激素(旁泌性)化学物质会促进婴儿的血管生长。

有充分证据证明,类花生酸的抑制作用在 ω-3 脂肪酸产物 DHA 抑制血管生成过程中起着主导作用。[52] 这也可以在一定程度上解释为什么富含 ω-6 脂肪酸的饮食会大幅提高癌症生长和扩散速度,因为这种脂肪酸可以大幅增加 PGE2、PGE12 和 15-HETE 的产生数量。

食用植物中的类黄酮也能够抑制血管生成。一项早期研究发现是,染料木黄酮——一种从大豆中提取的物质,可以有效抑制血管生成。这让大豆产品作为癌症生长抑制剂得以广泛推广。一个不太为人所知的事实是,还有另外 6 种类黄酮实际上可以更有效地抑制血管生成,而不会像染料木黄酮那样产生严重的负面影响。[53] 更为常见的是芹菜糖苷配基和洋地黄黄酮,这两种物质在芹菜中的含量较高。

做以下两件事情可以大幅减少肿瘤血管生成:调整饮食中 ω-6 脂肪酸和 ω-3 脂肪酸的比例,增加蔬菜的摄入量。尽管有额外的补充剂也可以减少肿瘤血管生成,但这两件事情是基础。

营养素具有抗激素作用

激素可以刺激某些癌症生长,尤其是乳腺癌和前列腺癌。另外,有证据证明,雌激素可以促进结肠直肠癌的形成和扩散。在这种情况下,一种名为芳香化酶的酶可以促进结肠癌的雌激素酮产生。雌激素酮是 3 种主要雌激素中的一种形式。这一过程是通过在细胞内部将睾酮转变成雌激素化合物而完成的。芳香化酶也对乳腺癌和前列腺癌起重要作用。

研究人员根据一项针对 4 种化合物的研究发现,其中 3 种——槲皮苷(一种类黄酮)、三苯氧胺(一种化疗药物)和雷洛昔芬(一种用来预防绝经后骨质疏松症的药物)——可以有效抑制芳香化酶的活性。针对结肠癌和乳腺癌的研究也发现,槲皮苷可以抑制肿瘤生长。

还有一项发现令人大为吃惊,即染料木黄酮实际上也可以增加芳香化酶的活性。这样就会加快肿瘤的生长和扩散速度,这一点已被证实。最近,伊利诺伊大学食物科学和人类营养学院的克林顿·奥尔雷德博士和他的同事进行了一项研究并发现,从大豆中提取的染料木黄酮会大幅加快小鼠体内乳腺癌的生长和扩散速度。[54] 这就是我提醒无论男女都要避免摄入豆制品的原因之一。

另外,经证实,当摄入大量豆制品的女性进行乳腺活组织检查时,会促进乳房导管组织生长,而乳房导管组织是大多数乳腺癌的致病因。[55]

乳腺癌内的芳香化酶含量和肿瘤生长之间的关系十分密切,因此,芳香化酶已成为肿瘤研究人员的主要研究目标。俄罗斯彼得罗夫肿瘤学研究所的一项研究调查了 50 名患乳腺肿瘤的女性。研究发现,芳香化酶含量、肿瘤尺寸和肿瘤细胞分化程度之间存在直接关系,即芳香化酶的活性决定了肿瘤的浸润程度。[56]

这些芳香化酶的研究结果非常重要,因为这决定了血液中的雌激素含量是否正常,甚至更低。但是,如果乳腺组织内产生的雌激素含量较高,就更容易发生癌症。当癌症发生后,就更容易加速生长和扩散。弗吉尼亚大学医学院的科学家发现,当正常乳腺组织受到激素刺激时,会使芳香化酶含量比正常含量高出 10 000 多倍[57],从而使乳房内的雌激素处于极高水平。

这个发现非常重要,因为大多数医生只会测试血液中的雌激素水平。如果血液中的雌激素处于正常水平,会给医生和患者一种错觉,认为它们是安全的。但不幸的是,还没有相关实验可以测试乳房内这种酶的含量或它所产生的激素。

乳腺导管液内的雌激素浓度通常比血浆内的雌激素浓度高约 40 倍。[58] 好消息是,很多植物类黄酮都可以抑制芳香化酶。经证实,类黄酮芹菜糖苷配基和拟雌内酯也可以抑制乳腺癌细胞和前列腺癌细胞。另一项研究检测了对雄激素、黄体酮和类固醇极其敏感的乳腺癌细胞和前列腺癌细胞,发现芹菜糖苷配基、柚苷配基和其他 11 种类黄酮都可以阻止这些激素刺激癌细胞。[59] 这意味着,很多植物类黄酮都可以阻止雌激素对癌症生长的刺激。

经证实,有些类黄酮,如槲皮苷、柚苷配基和山柰酚可以抑制雌激素与其受体结合。[60] 这能够阻止雌激素对乳腺癌的生长刺激作用,至少在乳腺癌组织培养皿中是这样的。关于患乳腺癌患者是否也是如此,我们尚未证实,然而这可以在一定程度上解释富含水果和蔬菜的饮食能够降低患激素敏感性癌症概率的原因。染料木黄酮和槲皮苷之间的区别在于,二者都属于雌激素受体弱刺激物质,但是染料木黄酮能够刺激芳香化酶产生,而槲皮苷与山柰酚一样,能够抑制芳香化酶的产生。

研究人员利用动物和人类的芳香化酶产生组织,发现芹菜糖苷配基抑制酶的能力比标准芳香化酶抑制剂高 8.7 倍,而槲皮苷抑制酶的能力比标准芳香化酶抑制剂高 1.5 倍。[61]

迄今为止,芹菜糖苷配基和山柰酚这样的强效芳香化酶抑制类黄酮尚未制成补充剂提取物。这意味着,我们必须依赖蔬菜榨汁或搅拌汁来获取芹菜糖苷配基和山柰酚,因为蔬菜中富含这些类黄酮。羽衣甘蓝、萝卜叶和西兰花中富含山柰酚;葡萄柚中富含柚苷配基;芹菜和西芹中富含芹菜糖苷配基。

营养素作为螯合剂

正如我们已经讨论的,铁能够强效刺激癌细胞的生长、浸润和扩散。这是因为铁对合成 DNA 的酶核苷酸还原酶的功能有很大影响。1992 年进行的一项将小鼠置于致癌剂下的研究显示,与那些体内铁含量正常的小鼠相比,铁缺乏的小鼠患乳腺癌的概率会低得多。[62]

众所周知,很多类黄酮和植物化合物可以将铁从组织内排除,并防止铁的吸收。最有效的类黄酮和植物化合物包括:

- 姜黄素
- 绿茶,尤其是黑茶
- 橘皮苷
- 柚苷配基
- 肌醇磷酸-6
- 槲皮苷

单纯通过营养素就可以控制铁含量。将多余的铁从你体内排除最好的方式就是增加饮食中的肌醇磷酸-6。肌醇磷酸-6 是蕴含在谷物、土豆和很多其他食物中的天然物质。这些化合物通过螯合作用与铁紧密结合,以防止铁产生有害作用。

一种特别有益的补充剂是肌醇磷酸-6(IP-6),它能将肌醇磷酸-6 与肌醇结合在一起。我们之前就知道,肌醇可以抑制癌细胞的生长。当在饮食中加入联合补充剂后,它们会相互结合,将食物中的铁移除,防止铁吸收。空腹服用补充剂后,补充剂会被吸收,且与铁螯合,将铁排除至血液和组织外,尤其是癌组织外。肌醇磷酸-6 会强烈刺激体内的自然杀伤细胞和辅助 T 细胞。这些细胞是免疫系统用来杀死癌细胞的主要细胞。因此,你会从中双重受益。由于联合补充剂的铁螯合作用非常强大,所以常用来治疗血色沉着病。

不久前,研究人员发现,即使某些患缺铁性贫血的女性服用了铁补充剂,但缺铁的状况仍未得到改善。另外,他们还发现,这些女性平时喝茶过多。大多数铁补充剂是随餐服用的。这说明,茶中含有能够紧密螯合铁的化合物(儿茶酚),因此可以防止铁吸收。

这项早期发现显示,很多类黄酮都能够螯合铁。最能有效螯合铁的类黄酮是叶黄素、橘皮苷、槲皮苷和柚苷配基。这些类黄酮都可以作为单独补充剂购买。经验证，其他具有有效铁螯合作用的类黄酮包括芹菜糖苷配基、非瑟酮、花旗松素和香叶木苷。这些类黄酮都是水果和蔬菜中常见的物质。[63]

也许正是在蔬菜中发现的这些类黄酮的铁螯合性质可以解释该发现，即蔬菜与红肉同食可以减小因食红肉而患癌的概率。因为蔬菜中的类黄酮能够与红肉中的铁相螯合，从而防止铁吸收。

一旦铁被吸收，类黄酮也能螯合存留在组织内的自由铁。通常来说，当癌细胞开始生长时，身体会迅速螯合过量的铁，形成铁蛋白，防止铁进入癌细胞。类黄酮可以在此过程中发挥作用。

那么问题是：摄入过多的蔬菜会不会导致缺铁性贫血？经深入研究证实，食物中的类黄酮会吸收适量的铁，以预防贫血。总的来说，如果铁储量严重缺失，会导致临床上的严重贫血，但茶中蕴含的类黄酮例外。如果每餐都饮茶，会产生贫血。

营养素改善解毒作用

在第二章中，我说明了肝脏解毒系统的重要性不仅在于可以预防癌症，还在于可以排除传统癌症疗法期间产生的有毒废物。因为化疗药物的效用极大，它们不仅会损伤肝细胞，还会损伤体内其他细胞。尽管所有的细胞中都含有解毒系统，但肝细胞的解毒系统的效用是最强的。

很多医生会假设肝脏的解毒系统运转良好，但这并不是事实，因为传统的肝实验是根据正常肝脏进行的。肝脏解毒系统是一个极其复杂的生化工厂。它包含多个部分，每个部分都必须在最佳状态下工作，才能保护你免受化疗药物和环境毒素的损害。

正如之前所述，肝脏的解毒机制可以分为两个主要阶段——第 1 阶段和第 2 阶段。这两个阶段必须相互协调，才能充分保护你。如果第 1 阶段运转良好，但是第 2 阶段的某些或所有运转状况低于标准状况，那么毒素就会累积。这两个阶段的功能都可以通过服用营养素补充剂的方式得到改善,如类胡萝卜素、吲哚-3-甲醇和姜黄素。除此之外,也可以食用富含十字花科蔬菜的饮食。

在某些情况下,如果能够抑制第 1 阶段,则可以减少患癌风险。这是因为当完全无害的化学物质被转化为危险的致癌物质后,这个阶段的酶就可以发挥解毒作用。最重要的是,这是在解毒第 2 阶段内发生的事情。第 2 阶段的主要目标是将从第 1 阶段传过来的毒素和直接接触到的毒素转化为水溶性物质,从而使这些物质更易从体内排出。根据在第二章讨论的杀虫剂和除草剂内容,我们知道,脂溶性化学物质会长期存在于体内脂肪中。

第 1 阶段含有多个生化途径,如谷胱甘肽、硫酸盐、甘氨酸和葡糖苷酸的使用。每一个途径发挥各自的作用。例如,甘氨酸的使用主要用来排出体内的水杨酸盐(如阿司匹林)和苯酸盐。苯酸盐常用作食物防腐剂。对于乙酰氨基酚、神经递质、甾类激素和某些处方药,则起着硫酸盐化作用。

所有体内的解毒机制,包括肝脏和单独细胞的解毒机制都依赖营养素。例如,如果食物中的硫酸盐摄入量不足,则会严重影响第 2 阶段。另外,不仅在饮食中增加所需的营养素补充剂可以改善解毒机制,服用其他规定营养素也可以改善或抑制解毒过程的某些部分。例如,多种植物化学物质,包括白藜芦醇、槲皮苷、芹菜糖苷配基、白杨素、阿魏酸、绿原酸、异硫氰酸盐和吲哚-3-甲醇都可以抑制第 1 阶段中的各种蛋白 450(p450)酶。[64] 这能够有效地预防致癌物质的产生。

尤其重要的是,食用植物中的植物化学物质能够促进第 2 阶段解毒,因为第 2 阶段在中和各种类型的毒素方面起着最重要作用。十字花科蔬菜中的吲哚-3-甲醇和异硫氰酸盐可以有效促进第 2 阶段解毒。西兰花芽中的异硫氰酸盐含量是成熟西兰花中的 100 倍,所以西兰花芽的效用尤其强大。

从橘子中提取的橘皮素被证明能够增强第 1 阶段某些酶的效用,而姜黄素、虾青素和角黄素能够增强第 1 阶段和第 2 阶段的某些酶的解毒效用。[65] 后两者,即虾青素和角黄素是大多数水果和蔬菜所含的类胡萝卜素。

161

从葡萄柚中提取的柚苷配基是抑制第 1 阶段的酶最有效的物质。那些食用大量葡萄柚或饮用葡萄柚汁的人发现，葡萄柚中富含咖啡因的说法其实有些夸大其词，因为类黄酮可以抑制咖啡因解毒。这在一定程度上可以解释葡萄柚抗癌的原因。乍一看，这似乎很奇怪，通过抑制第 1 阶段的解毒酶，柚苷配基可以防止无害环境化学物质，甚至弱致癌物质转化为强致癌物质。

有些人天生解毒能力就差。经证实，这会增加患癌风险。[66] 这类人对很多药物都很敏感，他们所需要的剂量要比正常剂量小得多。对他们来说，确保其解毒的效用不会受到太大影响非常重要。

在化疗或放疗期间，由细胞损伤导致的毒素负荷非常严重，会危及生命，所以在此期间要确保你的解毒活性处于峰值状态。

正如我在本章前文中所述，乳房导管中含有可以产生大量雌激素（雌二醇）的细胞，而血液中的雌激素保持在正常水平。在这种情况下，肝脏解毒的效用不大，因为雌激素的毒性水平限于乳房内，而不在血液中。通过营养方法提高肝脏和细胞的解毒能力，可以增强身体的解毒能力。

另外，胃肠道在解毒过程中也发挥着重要作用。据估计，在人的一生中，胃肠道消化的食物会超过 25 吨。[67] 胃肠道还会处理大量环境毒素、药物和在结肠内产生的毒素。所有这些毒素都由肝脏负责解。

通常来说，肠腔细胞内壁都含有各自的强效解毒酶。但在化疗和异常放疗期间，这些细胞会严重受损。这不仅会大幅减弱肠道的解毒作用，还会增加肝脏内的毒素负荷，因为肠道内的正常屏障会严重受损。

鉴于此，在传统疗法期间保护和修复肠道细胞至关重要，这一点已在第三章中说明过。肠道内的大量毒素也会超过第 1 阶段酶和第 2 阶段酶的负荷，导致肝脏解毒系统严重受损。

另外，传统癌症疗法以及使用抗生素或类固醇会严重破坏正常结肠细菌，导致致病生物过度生长。这些致病生物通常会释放强效毒素，从而增加肝脏解毒负荷。在此再次强调，这就是癌症患者必须选择健康、平衡饮食的重要原因。

结 论

在本章中,我们发现,那些肿瘤科医生担心营养素会刺激肿瘤生长和干扰传统癌症疗法的证据是站不住脚的。大量研究证实,只有当单独使用小剂量维生素时,才会促进肿瘤生长。即使是这些案例也缺乏一致性。例如,研究显示,即使使用合成 β-胡萝卜素,也能抑制癌症。迄今为止,尚没有证据能够证明使用天然 β-胡萝卜素,尤其是与其他抗氧化剂联合使用时,会刺激癌细胞的生长。维生素 E 也是如此。

正如我们所见,当使用合成 β-胡萝卜素时,其他更强效的类胡萝卜素,如叶黄素和角黄素在重要组织内的含量会减少。单独使用大剂量合成 β-胡萝卜素也会如此,这样会降低组织和血浆中的维生素 E 的水平。[68]另外,通过对市场上出售的合成 β-胡萝卜素补充剂进行检测发现,多个品牌的合成 β-胡萝卜素补充剂中根本不含完整的 β-胡萝卜素。

那么,为什么在几乎所有的癌症预防和治疗中还要使用合成 β-胡萝卜素呢?原因令人不可思议——它比较便宜,以及生产补充剂的公司经常把它们捐赠给研究人员。尽管人们都知道合成产品比天然产品的抗癌效用弱。[69]事实上,使用合成维生素进行的实验和研究都是无效的。

很早之前,我们就知道,当单独使用抗氧化剂维生素时,尤其是在促进自由基高速率产生和脂质过氧化反应条件下,如主体是吸烟者或酗酒者,它们会被氧化。这些维生素被氧化后就会变成自由基。如果它们能够累积,就会像其他自由基一样损害细胞。

因为维生素 C 能够有效刺激铁激活自由基,所以在防止抗氧化剂维生素被氧化时,应特别注意抗坏血酸和抗坏血酸盐,这就是体内的多余铁会增加患癌风险和其他退行性疾病的原因。其中最重要的是饮食中的维生素 C 浓度。例如,针对动物的研究显示,如果饮食中仅含有微量维生素 C 的被试在铁含量很少的情况下,也会发生高脂质过氧化反应。当动物服用大剂量抗坏血酸盐后,脂质过氧化反应会大幅减少。

这说明,我们应该确保体内的维生素 C 含量处于较高水平,以防止铁的损害作用。我们需要记住,维生素 C 能够增加肠道对铁的吸收。在血色沉着病遗传条件下,铁吸收会过度,从而导致矿物质含量过高。在这种情况下,铁产生自由基的能力就会超过维生素 C 清除自由基的能力。维生素 C 和维生素 E 的联合抗氧化剂能够解决这个问题,因为营养素能够预防彼此被氧化,即维生素 E 能够帮助恢复维生素 C,而维生素 C 能够帮助恢复 α-生育酚。

然而,营养素混合物的抗癌效用不仅取决于它的抗氧化效应。正如我们所见,它还取决于多种癌细胞生长必不可少的重要生化过程。这便可以解释为什么联合营养素的效用与剂量有关。另外,联合营养素中的每一种营养素都可以影响癌细胞内的生化过程,所以通过混合维生素和类黄酮,可以发挥更强的抑制作用。我们会在本书剩余章节中发现,营养疗法的抗癌疗效不仅取决于抑制或杀死癌细胞的能力,还取决于使它们恢复正常功能的能力,即再次成为正常(分化)细胞。

最后,我们已经看到,我们的营养素选择在免疫系统方面起着重要作用,尤其是在抗癌方面起着主要作用。在植物中发现的生物化学物质,如类黄酮可以直接抑制癌症生长和扩散,然而对正常细胞却没有副作用。更重要的发现是,在可食用植物中发现的很多成分都可以大幅改善传统癌症疗法的疗效,同时又会在很大程度上减少相关的并发症。你的营养计划是否恰当会最终决定癌症治疗成功与否。

第七章

营养素、癌症和免疫力

如果让我选择一项且只能选择一项对抗癌过程最重要的事情，那一定是免疫力。我们知道，如果人患有免疫缺陷病，如艾滋病，那么他患癌的概率也会大得多。器官移植患者也是如此，因为他们必须服用特殊的药物来抑制免疫力。

很多年来，人们一直认为，免疫系统清除体内癌细胞的能力是有限的。通常来说，免疫系统清除的癌细胞不会超过几百万个，这个面积仅覆盖过你的拇指指甲盖。然而，在 20 多年前发表在《新英格兰医学杂志》上的一则报告表明，免疫系统的功能事实上被大大低估了。

在肾移植手术早期，在移植器官需要像今天一样进行缜密检查之前，会发生以下事故。一名年轻男子被移植了一个含癌细胞的肾脏，这一点连他的医生也不知情。移植手术非常成功，没有出现移植排斥反应。但在几周内，患者开始抱怨呼吸急促。令医生大为吃惊的是，胸部 X-射线检查表明，这位年轻男子的两肺长满了肿瘤。进一步检查发现，癌细胞已扩散至全身。这位年轻男子的医生束手无策，只能让他停止服用免疫抑制药物，并摘除其移植的肾脏。让他们如释重负的是，在很短的时间内，所有的癌细胞都消失了。

这位年轻男子重新恢复功能的免疫系统不仅清除了他肺部的肿瘤，还杀死了他体内所有的癌细胞。他的免疫系统杀死的肿瘤总量远远超过了我们的预估。

一名来自北卡罗来纳州的外科医生爱默生·科尔博士在20世纪50年代出版了一本非常有趣的书籍,上面收集了不少癌症自然消失的病例。很多重症癌症患者的癌细胞突然自行消失。回头看一看这些病例就会发现,大多数病例都可以通过突然对癌症的免疫激活来解释。

我清楚地记得一个病例。一个患有恶性黑素瘤,且肿瘤大面积扩散的农民被医生下了死亡通知书,让其回到家中自生自灭。因为某些原因,这个农民接种了天花疫苗。之后不久,他体内所有的肿瘤都消失了。其他一些患者也是在患上传染病后,体内的癌细胞就消失不见了。还有很多其他病例都表明,免疫刺激就是癌症突然病愈的原因。

这些病例说明,如果免疫系统受到刺激,且运转正常,那么即使体内存在大面积癌细胞,也可以被治愈。但问题是:为什么这种病例不常见呢?虽然对此我们已略知一二,但要找到最终的正确答案,尚有很长一段道路要走。

免疫反应和癌症治愈之间的密切关系显示了免疫力在癌症控制方面的重要性。一项研究发现,40%患乳腺癌的女性具有免疫反应。[1]那些对肿瘤没有免疫力的女性通常结局会更糟糕。

另一项研究调查了77名患乳腺癌的女性,其中21名表现出免疫反应。在这21名女性中,95%的人在接受初次治疗后长达12年内都没有发病。[2]而在其他56名没有表现出免疫反应的患者当中,41%的人因癌症复发致死。研究人员发现,肿瘤尺寸、淋巴结转移和显微镜检查的恶性程度之间并无关系。换句话说,免疫反应状态比其他因素重要得多。

免疫监督:寻找敌人

很多年前,人们假设正常细胞会持续恶变,但它们的毁灭速度与转化速度一样快。那么是谁杀死了它们呢？

随着理论的发展,新的证据表明,免疫系统内含有名为自然杀伤细胞的特殊细胞,专门负责寻找那些处于萌芽状态的癌细胞,并在这些细胞成熟之前杀死它们。为了杀死这些处于萌芽状态的癌细胞,这些自然杀伤细胞必须在体内四处游走,检查每一个细胞的状态。

正如我们所见,实际上有很多保护措施,如自杀基因,来抵抗这些任性的细胞,以防它们在体内扎根。人们认为,在任何时候都有成千上亿个细胞在发生恶变,但我们的身体通过其中一种机制把大多数癌细胞都杀死了。

我们会患癌症在某种程度上是因为这种机制的某些部分受损,在这种情况下,受损的是免疫监督系统。例如,我们知道,当免疫力降到最低值时——幼儿期和儿童期,患淋巴瘤和白血病的高峰时段会发生重叠。同样地,如果因为年龄关系丧失免疫力的话,患癌的概率也会大幅增加,并且会持续恶化。

研究还显示,患癌风险最高的时期是细胞尤其是那些抗癌性最强的细胞免疫力下降时。之前我说过,如果患有慢性病,以后患癌的概率就会大幅增加。这样说有两方面的原因:第一,慢性病与产生过量的自由基有关;第二,慢性病与免疫抑制,尤其是细胞免疫力有关。

潜在的癌症:隐藏的恶性肿瘤细胞

我们知道,50 岁以上的人,约 40% 的男性的前列腺会出现癌细胞。然而,只有部分男性会发展成前列腺癌。而 70 岁以上的人,患前列腺癌的风险就高达 70%。乳腺癌也是如此。在女性 50 岁左右,约 40% 的女性的乳腺内会出现癌细胞,然而大多数并不会发展成为乳腺癌。

所以,我们的免疫监督看起来是非常安全的。显然,某些癌细胞会一直处于休眠状态,等待行动。那么问题是:为什么能够这样做的癌细胞数量极少呢?部分原因是虽然免疫系统能够使癌细胞处于休眠状态,但事实上并不能杀死它们。某些营养素也可以有这样的效用。

例如,经动物研究显示,如果动物服用大剂量 β-胡萝卜素,就能够阻止癌细胞继续生长,但如果停止服用 β-胡萝卜素补充剂,在一段迟滞期后,癌细胞会突然开始迅速生长。[3] 但是,只要动物体内的 β-胡萝卜素含量保持在一个较高水平,肿瘤就会永远不生长。维生素 A 也是如此。

这也许是很多癌症无法治愈,却可以得到控制的原因。这就可以解释为什么在明显治愈某些肿瘤和多年后突然复发之间存在如此长的迟滞期。这再一次强调了确保你身体的防御能力,尤其是免疫系统运转良好的重要性。

但仅确保你身体的免疫系统运转良好是不够的,你还必须避免食用那些已知的会促进癌细胞生长的食物。例如,ω-6 脂肪酸含量较高和 ω-3 脂肪酸含量较低的饮食会刺激休眠的癌细胞再次生长。

癌症疫苗

1893 年,在癌症免疫疗法面世之前的很长一段时间,威廉姆·B. 科利博士提出了使用疫苗治疗癌症的方法。基本上,科利博士的方法包括使用各种细菌产品和毒素刺激身体的免疫细胞,以攻击并杀死癌细胞。根据他的治疗病例发现,治疗结果还是令人很满意的。例如,他使用疫苗治疗了 30 名不宜动手术的癌症患者,其中 20 名患者的癌症被治愈,并活了 20 多年。总之,约 270 名癌症患者在经科利的癌症疫苗治疗后病情缓解。

但令人遗憾的是,迄今为止,人们仍未对科利博士的方法进行深入研究,以确定这种癌症治疗方法是否有益。事实上,1966 年,美国癌症协会根据科利博士的数据发表了一篇名为"论未经证实的癌症治疗方法"的文章。他们认为,并没有客观证据证明这种治疗方法已在很大限度上改变了病程。现在我很确定,美国癌症协会一定希望没有人读过这个荒谬的结论,因为科利博士为现代免疫疗法的发展奠定了坚实的基础。

在现代，接种疫苗主要用来治疗结肠癌、黑素瘤和乳腺癌，但不同癌症的治疗结果不尽相同。治疗结果最理想的是黑素瘤。现在，注射疫苗甚至已经成为治疗黑素瘤的标准疗法。

使用免疫疗法治疗癌症的一个问题是癌症会改变身体的免疫力，预防免疫细胞识别疫苗。癌症还会分泌特殊蛋白，这些特殊蛋白能够结合抗体，形成免疫阻断化合物。当发生这种情况时，即使免疫系统功能极强，癌症也会保持在休眠状态。

有证据表明，能够避开这个问题的一种方法是使用蛋白酶阻断免疫化合物。为了确保效果，应空腹服用蛋白酶，使蛋白酶进入血液，并最终进入肿瘤内部。如果随餐服用的话，这些蛋白酶就会消化食物。一旦免疫阻断化合物失效，免疫细胞就会寻找并杀死癌细胞。

另外两种具有这种效用的酶是菠萝蛋白酶和胰蛋白酶。菠萝蛋白酶是在菠萝中发现的一种蛋白酶，而胰蛋白酶是一种很多消化道酶制剂中含有的消化酶。再次强调，应空腹服用这些酶。而且，在服用这些酶后，至少 1 个小时内不要进食。如果你患有胃溃疡或胃炎，只有在医生指导下才能服用这些酶，因为它们会让病情突然恶化。

有些维生素，如维生素 E 能够增加癌细胞的抗原性。这意味着，它们会使癌细胞更易受到免疫攻击。

大多数癌症免疫疗法的研究表明，它们从不在疗法中联合使用营养免疫支持和刺激。根据我的经验，如果癌症免疫疗法与适当的营养计划和蛋白酶相结合，那么治疗效果就会大大增强。

传统疗法和免疫力

虽然大多数肿瘤医生认为化疗和放疗会严重损伤免疫系统，但他们并没有意识到营养疗法可以逆转这种损害。在我专门讨论如何保护并改善你的免疫系统功能之前,让我们看一下化疗和放疗损害的真正影响。

根据一项针对 142 名患者的化疗前后评估表明,58% 的患者在化疗前表现出受损 T-淋巴细胞反应,80% 的患者在化疗结束后 2~4 周内表现出受损反应。[4] 这代表 22% 的免疫抑制是由化疗本身导致的。

这项研究的一大惊喜是,实际上 20% 的患者的免疫反应有所增加——也就是说,化疗使他们的免疫系统功能好转。尽管没有人知道为什么会这样,但我们认为,也许是化疗杀死的癌细胞将肿瘤抗原体释放到组织和血液中,导致自身免疫反应。

暴露在辐射环境中的一种最常见的影响就是免疫抑制,尤其是细胞免疫抑制。实际上,严重日晒不仅会严重抑制皮肤的免疫力,还会严重抑制整个身体的免疫力。对那些接受放疗的患者来说,最大的危险聚集于中轴骨(脊柱和骨盆)、脾脏、腹部(胃肠道)、胸腺、手臂和腿的长骨。这些部位是主要的免疫中心。

通常来说,只要患者的营养状态良好,这些部位的免疫细胞功能就会迅速恢复。早期研究人员犯的一个错误是当测量免疫力时,仅考虑了免疫细胞的数量。例如,如果淋巴细胞计数正常,则被认为是免疫系统功能正常。

现在,我们知道不仅要确保免疫细胞数量,还要确保它们的功能运转正常。为此,我们现在将淋巴细胞暴露在各种可以引发强烈免疫反应的物质中。通过这种方式,我们知道免疫细胞不仅数量充足,其功能运转也处于峰值状态。

外科手术和免疫力

大多数癌症治疗始于手术切除肿瘤。这可能是一个非常简单的手术,也可能是一个持续数小时的外科手术。我们知道,免疫抑制在进行长时间外科手术时很常见,免疫抑制甚至还有可能持续至术后几周。

尽管手术压力可以归因于癌症患者遭受的免疫抑制,但大部分原因在于麻醉。与长时间手术相比,时间少于 1 个小时的手术出现明显免疫抑制的可能性要小得多。输血——即使只是 1 个单位的血液——也会导致严重免疫抑制。多次输血的危害性尤其大。

与化疗相关的免疫抑制一样,外科手术免疫抑制可以通过营养疗法进行预防或逆转。稍后我们会就此进行深入讨论。

压力和免疫力

人生在世,没有什么事情比患癌症更让人难受了。这不仅因为最终确诊会让患者产生巨大的焦虑,还因为身体要长期承受治疗及其并发症所带来的重荷。当你发现自己患癌后,原本的生活秩序会被彻底打乱,所有一切都得为你的病让步,好像你自己已经成为癌症的奴隶。

如果这一切还不够的话,你的睡眠也常会被打扰。你会感觉筋疲力尽、灰心失望。你会发现你以前喜欢做的很多事情都变得索然无味。所有这一切都会增加你的压力。

实验研究表明,这种压力不仅仅是心理压力,它还包括身体上的不适,危害极大。例如,研究发现,患慢性病的动物所承受的压力无法释放,严重抑制了它们的免疫系统功能,尤其是细胞免疫力。这种免疫抑制会持续很长一段时间。另外,长期的压力会极大地增加自由基的产生数量。

自由基数量增加,再加上免疫抑制,不仅会增加肿瘤复发的概率,还会增加患继发癌症的概率。那么你现在也许会想,营养素如何能够帮助缓解压力?

事实上,营养素可以从多个方面缓解压力。褪黑激素可以帮助你改善睡眠。最近的研究发现,褪黑激素本身也具有抗癌性。另外,它还可以保护大脑免受与压力有关的自由基损伤。

另外,通过改善你的总体营养状态,你的精力会更充沛,耐力会增强,与治疗有关的并发症也会少得多。大多数患者发现,当养成较好的饮食习惯后,他们的幸福感会增加。另外,他们开始感觉,自己的生活得到了控制。

修复和刺激免疫系统

正如我们所见,有很多因素能够减弱癌症患者的免疫系统功能。幸运的是,营养素可以逆转这一切。有趣的是,大多数抗氧化剂能够改善免疫系统功能。当大量自由基产生后,免疫细胞运转效率会降低。

即使免疫细胞释放它们自己的自由基杀死外来浸润者或癌细胞时,也是如此。通常来说,免疫细胞可以使抗氧化剂含量比其他大多数细胞的抗氧化剂含量高很多,从而保护自己免受自身所产生的自由基的损伤。当出现严重营养缺乏时,正如我们在化疗期间所见,这些免疫细胞会丢失大部分的抗氧化力,导致它们大量死亡。

免疫细胞的代谢速度非常快,因此它们需要大量的水溶性维生素。压力、化疗和很多药物都能够迅速消耗这种维生素。水溶性维生素,如维生素 B 和维生素 C 在体内不能存储;而脂溶性维生素,如维生素 A、维生素 D、维生素 K 和类胡萝卜素则很难消耗。

另外,当身体受到传染病或癌症攻击时,免疫系统必须迅速产生数以亿计的白细胞。细胞再生要求营养充足,尤其是烟酰胺、维生素 B_6、叶酸和维生素 B_{12}。随着传统癌症疗法带来的压力逐渐增加,所有这些维生素都会被迅速消耗。

我们还知道,免疫力在很大程度上依赖于多种矿物质,如锌、镁和硒。细胞介质免疫尤其如此。另外,ω-6 脂肪酸和 ω-3 脂肪酸之间的平衡尤其重要。过量的 ω-6 脂肪酸会严重抑制免疫系统,而 ω-3 脂肪酸能极大地改善免疫力。多项研究显示,富含 ω-3 脂肪酸的饮食能够预防由麻醉引发的免疫抑制和化疗引发的免疫抑制。

在保护和恢复免疫系统方面尤其重要的是类胡萝卜素,特别是叶黄素、虾青素、β-胡萝卜素和角黄素。这些物质都蕴含在从盐生杜氏藻提取的混合类胡萝卜素补充剂中。经证实,类胡萝卜素能够有效恢复因年龄导致的免疫缺陷。

开始你的营养计划的时间

你应该尽快开始你的营养计划。这样能够给予营养素充足的时间刺激细胞修复、加固正常细胞(尤其是 DNA)、增加肌肉中的蛋白合成并恢复免疫系统功能。

当免疫系统在峰值活性状态下运转时,在化疗或放疗开始前就可以减少肿瘤。另外,免疫系统能够杀死那些已经逃入血液和淋巴系统中的癌细胞。尤其重要的是,营养素能够干扰癌细胞的新陈代谢,使其更易受传统疗法的影响。

营养疗法的优势在于,即使你已经开始使用其他疗法进行治疗,营养疗法的疗效降低,但它仍起作用。你的营养计划持续时间越长,它的效果就越好。很多营养构建组块,尤其是 ω-3 脂肪酸会逐渐融入细胞膜。这种替换过程会持续一生。

我的一些患者问我,他们是否应该将化疗或放疗延迟数周,以便让营养计划生效。在大多数情况下,我的回答都是肯定的。改善身体的保护能力,尤其是免疫保护能力远比立即开始化疗或放疗重要。迄今为止,尚没有哪项研究能够证明,将化疗或放疗延迟 2~3 周会大幅影响疗效。

你还应考虑到,即使你的饮食富含各种正确的营养素,化疗和放疗也会损伤你的肠道细胞,严重阻断你的营养吸收。如果在治疗之前开始改变你的饮食习惯,就可以保护这些脆弱的肠道细胞。

还有一件事情是大多数医生永远不会考虑的,即对肿瘤的治疗有可能让癌细胞扩散至系统内部,从而增加未来扩散的可能性。这包括乳房 X-射线照片(乳房被挤压期间)、由医生或患者进行的肿瘤触诊和在切除肿瘤期间的手术操作。即使在看医生之前,大多数患者自己也会多次挤压、探查和感觉肿瘤,以确定肿瘤是否存在。

关于你的免疫系统,至少应确保它们能够逃离癌细胞的洪流。随着手术期间麻醉导致的免疫抑制越发严重,很多癌细胞会成功扩散,并迅速生长。如果在手术前就刺激你的免疫系统,那么免疫抑制要么非常微弱、持续时间短,要么根本不会发生。

营养计划最重要的部分

很多人认为,癌症的营养疗法仅包括营养素补充剂,如维生素或孤立的植物化学物质。尽管营养素补充剂很重要,但更重要的是你的日常饮食,包括你平时吃什么和不吃什么。

正如我们在本书中所见,饮食中的很多物质实际上能够促进癌细胞生长和扩散,从而降低疗效,ω-6 脂肪酸尤其如此。ω-6 脂肪酸能够极大地刺激癌细胞生长和扩散。另外,高热量饮食也能够促进癌细胞生长,尤其是糖分中所含的过量卡路里。

我们还看到,某些氨基酸,尤其是蛋氨酸能够促进癌细胞生长。某些食物,如奶粉、奶酪、蛋黄和蛋粉比其他食物含有更多的蛋氨酸。根据这些研究,我们应该避免摄入富含高蛋氨酸的食物。

另一方面,我们应该在饮食中添加某些食物,如蔬菜、水果、特殊蛋白源和全谷类食物。尤其是蔬菜,因为蔬菜中含有类黄酮和其他抗癌植物化学物质。让这些植物发挥最大效用的方法就是将其用搅拌机搅拌,从而大幅增加植物的被吸收率。

如果没有良好的饮食习惯,你服用的那些补充剂效用也会小得多。这就是那么多医学文献报告认为所选择的营养素对抗癌效用不大或无效的原因。不管补充剂可以提供多少好处,如果饮食中富含促癌物质,这种好处也会被这些饮食中所含的促癌物质中和。

改善免疫力的营养素补充剂

免疫系统是一个极其复杂的系统,包括各种类型的细胞、被称为抗体和补体的特殊蛋白、被称为细胞因子的大量免疫化学物质。尽管它们都在抗癌过程中发挥作用,但最重要的是它们之间的平衡状态。

免疫系统可分为细胞免疫系统和体液免疫系统。细胞免疫系统主要包括T-淋巴细胞(T-细胞)和巨噬细胞,而体液免疫系统主要包括抗体。抗体由B-淋巴细胞(B-细胞)产生。现在人们认为,在抗癌过程中发挥主要防御作用的是细胞免疫系统。事实上,抗体也能够帮助保护癌细胞免受细胞免疫攻击。

在免疫细胞寻找并杀死癌细胞之前,应先识别癌细胞。癌细胞的识别位点非常特殊,在肿瘤抗原表面被称为肿瘤抗原,就像信号灯一样。有些癌症的肿瘤抗原较强,而有些癌症的肿瘤抗原较弱。肿瘤抗原越强,免疫系统就越容易控制癌症。恶性黑素瘤、绒毛膜癌、睾丸癌和肾癌的肿瘤抗原都较强。

我们还知道,癌症能够在长时间内改变抗原,使免疫系统很难发现它们。另外,当癌细胞发生扩散时,转移后的肿瘤抗原通常与主要肿瘤抗原不同。这便可以解释为什么免疫系统很难清除癌细胞。

如果这些还不够,那么癌症还可以分泌能将抗体结合成大分子(免疫化合物)的蛋白质,阻止细胞免疫。

当使用你的免疫系统杀死癌细胞时,应将这些因素都考虑在内。虽然在大多数情况下这很容易做到,但这不仅是一个提高免疫力的过程。癌症免疫疗法的目标是在不影响体液免疫的情况下改善细胞免疫——或至少,在抗体产生之前确保细胞免疫。

有些营养素既可以改善细胞免疫又可以改善体液免疫。但绝大多数营养素还是仅可以改善细胞免疫。当免疫力得到改善后,免疫细胞就开始分泌一种名为细胞因子(生物反应改性剂)的化学物质。其中,有些细胞因子会帮助抗癌,有些却会促进癌细胞生长。

在使用细胞因子抗癌这一领域,人们做了大量研究。但遗憾的是,当单独使用高浓度细胞因子抗癌时,细胞因子会导致某些极其严重的并发症。最近的研究显示,当与营养素联合使用时,多种类型的细胞因子不仅能够发挥更大效用,还能够减少对身体的毒害。[5] 营养素还可以控制细胞因子释放。

现在,让我们看一下某些作用更强的免疫增强剂。按照重要性排序如下。

β-葡聚糖

β-葡聚糖是一种有效的免疫增强剂,来自某些类型的细菌、酵母和蘑菇的外表皮细胞壁。从化学角度来说,它们属于多聚糖,包括 β-1,3-葡聚糖和 β-1,6-葡聚糖。早期关于面包酵母的粗提物实验发现,β-葡聚糖能够有效刺激免疫系统功能。但遗憾的是,它们也会引发某些严重的并发症。一旦净化所使用的产品,这些并发症就会消失。

经证实,β-葡聚糖可以刺激多种动物的免疫系统功能,如蚯蚓、虾、鱼、鸡、小鼠、兔子、猪、绵羊和人类。[6]

β-葡聚糖的主要来源是面包酵母(酿酒酵母)和蘑菇(香菇、舞菇、灵芝)。大多数研究都是针对面包酵母产品进行的。基本上来说,β-葡聚糖通过刺激一种名为巨噬细胞的特殊免疫细胞发挥作用。这种细胞是整个免疫系统的大脑,负责评估刺激状态,向其他免疫细胞发布如何打败癌细胞的准确命令。

经患者临床实验显示,β-葡聚糖能够有效保护患者避免感染。癌症患者的实验结果也令人满意。事实上,使用这些免疫刺激剂已经成为治疗某些癌症的标准疗法。[7]

因为 β-葡聚糖补充剂是通过与巨噬细胞相互作用而正常运转的,所以 β-

葡聚糖的剂量至关重要。患者必须在规定剂量范围内服用 β-葡聚糖。如果你服用的 β-葡聚糖剂量过小,那么疗效微乎其微。但如果你服用的 β-葡聚糖剂量过大,则会抑制你的免疫力。

后者的反应可以解释癌症患者体内的酵母过度生长是如何导致免疫抑制的。所有的酵母生物,包括白色念珠菌,在它们的细胞壁内都有 β-葡聚糖。当酵母过度生长并浸润血液和组织内部时,越来越多的生物会死亡,从而释放大量的 β-葡聚糖,并最终麻痹巨噬细胞。这就是识别并治疗早期酵母传染非常重要的原因。

尽管 β-1,3-葡聚糖是效用最强的葡聚糖,但 β-1,6-葡聚糖也可以改善其他形式的葡聚糖效用。我们应争取找到一种能够联合这两种葡聚糖的产品。为了获得铁螯合的附加好处和进一步改善细胞免疫力,我们应该寻找一种能够混合这两种 β-葡聚糖形式和肌醇磷酸-6 或 IP-6 的产品。

B-1,3-葡聚糖的另一个优势是,它对体液免疫力的刺激很小。这可以降低癌细胞生长。虽然这种情况很罕见,但也会发生。

对大多数癌症患者来说,我推荐空腹服用 15 毫克 β-1,3-葡聚糖和 β-1,6-葡聚糖,每天 3 次。在服用该产品后,1 个小时之内不要进食。我也常推荐 IP-6 作为单独补充剂,以便充分发挥铁螯合效应。(关于 IP-6 的深入讨论,可参见下文内容。)

胸腺蛋白提取物

胸腺是位于胸部的一个小三角形组织,它不仅是我们的细胞免疫系统,更是 T-淋巴细胞的保护部位。胸腺能够产生多种体液,刺激免疫干细胞,使其生长为各种类型的细胞,包括辅助 T 细胞,主要负责毁坏癌细胞。

随着年龄的增长,胸腺也开始缩小。在我们进入 40 岁后的某一段时间,肉眼几乎无法看到它。经证实,胸腺依赖于维生素 A 和类胡萝卜素,这便可以在一定程度上解释这些维生素为何能够改善我们的免疫力和抗癌。

得克萨斯州贝勒医学院的免疫学专家特里·比尔兹利博士分离出一种特殊的胸腺蛋白,主要负责使胸腺向 T-淋巴细胞发挥免疫作用。他把这种蛋白称为胸腺蛋白 A。

在本章的前半部分,我讨论过免疫化合物在刺激癌细胞生长,使其失去控制方面所起的作用。越来越多的证据表明,如果细胞免疫系统无法正常运转,就更容易形成免疫化合物。经证实,胸腺蛋白 A 能够刺激产生活性细胞免疫力,抑制体液免疫力形成免疫化合物。

在检验癌细胞是否存在的实验中,还有一项发现更引人注目,这种胸腺因子能够有效抑制癌细胞生长,尤其是患白血病和淋巴瘤时。它们可以通过两种机制抑制癌症:第一,通过增加被激活的细胞免疫力;第二,通过直接诱发癌细胞自杀。这种胸腺因子还可以通过抑制免疫化合物的产生控制和消除癌细胞。

蘑菇

这里的蘑菇指的是药用蘑菇,而不是野生菌或所谓的神奇蘑菇。人们最关注的 3 种特殊药用蘑菇包括舞菇、香菇和灵芝。药用蘑菇中能够刺激免疫力的活性成分是 β-葡聚糖。B-葡聚糖是一种多聚糖(糖分)。香菇和灵芝提取物只有通过注射才能发挥效用。而舞菇提取物只有当口服时才能发挥效用。经证实,另外两种蘑菇——云支菌(采绒革盖菌)和裂褶菌也具有抗癌性。

在所有的蘑菇产品中,舞菇(多叶奇果菌)的抗癌性最强。舞菇在日语中的意思是跳舞的蘑菇。虽然这些蘑菇的活性成分都是 β-葡聚糖,但只有舞菇的抗癌性最强。

难波宏彰博士是日本一位真菌学家。他首次分离出一种名为舞茸地复仙的活性组分。这是一种含有 β-1,3-葡聚糖和 β-1,6-葡聚糖的蛋白,且与一个极大的蛋白分子相连。[8] 它与其他葡聚糖形式的不同之处在于它的化学构造——具体来说是它的侧枝。

难波博士发现,在刺激免疫系统方面,舞茸地复仙甚至比全部蘑菇提取物更有效。根据他的最初发现,他进一步将舞茸地复仙精炼成为现在效用更强的 MD-组分蘑菇。

实验证明,舞茸地复仙和 MD-组分蘑菇都可以强烈刺激体内的自然杀伤细胞,即细胞毒性 T 细胞、白细胞介素-1、白细胞介素-2 和淋巴因子。它们对抗癌至关重要。根据暴露在强效致癌物质下的动物研究发现,当动物服用舞茸地复仙和 MD-组分蘑菇时,它们抵抗肿瘤生长的能力会增强。在一项实验中,仅让动物服用舞茸地复仙,结果只在 30.7% 的动物体内发现肿瘤,而在控制组动物中,发现肿瘤的比例高达 93.2% 。另外,舞茸地复仙还可以预防肿瘤扩散。另一项实验发现,在那些服用了舞茸地复仙的动物中,只有不到 10% 的动物发生了肿瘤扩散,而那些没有服用提取物的动物发生肿瘤扩散的比例达到了 100% 。

对癌症患者的实验也显示,舞茸地复仙能够改善传统疗法的疗效,甚至对那些患晚期癌症的患者也是如此。一项研究了 36 名二期或四期癌症患者的实验发现,不论患者是单独服用舞茸地复仙,还是与化疗联合使用,都比患者单独接受化疗的疗效要好。[9] 联合使用化疗与舞茸地复仙对乳腺癌、肺癌和肝癌患者的疗效较好,而对骨癌、胃癌和白血病患者的疗效稍差。

16 名乳腺癌患者当中有 11 名,12 名肝癌患者当中有 7 名,8 名肺癌患者当中有 5 名都出现了癌细胞消失或症状得到明显改善的现象。还有一名肝癌患者,当他仅接受 MD-组分蘑菇和舞茸粉治疗时,他的肿瘤竟然完全消失了。

舞茸地复仙的另一个好处是,它可以极大地降低化疗的副作用,包括恶心和呕吐、脱发和白细胞减少(白细胞减少症)。83% 服用舞茸地复仙的患者的疼痛感都大大减轻。另外,它也可以改善糖尿病症状。

近期,根据被植入路易斯肺癌的动物研究发现,如果动物仅服用化疗剂环磷酰胺,其中 57% 的动物的肿瘤生长速度会减缓,但如果联合服用化疗剂和 β-1,3-葡聚糖,肿瘤生长速度变缓的动物则高达 94% 。[10]

正如我之前所讨论的,癌症患者经常会出现酵母菌感染。服用舞茸地复仙或 MD-组分蘑菇,也有助于减少这些感染。另外,这些蘑菇提取物的免疫刺激作用也能够降低术后感染和患肺炎的风险。

最后,一项最近的研究发现,白蘑菇(双孢蘑菇)可以抑制芳香化酶。芳香化酶是一种负责在脂肪组织内产生雌激素的酶。[11] 你也许还记得,抑制芳香化酶能够抑制乳腺癌发生,减缓其生长和扩散速度。

在这些研究中,癌症患者服用的舞菇提取物剂量从 40 ~ 100 毫克不等。某些患者还服用 5 ~ 6 克舞菇药片。

草药组合

虽然使用草药组合治疗癌症患者的临床实验数量并不多,但根据现有实验结果和动物研究结果发现,疗效还是相当显著的。根据一项针对 112 名患非霍奇金淋巴瘤的患者研究发现,患者在接受传统疗法的同时服用中草药,与那些仅接受化疗的患者相比,他们的疗效会得到大幅改善,能够延长 3 年寿命。[12]

该研究发现,与控制组患者相比,那些服用中草药的患者的免疫系统功能和血流量都得到大幅改善。另外,服用中草药的患者出现副作用的人数更少,程度更轻。

另外一项动物研究还发现,如果联合使用 8 种中草药,就可以大幅减少由强效致癌物质引发膀胱癌的概率。[13] 经证实,草药组合可以大幅改善免疫细胞杀死癌细胞的能力。

蘑菇组合产品已被证明对治疗很多免疫紊乱,包括癌症,疗效甚佳。在某些产品中加入芦荟和猫爪等草药,可以提高免疫刺激和免疫调节性能。

一项研究发现,如果联合使用 4 种中草药提取物,可以有效抑制耐药性和药物敏感性小细胞肺癌。[14] 提取物组合包括法国甘草根、白花蛇舌草、PC-SPES(15 种中草药组合)和中药复方(8 种中草药组合)。该研究发现,这些草药组合的疗效与传统化疗剂疗效相同,但它们的针对性更强,副作用更小。(关于中药复方的更多详细讨论,可参见下文内容)。

另一项研究发现,草药组合不仅可以刺激免疫力,还能够直接抑制 HIV 病毒复制。[15] 所使用的产品,XQ-9302 是一种含有 20 种中草药的产品,每一种中草药都经过完全提纯,彼此之间呈平衡状态。该研究的另一大发现是,草药组合可以增加 HIV 感染者的免疫力,大幅降低他们的病毒载量,同时又不会产生副作用。

多项研究表明,由于单味中药的疗效不佳,所以应使用草药组合进行治疗。

乳铁蛋白

乳铁蛋白是一种最初在乳汁分泌物中发现的糖蛋白(糖与蛋白的组合)。现在我们知道,乳铁蛋白是由胃肠道壁细胞、肺、鼻腔通道和所有其他黏膜的分泌物。乳铁蛋白的重要作用是:它可以有效地刺激免疫系统,螯合铁,抑制癌细胞生长,增加吞噬功能(吞噬细胞或白细胞杀死细菌)和防止自身免疫反应。尽管肠道无法吸收乳铁蛋白,但它还是能够刺激全身的免疫细胞,这是因为它可以刺激肠内的免疫细胞。也许你还记得,全身超过 50% 的免疫细胞都位于肠内。

乳铁蛋白的一大特性是它可以预防癌症扩散。[16] 多项动物研究表明,乳铁蛋白能够有效地抑制癌症扩散,甚至是某些浸润性更强的癌症。这是因为它能够刺激产生干扰素 γ。干扰素 γ 是一种免疫细胞因子,能够刺激自然杀伤细胞、T-细胞毒性和巨噬细胞。

乳铁蛋白对癌症患者来说还有一个重要特性,即它能够抑制炎症。[17] 你也许还记得,炎症会加快癌细胞的生长和扩散速度。另外,乳铁蛋白是铁的强效螯合剂,能够帮助防止癌细胞生长和扩散。因此,乳铁蛋白也是强效抗菌和抗真菌物质。

有多种补充剂能够提供乳铁蛋白,如初乳和乳清蛋白。初乳是早期分泌的牛奶,含有高浓度强效免疫因子。乳清蛋白是一种在乳制品中发现的特殊蛋白。(关于初乳和乳清蛋白的更多详细讨论,可参见下文内容)。乳清蛋白也可以单独购买。服用量为每天 6 粒胶囊,空腹服用。

肌醇磷酸-6

肌醇磷酸-6,或简称为 IP-6,蕴含在多种植物和粮谷中,但通常浓度较低。一段时间之前,我们已经得知肌醇能够抑制癌细胞生长。由马里兰大学医学院的癌症研究人员研发的 IP-6 混合物含有额外的肌醇,从而使补充剂具有蛋白铁螯合能力。该产品还能够有效刺激细胞免疫力和螯合重金属,如铅和汞。

如果你服用的是含额外肌醇的 IP-6,那么必须严格控制你体内的铁含量,以避免铁含量过低。如果铁含量极低,就会损伤免疫系统功能。如果你血液中的铁含量较高的话,你应该每餐服用 500 毫克 IP-6。另外一种方法就是每餐服用 200 毫克不含咖啡因的绿茶提取物。

为了达到最佳的免疫刺激效果,应在两餐之间服用 1 000 毫克含额外肌醇的 IP-6。用餐结束 1 个小时内不要吃东西。这会让 IP-6 进入你的血液和组织,最大化细胞免疫刺激和铁螯合作用。

IP-6 包含在某些混合产品中,尽管对癌症治疗来说通常剂量过低。IP-6 也可以单独购买。

MGN-3

MGN-3 是一种由各种强效免疫刺激提取物组成的生物反应改性剂,包括阿拉伯木聚糖、从酶改性米糠中得到的多聚糖和各种蘑菇内含有的水解酶,如香菇、云支菌和裂褶菌。研究表明,MGN-3 能够促进免疫系统的多个抗癌部分。例如,它能够促进自然杀伤细胞的活性、增加干扰素 γ、肿瘤坏死因子 α 和白细胞介素-2 的产生数量。

通常,MGN-3 的服用剂量为每天 3 克,与其他药物分开服用,应空腹服用。

初乳

第一次分泌的母乳含有最高浓度的初乳。因此,即使婴儿本身的免疫系统停止发育,他们也具有免疫保护能力。初乳包括乳铁蛋白、免疫球蛋白,以及可以促进胸腺功能的脯氨酸多肽和一种可以改善肠道健康的名为转化生长因子 β(TGF-B)的特殊生长因子。

因为补充剂中的初乳来自奶牛,所以仅使用经检验没有牛绵状脑病(又称疯牛病),以及没有抗生素、杀虫剂和除草剂的奶牛产品至关重要。标准产品中应含有 40% 的免疫球蛋白 G(IgG)。每粒胶囊都应含 450 毫克初乳。服用剂量为每天 5～7 粒胶囊,空腹服用。

乳清蛋白

乳清蛋白是一种在牛奶产品中发现的特殊蛋白质。因为乳清蛋白可以提高免疫力和增强肌肉生长能力,所以大量研究都围绕乳清蛋白展开。但是乳清蛋白的一个缺点是它的谷氨酸盐含量较高,因此脑癌患者,尤其是神经胶质瘤患者不适宜服用。

近期的一项研究发现了乳清蛋白的一个重要性质。我们知道,癌细胞能够抵抗化疗的部分原因是它们增加了细胞内谷胱甘肽的含量。事实上,有些肿瘤科医生已经建议将细胞谷胱甘肽含量作为预测多药耐药性的一种方法。

这就是乳清蛋白发挥作用的过程。乳清蛋白可以增加正常细胞内的谷胱甘肽含量,但不能减少癌细胞内的谷胱甘肽含量。这会使癌细胞更容易因传统疗法而突然死亡。另外,乳清蛋白还能够预防多药耐药性。

黄芪

黄芪是一种草药,又称紫云英和趾骨。经证实,黄芪能够刺激免疫力抵抗癌症、病毒、真菌和细菌。事实上,黄芪具有广谱抗菌活性,很像处方抗生素。黄芪还能够增加通过冠状动脉的血流量,改善充血性心力衰竭症状。

当联合使用黄芪和女贞子时,黄芪表现出一个显著特性,即它能够增加使用放疗或化疗进行治疗的癌症患者的存活率。

黄芪还能够刺激骨髓干细胞,使其从化疗引发的骨髓抑制当中更快地恢复。这种草药的免疫效用是在提取物中发现的40多种成分,如皂素、黄芪甲苷、多种类黄酮和香豆素共同作用的结果。类黄酮是一种强效抗氧化剂。

对β-葡聚糖来说,黄芪的服用剂量至关重要。黄芪的服用剂量是每天不应超过28克,因为更高的剂量实际上被证明会抑制免疫系统。

莫杜卡

莫杜卡是癌症患者使用的各种植物免疫刺激剂和免疫调制剂的重要补充。正如我们所见,如果刺激了免疫系统的错误部分,有时会加速癌细胞生长。通常来说,导致这种问题的是体液系统(抗体产生细胞)。

经证实,当莫杜卡中的固醇和类固醇过于活跃时,它们能够抑制体液免疫系统,刺激抗癌细胞免疫系统。如果你患有自身免疫性疾病,如类风湿性关节炎或红斑狼疮,它能够使你从免疫刺激中获益。

我推荐逐步增加所服用的提取物剂量。开始时,每天1粒胶囊,连续服用3天。然后增加至每天2粒胶囊,再连续服用3天。一天内3次服用的剂量不要超过2粒。应空腹服用莫杜卡,仅喝水服下。服用莫杜卡后1个小时内不可进食。

槲寄生提取物

几个世纪以来,槲寄生提取物一直被用作一般草药。直到 1989 年,人们才证实,槲寄生提取物中的各种成分具有抗癌效果。一种名为凝集素-1 的糖蛋白成分已经被证明能够导致培养皿中的癌细胞死亡。另一种名为凝集素-2 的成分能够促进 T-淋巴细胞和癌细胞受体结合,从而增强免疫细胞杀死癌细胞的能力。

动物实验表明,槲寄生提取物对多种肿瘤,尤其是对肉瘤,具有明显的抑制作用。对癌症患者的研究表明,槲寄生提取物能够增加大脑内腓肽的产生数量,从而增加免疫细胞的数量。另外,它还能够产生幸福感。槲寄生提取物的唯一副作用是偶尔会使血压升高和心率加快。

其他特殊抗癌补充剂

其他几种抗癌补充剂虽然不属于任何特殊类别,却不能忽视它们的作用。接下来就介绍几种效果最好的营养素。

中药复方

中药复方是一种含 8 种高浓度中草药的混合物,已被证实能够有效抵抗雄激素依赖性和雄激素非依赖性前列腺癌。它的作用机制包括抑制多种癌细胞生长和生存所依赖的系统。经证实,它不但能够抑制癌细胞再生,还能够抑制促进肿瘤生长的生长因子、刺激 p53 基因、诱导癌细胞凋亡。它还具有某些弱雌激素性质。

中药复方包括菊花、大青、甘草、灵芝、三七参、冬凌草、塞润榈和黄芩。根据一项草药混合物抑制前列腺特异性抗原（PSA）能力的研究发现，所有服用中药复方的男性体内原来升高的 PSA 水平都有所下降。[18] 在这组男性中，88%的 PSA 保持较低水平，只有 12% 的 PSA 恢复至原来水平。当 4 年之后再检查这组患者时发现，93% 一开始就对中药复方有反应的患者体内的 PSA 继续保持较低水平。某些患者体内的 PSA 水平甚至非常低，以至于无法检测出来。

多个使用中药复方的临床实验表明，草药组合是前列腺癌患者治疗的最佳选择之一。[19] 有人提出它有一个严重的副作用，但这种说法并未得到证实。这项研究发现，有一名服用中药复方的患者的深股静脉，即主要的腿部静脉处出现了肺栓塞（肺部血凝块）和血凝块。这项研究的问题是该患者当时正处于重大前列腺手术结束后的恢复期。众所周知，肺栓塞是大手术后以及癌症本身常出现的并发症。而其他研究发现，使用中药复方并不会出现明显并发症。尽管如此，美国食品药品监督管理局仍决定禁止使用中药复方。

那么随之而来的一个问题是：中药复方中的所有草药都是不可或缺的草药，还是其中一种草药尤其有效？近期一项研究就这个问题展开调查并发现，虽然某些草药也具有抗癌效果，但只有混合使用所有草药时才会最大限度地发挥它们的抗癌效用。[20]

另一种疗效极佳的混合物是千鼎健肾宝。它包括 9 种草药：草淫羊藿、巴戟天、金樱子黄酮、掌叶覆盆子、北五味子、女贞子、菟丝子、补骨脂和黄芪。根据雄激素敏感性和雄激素不敏感性肿瘤中提取的前列腺癌细胞培养皿实验发现，混合物能够大幅减缓癌细胞的生长速度、诱导细胞凋亡、抑制雄激素受体（AR）和 PSA 的产生。[21]

橄榄叶提取物

虽然橄榄叶提取物从严格意义上讲并非免疫刺激剂，但经证实，它的确能够改善白细胞的吞噬作用。白细胞能够杀死并移除癌细胞。橄榄叶提取物的真正价值在于它能够杀死大量的微生物，包括病毒、立克次体、真菌和支原体。

通常来说,这些微生物都会传染癌症患者。在某些情况下,它们本身就能引发癌症。

橄榄叶提取物的优势在于它的无毒性。在大多数情况下,它不会产生副作用。另外,病毒、立克次体、真菌和支原体都无法抵抗橄榄叶的抑菌作用,但能够抵抗药物的抑菌作用。

橄榄叶提取物对抵抗真菌感染,如念珠菌和曲霉菌尤其有效。橄榄叶提取物中的活性成分是橄榄苦苷。真菌感染,尤其是免疫缺陷病患者的真菌感染可以致命。传统疗法对肝、肾和骨髓具有毒性作用,而橄榄叶提取物能够大幅增加药物疗效,减少并发症。

除抗菌活性外,橄榄叶提取物已被证实还能够增加冠状动脉的血流量、降低血糖、预防胆固醇氧化。

如果你怀疑自己受到感染,我建议开始服用 500 毫克橄榄叶提取物,每天 2 次。500 毫克是一个维持剂量。如果你确定已受到感染,那么应将剂量增至 1 000 毫克,每天 3 次。

橄榄叶提取物的唯一副作用是赫氏反应,或"死亡"反应。发生赫氏反应的原因是体内布满死亡微生物,从而产生免疫化合物,毒素从真菌菌丝中释放出来。在大多数情况下,赫氏反应会持续数天到数周不等,持续时间取决于感染的严重程度和患者将死亡微生物清除至身体系统以外的能力。

对大多数人来说,赫氏反应仅限于感觉"不舒服",而有些人会感觉怕冷、发烧、肌肉疼痛、出现头痛感冒症状。如果结肠内的酵母过度生长,则可以通过使用多次清肠、灌肠来降低赫氏反应强度。灌肠能够清除死亡微生物和濒死的微生物。多饮水也会对此有所帮助。

我们知道,假丝酵母生物会引起强效自由基反应。这再一次强调了服用抗氧化剂补充剂和确保饮食中富含各种抗氧化物的重要性。

人参

人参具有强抗癌性。各种培养皿研究、动物研究和临床研究显示,人参具有多种好处。

经证实,人参属植物中含有 35 种不同的人参皂苷,其中疗效最好的是红参。近期,根据一项长期服用人参产品和癌症预防的对比研究发现,总体来说,定期服用人参的人比普通人群患癌症的概率低 60%。[22] 最令人印象深刻的一个发现是,那些服用红参的人没有一个患癌症。该研究对象超过 4 000 人。人参的保护作用适用于各种类型的癌症。

人参研究表明,人参具有多重抗癌性,包括刺激天然杀手功能[23]、预防肿瘤浸润[24]、抑制血管新生[25]、抑制细胞循环[26]、激活凋亡基因(p53 和 p21)[27],甚至促进细胞分化[28]——刺激癌细胞转化为正常细胞。红参已被证明还能够抑制肿瘤,如恶性黑素瘤扩散。[29] 此外,红参还能够提高记忆力、保护负责记忆的脑细胞(海马神经元)。[30]

在购买人参产品之前,你需要知道几件事情。首先,只有年龄为 5～6 年的人参才具有抗癌效果。[31] 其次,近期一项针对 25 种产品的分析发现,这些产品中所含的抗癌人参皂苷数量从胶囊的 15 倍到各种液态品牌的 36 倍不等。[32]

确保你所购买的人参产品质量的最佳方法就是只从草药专营商处购买产品,或者只购买标准草药。为了确保你所购买的产品是标准产品,你应该检查标签,确定制剂中的活性成分比例。

服用人参产生的两大问题是失眠和低血糖。失眠仅次于它的刺激效应。大脑兴奋与剂量有直接关系。你最好先服用较小剂量的人参,然后根据自身情况,逐渐增加剂量。

低血糖对糖尿病患者有益,但对反应性低血糖症患者是个问题。如果你患有反应性低血糖症,则应避免摄入糖,这样能让你更好地适应人参。人参服用剂量越高,低血糖症状就越明显。

大脑有自己的免疫系统

20 世纪 70 年代,人们普遍认为,大脑是一个独立的器官,不属于身体任何一个免疫系统，也就是说，免疫系统无法保护大脑免受细菌或癌症浸润。实际上，大脑确实是与身体其他部位相分离的。然而，我们现在知道，免疫系统可以作用于大脑，至少在紧急情况下可以提供帮助。

大脑在这方面确实是独一无二的，因为它有自己的免疫系统，主要由小神经胶质细胞组成。这些细胞，当被激活时，它们不仅可以产生免疫细胞因子、抗体，吞没细菌和癌细胞，而且可以在大脑内移动寻找这些不速之客。更重要的是，这些大脑免疫细胞可以激活体内其他的免疫细胞，包括胃肠道内的免疫细胞。这种作用机制可以解释接种疫苗的活病毒如何造成自闭症的大脑损伤，它还可以解释我们现在所知的"生病行为"，即一种生病的感觉。

当免疫系统被激活后，它会分泌特殊的细胞因子，刺激大脑的特殊位置，使我们产生生病的感觉。这会让我们的身体变得虚弱，使免疫系统能够发挥作用。免疫系统的过度活跃会让我们感觉非常糟糕，就像得流感时的感觉一样。

增加远端大脑免疫活性能够保护大脑免遭癌症扩散浸润。这意味着，迄今为止我们所讨论的所有免疫刺激剂和调制剂都能够改善大脑的免疫防御能力。

结　论

在本章中，我们知道建立免疫防御系统在这场抗癌大战中起着重要作用。这不仅包括使用特殊的免疫刺激剂，还包括改善我们的总体营养水平，确保我们所需的上万亿免疫细胞都可以正常工作。

化疗、手术和放疗都具有非常强大的免疫抑制作用，从而使癌细胞迅速生长、浸润周围组织，并最终扩散至全身各处。我们现在知道，可以通过遵循某些营养原则，来避免或逆转大部分免疫抑制。

这些营养原则包括食用富含类黄酮、维生素和矿物质的饮食，即多吃水果和蔬菜,尤其是蔬菜。同样重要的是,确保饮食中不含那些已知的免疫抑制食物,如 ω-6 脂肪酸和糖,以及刺激癌细胞的营养素,如蛋氨酸、铁和铜。

因为我们想让免疫系统一直处于峰值活性状态,所以我们必须混合服用精心设计的免疫刺激补充剂。另外,我们还应特别注意服用剂量不超过推荐剂量,因为对某些免疫刺激补充剂来说,剂量过大,会产生反作用,即免疫抑制。

第八章

解决癌症疗法的特殊问题

在本章中,我将会讨论癌症患者面临的某些特殊问题,以及如何用营养素改善或者纠正这些问题。另外,我还会将本书中出现的所有信息汇总在一起,使你可以更好地理解它们如何发挥作用。

疲　劳

癌症患者常常抱怨,当他们试图向肿瘤科医生描述具体症状时,肿瘤科医生却对此充耳不闻,尤其是当他们抱怨感到疲劳时。例如,一项研究发现,75%的癌症患者认为疲劳严重影响了他们的生活质量,对此怨声载道,而只有32%的肿瘤科医生意识到疲劳是癌症患者面临的一个问题。[1]

疲劳多发于转移性癌症患者身上,尤其是卵巢癌和肺癌。导致疲劳的原因有很多,包括食欲不振、复发性呕吐、贫血、特殊化疗药物和营养摄入不足。其中,最主要的原因是营养摄入不足。

我发现,大多数接受化疗或放疗的患者在仅仅服用多种维生素后,都觉得精力倍增,会产生幸福感。多数患者的身体都严重缺乏水溶性维生素,如维生素 B 和抗坏血酸盐。所有这些维生素在产生能量的过程中都起着重要作用。

另外,大多数化疗药物都会损伤线粒体,线粒体是细胞的能量工厂,会大幅降低细胞能量的产生,导致疲劳感。但幸运的是,有多种方法可以促进线粒体能量的产生。

乙酰基肉碱——一种包含在所有细胞中的天然物质,在细胞能量产生方面起着重要作用。另外,它还能够保护大脑和自由铁螯合物、改善细胞膜功能、调节脂肪酸新陈代谢、改善心脏功能和正常细胞内的 DNA 修复。

α 硫辛酸也在细胞能量产生方面起着重要作用。另外,它还能够促进细胞内产生谷胱甘肽——一种强效抗氧化剂,能够恢复其他抗氧化剂维生素、螯合某些重金属和预防大脑兴奋毒性损伤。

一种名为去甲羟基安的产品含 NT 因子,能够将很多细胞能量成分融入补充剂中。该产品是为数不多的被接受过化疗的癌症患者检验过的产品。这项研究涉及 36 名接受双盲、安慰剂对照、随机研究的患者和 22 名其他非盲实验(患者知道他们正在服用补充剂)研究的癌症患者。

有趣的是,开放研究和双盲研究的研究结果相似,都表明偏见和安慰剂效应对结果没有产生明显影响。含 NT 因子的去甲羟基安补充剂疗效由患者自己和护士分别评价。在开放研究结束时,75% 的护士在报告中指出,患者的生活质量得到改善。在同一项研究中,81% 的患者在报告中指出,他们的疲劳感和化疗副作用都有所减轻。

选择让护士,而不是医生评价患者病情,其原因是护士最常听到患者的各种抱怨。在很多病例中,当患者复诊时,护士是与患者接触时间最长的人,理所当然成为患者的最亲密倾听者。

仅使用 NT 因子的实验显示,它可以改善线粒体周围的细胞膜功能,从而明显地促进线粒体能量产生。线粒体周围的细胞膜功能对能量反应至关重要。

大卫·纽伯格是施赖德智力迟钝中心糖生物学项目主任及哈佛大学的生物学家。他在另一项研究中发现,NT 因子中的磷酸糖脂含有一种极高浓度的特殊产品,即溶血卵磷脂。溶血卵磷脂能够促进癌细胞死亡。补充剂中的溶血卵磷脂能够消灭癌细胞,同时又不会损伤正常细胞。

NT 因子的另一个好处是它可以有效保护大脑,尤其是预防老化效应。你可以单独服用某种补充剂、多种维生素和矿物质、抗氧化剂,或者 ω-3 脂肪酸补充剂去甲羟基安。

体重减轻

某些癌症患者会出现严重的体重减轻,用医学术语来说,这种情况被称为恶病质。直到最近,我们才知道体重减轻的原因。不久前,人们还认为,癌症患者体重减轻是因为他们恶心、胃肠不适、营养不良。但深入研究显示,即使患者摄入充足的热量和蛋白,他们的体重减轻症状也不会改变。有些研究人员认为,癌症从某种程度上会妨碍营养吸收。他们认为癌症治疗会损伤胃肠道内上皮细胞的吸收机制。但这种观点无法解释大多数晚期癌症患者的体重减轻现象。

近期,研究人员发现,免疫细胞因子(免疫辅助化学物质),尤其是肿瘤坏死因子 α(TNF-α)在综合症状中起着关键作用。事实上,这解释了体重在多种情况下减轻的原因,包括自身免疫性疾病、慢性感染,甚至老年性肌肉损失。而所有这些情况的共同点都是炎症,炎症会导致释放 TNF-α。

多种营养素已被证明能够减少细胞因子含量,包括维生素 E、植物类黄酮、姜黄素、槲皮苷、橘皮苷、葡萄籽提取液、碧萝芷和乳铁蛋白。近期一项报告指出,联合使用维生素 E 和阿司匹林能够大幅降低 TNF-α 含量。另一项研究发现,通过使用消炎补充剂降低 TNF-α 含量,能够逆转老年性肌肉损失。

经证实,乳清蛋白能够增加癌症恶病质患者的肌肉建设。关于乳清蛋白的唯一问题是,它含有较高含量的谷氨酸盐,而谷氨酸盐是一种兴奋毒素。你也许还记得,如果谷氨酸盐含量过高,就会刺激脑癌迅速生长。鉴于此,我不推荐脑癌患者服用乳清蛋白。安全性更强的蛋白源是蛋清蛋白。蛋清蛋白能够很好地平衡氨基酸,而不会产生较高含量的兴奋毒素氨基酸。

经证实,另一种能够有效预防癌症患者体重减轻的物质是中链甘油三酯。多项研究表明,中链甘油三酯能够有效促进肌肉建设,而并非作为脂肪储存下来,即中链甘油三酯不会使你变胖。实际上,除了无法刺激胰岛素释放外,中链甘油三酯更像一种碳水化合物。

购买中链甘油三酯时,有胶囊状或液体状。我更愿意推荐液体状中链甘油三酯,因为这样能够避免服用胶囊的明胶。剂量是每天 3 次,每次 1 汤匙。不要空腹服用中链甘油三酯,因为它会引发胃痉挛。最好在饭后服用。另一种服用中链甘油三酯的方法是将其与等量特级初榨橄榄油混合。你也可以将其与油溶性补充剂混合服用,如姜黄素和 CoQ_{10}。你应该将制备油放入冰箱内保存。

通常来说,当体重减轻已经比较严重时,你可以增加复合糖的摄入量。选择复合糖时,应选择那些不会明显刺激胰岛素释放的糖类。

但遗憾的是,很多肿瘤科医生告诉他们的患者,不论吃什么,增重是最重要的。所以有太多医生建议患者摄入蛋糕、馅饼、能量棒和商业液体食物。大多数罐装液体食物都含有促进癌细胞生长的脂肪、高卡路里糖和无效的维生素 E 醋酸酯。很多还含有多种形式的兴奋毒素。

吃什么

"我能吃什么?"这是当我与患者讨论完饮食计划后,患者问我最多的一个问题。我们大多数人都习惯了吃自己喜欢吃的东西,而对怎样吃得健康却知之甚少。我见过有些患者,他们对健康饮食感到无从下手。他们是为数不多的食物上瘾者,就像有些人无可救药地吸烟上瘾一样。

有些患者跟我说,如果让他们按照营养计划饮食的话,他们宁愿挨饿。问题不在于食物数量,而在于应避免或减少摄入味道浓烈的食物或过量的糖、油或盐。你可以食用所有你喜欢的蔬菜,甚至所有你喜欢的特级初榨橄榄油。你也可以食用一些面包、有限的水果和肉。

遵守抗癌饮食计划,意味着你必须禁止摄入腌肉、烤肉、熏肉、加工肉制品、牛肉和猪肉、牛奶和乳制品、海鲜、预制食物和甜品。另外,你应该戒掉咖啡,改为饮茶,还应戒烟戒酒。

当你开始遵守营养饮食计划后,你会发现,你的精力比从前大大提升,头脑会更加清晰、疼痛感会缓解或消失、排便会更加有规律、大便外形会更加正常。

那些有癌性疼痛症状的患者发现,他们的疼痛感明显减轻。我之前有位患者因转移性骨疾病而饱受背部和臀部剧烈疼痛折磨,当她来我办公室时,必须依靠拐杖,否则寸步难行。在遵守营养饮食计划两周后,她的疼痛感消失,也可以正常行走。她变得精力充沛,我不得不提醒她走路时要放慢速度。

改变饮食习惯、遵守健康饮食计划所带来的好处不胜枚举。如果全家一起改变,事情会变得容易得多。我们知道,健康饮食计划开始得越早,效果就越好。因此,应该让孩子也加入进来。如果家里没有存放有害的垃圾食品,保持抗癌饮食习惯就会容易得多。

那么,出去吃饭怎么样呢? 这的确是一个问题,而且是一个不易解决的问题。遗憾的是,大多数饭店提供的食物都不利于健康。毕竟,饭店的宗旨是让顾客享受美食。这意味着,要在食物中加入大量脂肪、糖、盐、肉汁、味精和含味精的添加剂。唯一的解决方法是避免到餐馆吃饭。如果很难做到这一点,那么出去到餐馆吃饭时应仅摄入那些不含调料或肉汁的清淡食物。避免摄入开胃菜和甜点。

必须严格坚持抗癌饮食。哪怕一点点的偏差都会令一切功亏一篑。你必须时刻谨记,你的病随时都有可能要了你的命,为了活命,任何牺牲都是值得的。

蛋白质

蛋白质组成了身体大部分固体结构,包括细胞、结缔组织,甚至组织液和血液成分。除提供身体结构外,蛋白质还能做很多事情。大多数蛋白质可以形成非常复杂的分子,容许细胞正常工作。低蛋白质会损伤免疫系统。

在恶病质那一部分内容我们看到,肌肉蛋白损失是癌症患者面临的一大问题。遗憾的是,除在饮食中提供大量蛋白质外,还涉及更多事情。高蛋白饮食有多个弊端。其中一个弊端是它们会导致酸中毒(体内酸的积累)。大多数身体内部的酶工作局限在很小的 pH 范围(酸碱性平衡)内。酸中毒会导致某些敏感性更强的酶无法发挥最大作用。

因此,身体拥有一个复杂的缓冲系统,来防止酸中毒。但是如果长时间酸中毒,就会给这个缓冲系统增加负担。在这种情况下,身体的另一个更为强大的缓冲系统就会取而代之。骨头内的一种名为破骨细胞的特殊细胞会被激活,开始溶解骨头内的矿物质,释放钙,以缓冲酸。如果骨头内的钙长时间大量流失,就会导致骨质疏松症。

另外,正如我们之前所述,某些蛋白质内的氨基酸能够有效刺激癌细胞生长。精氨酸和蛋氨酸是罪魁祸首,以蛋氨酸尤为明显。

最重要的是,你应该避免食用红肉,尤其是牛肉、猪肉和羊肉。所有这些肉都富含铁,而铁是最易被吸收的物质。另外,它们还富含一种名为花生四烯酸的特殊脂肪。正如我之前所述,花生四烯酸是一种强效癌症肥料,对 COX-2 酶路径起着重要作用。

虽然这里没有提及要避免食用鸡肉和火鸡肉,但是你仍然需要慎重选择。你应该尽量避免食用肉制品,最好选择有机鸡肉和火鸡肉,但有机鸡肉和火鸡肉的价格偏贵。另一个上佳选择是未加工的家禽肉,但应确保未加工的家禽肉中没有被注入肉汤、味精、水解蛋白和其他添加剂。

加工厂大多使用氯清洗鸡肉,以预防沙门氏菌病。这意味着,在烹饪鸡肉之前,你必须彻底清洗它们。同时,还必须去除大部分鸡皮和多余脂肪。可以选择烘烤鸡肉,但不要烤焦。在烤架上烧烤鸡肉是最容易产生致癌物质的一种烹饪方式。

那么,你可以摄入多少肉呢? 通常来说,你每餐所摄入的肉量不应超过 6 盎司。根据《地带》饮食系列书籍的作者巴里·西尔斯博士在书中的戏言,这个数量相当于一个手掌的量。

那么,海鲜呢? 近期一项研究发现,最健康的饮食是蔬菜和鱼。这基本上是日本人的饮食习惯。但遗憾的是,现在大多数海鲜都被汞和其他重金属及工业毒素污染。即使是养殖鱼也不能幸免于难,因为周边土壤都使用了杀虫剂和除草剂。

海鲜营养丰富,有益于健康的原因在于它含有 ω-3 脂肪酸。但遗憾的是,很多以前的脂肪源,如鲑鱼,现在都是养殖鱼。由于养殖鱼使用粮食喂养,所以它们组织内含有很少或根本不含有 ω-3 脂肪酸。

ω-3 脂肪酸最具危险性的一个来源是深海生物,如虾、牡蛎、螃蟹和龙虾,尤其是那些在墨西哥湾捕获的深海生物。因为墨西哥湾沿岸工厂云集,这些工厂向密西西比河排放了大量工业污染物。实际上,这片区域人们的患癌率极高,被称为"癌症带"。

碳水化合物

过去,碳水化合物被称为淀粉。从生物化学角度来说,碳水化合物由糖分子组成的大聚合体组成。正如我之前所讨论的,癌细胞喜糖(葡萄糖),如果癌症患者的饮食中富含糖,就会加快癌细胞的生长和扩散速度。

过去人们认为,发生这种情况是因为它给肿瘤提供了所需的养料,但这也是因为胰岛素是癌细胞的生长促进激素。当我们的饮食中富含糖分时,胰腺会释放大量胰岛素。胰岛素能够通过多种机制,促进肿瘤生长,包括直接刺激和通过 COX-2 酶加重炎症。

过去,人们认为所有的淀粉对胰岛素释放的影响都是一样的。我们现在知道,淀粉对胰岛素释放的影响因胰岛素类型不同而不同。根据这项新发现,营养学家得出一张血糖指数表格,按胰岛素反应给食物排名。因为能够被迅速吸收的碳水化合物会引发胰岛素的瞬间大量释放,所以这样的碳水化合物被列在了首位。例如,白面包的得分是100,与糖的得分相同。很多豆类食物的排名都非常靠后。

通常来说,你最好摄入血糖指数表格中排名后50位的碳水化合物,适量摄入排名前50位的碳水化合物,切忌单独食用。例如,你可以在饭后吃一点草莓,但你不能空腹吃。这是因为当你处于饱腹状态时,草莓中糖分的吸收速度会放缓,而当你处于空腹状态时,草莓中糖分的吸收速度会比较快。

一般来说,癌症患者,尤其是那些癌细胞已经扩散的患者的抗癌饮食中不应包含水果,尽管水果中含有一些强效抗癌和抗氧化类黄酮。如果患者的癌细胞尚未扩散,可食用一些低糖水果,如草莓、树莓和西柚。但应限量食用,控制在每天不超过半杯。树莓中富含一种名为鞣花酸的癌症抑制类黄酮。

抗癌饮食中可以包含适量面条,即每周不超过2次。但面条的一个问题是,美国联邦政府曾通过一条法令,要求在所有面包、谷物和面条中加入铁。很多经过改良的面条中也含有铁。这些面条可以在健康食物商店和新鲜超市中买到,如菠菜面、洋姜面和全麦面。

当购买面包和其他烘焙食物时,应检查标签上是否标有卡拉胶成分。如果标签上列有这种添加剂,切忌购买该产品。另外,还应检查标签上的油的类型。最佳的替换食物是使用特级初榨橄榄油、新鲜原料和甜叶菊甜味剂自己亲手烘焙的面包,避免摄入我们之前所述的所有有害原料。

健康脂肪

正如我们在本书中所见,你所摄入的脂肪类型会在很大程度上影响你的癌症治疗效果。如果摄入过量的有害脂肪,即 ω-6 脂肪酸,就会加快肿瘤的生长速度,增加肿瘤的扩散概率。另外,摄入有害脂肪还会抑制你的免疫系统功能、加重炎症、增加肿瘤的浸润性。

大多数加工食物在制备时都使用了 ω-6 脂肪酸,如玉米、红花、花生、大豆和菜籽油。人造奶油是由这些相同的癌症刺激脂肪组成的。你应该使用黄油来代替,但这并不意味着可以将蔬菜浸在黄油中,或者在吐司上涂抹多层黄油,使其看起来油光锃亮。使用黄油时,必须严格控制使用量。

另一种有害脂肪的常见来源是沙拉酱。这种商业调味品都会使用色拉油,即使标签上在显赫位置标注使用的是橄榄油。如果仔细阅读那些极小的字体,你会发现还有其他油赫然在列。在这种情况下,你有两种选择:第一,自己制作沙拉酱;第二,不使用沙拉酱成品,以特级初榨橄榄油取而代之。你可以使用不含任何形式的味精的油基酱。有些人更喜欢在沙拉酱上挤上几滴柠檬汁,或使用香草和盐。这种做法非常好。

特级初榨橄榄油是最健康的油。使用时最好不加热。你可以用来蘸面包吃,甚至可以盛 1 汤匙直接摄入。特级初榨橄榄油的摄入数量没有限制。烹饪食物时,我也会推荐使用这种油。由于它是单一不饱和油,且含有各种类黄酮,所以应防止它变腐臭。为了增加它的抗氧化性,你可以在里面撒上姜黄。姜黄也具有抗菌活性,可以在烹饪时重复使用。多种香料和香草也具有抗菌活性。

通常来说,你应该尽量避免食用动物脂肪。除草剂和杀虫剂主要累积在脂肪组织中,包括动物的脂肪组织。汞也会累积在脂肪组织中。当制备肉食时,应去除所有的肉皮和多余脂肪。

正如我们在第五章中讨论的那样,亚麻籽油中含有多种抗癌成分,因此强烈推荐食用亚麻籽油。另外,只有为数不多的几种鱼油适合食用。大多数商业品牌的鱼油中仅含有 30% 或更少的纯 ω-3 脂肪酸;剩下的 70% 或更多鱼油含有饱和脂肪酸和其他不健康油。这些脂肪的另一个问题是 DHA 含量较少。你也许还记得,DHA 的抗癌性最强。

另一种替换方式,也是我更愿意推荐的方式是使用纯 DHA 油本身。DHA

油是藻类提取物,鱼也是从藻类植物中获取它们的 DHA。我们体内约 9% 的 DHA 会转化为 EPA。这 9% 的 DHA 是正常生理概率。另外,使用 DHA 可以使素食主义者避免吃鱼。DHA 是高度不饱和脂肪酸,极易被氧化。鉴于此,应放在冰箱内保存。切忌烹饪时使用 DHA 油。

纤　维

食物纤维有两种基本形式:可溶性和不可溶性。这两种形式的食物纤维都对健康有益。不可溶性食物纤维就像板刷,负责清洁肠壁和吸收各种毒素。如果体内不可溶性食物纤维含量较高,则能够促进结肠内的粪便清除,从而清除体内毒素。每个人每天至少应顺利排便 1 次。

不可溶性食物纤维的作用更大。它们在肠内消化和分解成各种短链脂肪酸,其中最重要的一种是 N-丁酸。N-丁酸是消化道内壁细胞最重要的养料。当 N-丁酸供应量不足时,就会增加患肠疾的概率,如肠道易激综合征和结肠癌。N-丁酸是一种有效抗癌物质。当与维生素 E 和某些类黄酮混合食用时,效用会更强。

另外,当可溶性纤维在结肠内发酵时,有益菌(乳酸菌和双歧杆菌)便会生长增殖。这些有益菌不仅可以改善消化健康,还可以抑制有害细菌和酵母菌生长。另外,它们还可以增强整个免疫系统的效用,改善身体免遭各种癌细胞侵袭的能力。

当有益菌供应量充足时,就会改善雌激素从胆汁进入结肠的新陈代谢能力。你也许还记得,结肠内的雌激素可以通过新陈代谢,成为 2-羟基雌酚酮或者 4-羟基雌酚酮和 16-α 羟基雌酚酮。2-羟基雌酚酮能够抵抗乳腺癌,而 4-羟基雌酚酮和 16-α 羟基雌酚酮却会极大地促进乳腺癌的发生。

因此,确保饮食中的纤维平衡是非常重要的。这不仅能够预防癌症,还能够有益身体健康。在西方饮食中,这两种纤维的含量都极低;美国人平均每天摄入的纤维量为 5～15 克,而最佳摄入量为每天 30～40 克。高纤维食物包括所有蔬菜、大部分水果、青豌豆和谷物。有证据证明,蔬菜纤维比谷物纤维的保护性更强。每天饮用蔬菜榨汁(参见第一章)会大量增加饮食中的可溶性和不可溶性纤维。

水

劳伦斯·达伊博士是一名晚期乳腺癌的幸存者。这简直不可思议。她强调她每天会饮用大量的水。事实上,她的说法是有充分科学依据的。人体的水分溶解自身毒素,包括那些被肝和细胞已解除的毒素,其解毒方式是将它们溶解在细胞之间的液体中。这种液体就来自我们所饮用的水。大多数人,尤其是年过 50 岁的人会长期脱水。

那么,我说的纯净水是指什么呢?基本而言,我指的是已经去除可以给健康带来负面影响的、有杂质的水。大多数城市用水系统都因杀虫剂、除草剂、工业污染物、重金属和氟化物受到严重污染。

尽管大多数的滤水器,包括旋塞滤水器、独立滤水器和水槽下滤水器能够过滤出大多数污染物,但它们无法彻底清除氟化物。唯一的希望寄托于反渗透过滤装置和蒸馏装置。蒸馏水是一种可行的选择,但即使是这种水也应该经过自由过滤系统来过滤,如 Pu-r 或布里塔水罐过滤器。这些自由过滤系统会彻底去除蒸馏水中携带的挥发性化学物质。

很多人避免大量饮水的一个原因是不愿意频繁地去卫生间,尤其是夜间。随着我们年龄的增加,这个问题尤其明显。夜间起床去卫生间会严重干扰睡眠。但脱水要危险得多。脱水不仅会妨碍抗癌,还会增加患中风和心脏病的风险。为了避免睡觉后往卫生间跑,应在晚上 6 点之前饮用大部分水。

通常来说,一天应饮用 6 ~ 8 杯纯净水。但应切记,你的实际饮水量取决于年龄、运动量和出汗量。虽然口渴是个好现象,但化疗常会导致口渴感受器受损。

避免事项

在设计癌症患者的饮食计划时常被遗忘的一个因素是某些食物和食品添加剂对癌细胞生长和扩散的影响。我们已经知道,癌症发生主要是由细胞DNA 的累积损伤导致的。经证实,至少两种物质,即食品添加剂和氟化物会造成 DNA 损伤。另外,不健康的零食和乳制品也对癌症患者不利。

食品添加剂

有很多理由让我们对食品添加剂避而远之。大多数食品添加剂是复杂的化学物质,对人体有害,因此,它们需要首先被解毒。这不仅会增加已经不堪重负的身体解毒系统的负担,还会妨碍对致癌物质的解毒。

尽管美国食品药品监督管理局的科学家一直致力于研究食品添加剂的致癌潜力,但他们并没有检验它们的协同致癌潜力或添加剂致癌潜力。然而,我们已经发现当很多化学物质联合使用时,与单独使用时的作用方式大有不同。

需要特别注意兴奋毒素食品添加剂,如谷氨酸盐(味精和水解植物蛋白)、天冬氨酸盐(阿斯巴甜)和半胱氨酸。它们也会导致神经细胞死亡,造成脑损伤。实际上,这些兴奋性氨基酸与多种神经退行性疾病密切相关。

另外,兴奋毒素食品添加剂会导致 DNA 受损,影响大脑以外的器官,如卵巢内的谷氨酸受体、胰腺、血管壁细胞和心脏神经传导系统。在多种情况下,富含味精或水解植物蛋白的食物已被证实能够导致心脏性猝死,尤其是体内镁含量较低的人。镁缺乏症常见于慢性病患者,尤其是正在接受化疗的癌症患者。

最需要注意的是谷氨酸盐对原发性脑瘤的影响,如成胶质细胞瘤和恶性脑胶质瘤。最近的研究发现,谷氨酸盐能够大幅促进神经胶质瘤的生长和浸润。我们知道,食品添加剂中的谷氨酸盐会进入大脑。谷氨酸盐安全卫士通常能够通过防护性血-脑屏障保护摄入者,使谷氨酸盐不进入大脑。然而情况并不总是如此,尤其是在面对脑瘤的情况下。

谷氨酸盐食品添加剂还会产生多种其他有害影响。例如,经实验表明,游离谷氨酸盐(味精)能够使动物患 2 型糖尿病。加工食物广泛使用味精也许可以从某种程度上解释为什么在过去 10 年里患 2 型糖尿病的人,尤其是青少年数量大幅增加。

现在,我们还知道谷氨酸盐对痛觉至关重要。这是因为谷氨酸盐是一种神经递质。研究表明,限制谷氨酸盐摄入量可以缓解疼痛。避免摄入含谷氨酸盐的食物可以减少疼痛感。

避免谷氨酸盐的唯一方式是避免食用加工食品。然而,几乎没有食物完全不含味精或味精的衍生物。为了确保最大限度地避免谷氨酸盐,应每天食用新鲜食物。注意,波特菇的谷氨酸盐含量也极高。当烹饪时,它们会释放游离谷氨酸盐,引发与使用味精相关的所有问题。这些蘑菇现在很受欢迎,尤其是在饭店。游离谷氨酸盐可以很好地改善饭菜味道,使饭菜散发出一股牛排的味道。

氟化物

正如我们之前所讨论的,氟化物是很多人,包括癌症患者和非癌症患者出现多种潜在问题的根源。这些潜在问题包括神经损伤以及骨头、牙齿和其他器官损伤。癌症患者需要特别注意氟化物与癌症之间的密切关系,如肺癌、头颈癌和骨癌。

研究显示,氟化物能够增强致癌物质的效用,使肿瘤的生长速度增加25%。[2] 根据这项研究发现,如果你生活的社区所引用的水含氟,则应该净化你的水源。这要求通过反渗透进行过滤或蒸馏,正如我们在水那一部分内容所讨论的一样。如果你选择使用反渗透过滤器,应该每隔 3 个月更换一次过滤器,因为氟化物会逐渐腐蚀反渗透过滤器。如果你选择使用蒸馏水,也应该通过单独过滤器过滤水,以清除在蒸馏期间无法清除的可溶性污染物。

人们发现,与那些水源为非含氟水的城市相比,如果城市水源为含氟水,那么人们的癌症死亡率要高得多,这项发现令人触目惊心。对那些年龄超过65 岁的老年人来说,癌症死亡率尤其高。[3] 根据一项水源为含氟水的城市研究发现,年轻人患骨癌的概率要比非含氟水城市的居民高 50%。在另一项研究中,这个比例高达 6 倍。[4] 氟化物在骨头内累积,最终会摧毁骨头,这种情况被称为氟骨症。

氟化物,即使是极低浓度的氟化物,如目前向供水系统中所添加的量,也能够损害 DNA 修复酶。你也许还记得,这些修复酶对预防癌症尤其重要。如果人体内的修复酶出现故障,那么他患癌的概率会极高。

至少,你应该避免使用所有含氟牙膏、氟化牙科治疗和氟化物药片。这对幼儿尤其重要,因为如果幼儿长期暴露在含氟条件下,高浓度氟化物会在他们的骨头和大脑内不断累积。

但令人遗憾的是,所有将含氟水源城市和不含氟水源城市进行对比调查的研究发现,含氟水不仅没有减少龋洞,更严重的是,含氟水城市居民的龋洞率甚至更高。这是因为氟化物会减弱并最终摧毁牙釉质,这种情况被称为氟斑牙。专家认为,在氟化物大肆流行之前,由于推行了更好的营养和公共健康措施,龋洞发病率有所下降。

氟化物处理最令人恐惧的事情是,用处理过的水浇灌的庄稼会吸收氟化物。随着时间的推移,氟化物的浓度也会显著增加。很多果汁也加入了含氟水,使得某些果汁的氟化物含量超过了政府规定的安全标准。这是必须避免饮用商业果汁的另一个原因。

不健康的零食

正如我之前所述,很多肿瘤科营养学家和医院服务部门都鼓励癌症患者摄入高卡路里食物,以预防体重下降。他们推荐的零食通常包括奶酪蛋糕、苏打饼、蛋糕、松饼、饼干、面包卷、花生酱饼干、薯条,甚至金鱼饼干。这简直令人匪夷所思!

这些零食中的大部分都含有致癌原油、大量的糖、蛋氨酸和食品添加剂。因为这些零食的血糖指数都较高,它们会促进胰岛素释放,从而加快癌细胞的生长速度。

某些薯条,如墨西哥煎玉米卷片、烧烤口味和牧场口味的薯条都含有大量味精。另外,几乎所有的零食在烹饪时都使用含 ω-6 脂肪酸的植物油。因此,仅从一种零食中,你就会摄入高浓度的癌症刺激添加剂和原料。

一种深受欢迎的液体零食是高卡路里奶昔饮料。毫无疑问,如果你饮用这些罐装液体饮料,就会增重,但你所增加的重量大多数是脂肪重量。对很多女性癌症患者和男性前列腺癌患者来说,增加身体脂肪会适得其反。正如我们所见,乳腺癌对身体脂肪非常敏感,因为脂肪细胞可以产生雌激素。肥胖也可以增加 16-α 羟基雌酚酮含量。经证实,这种雌激素分解的代谢产物能够极大地加快乳腺癌的生长和扩散速度。

通常来说,应控制你的零食,仅食用蔬菜,如芹菜。如果你不能合理地选择你的零食,就会患反应性低血糖症。由于反应性低血糖症患者对含糖食物极其敏感,因此应严格控制他们摄入的食物。一个重要的步骤是避免摄入所有含咖啡因的食物和饮料。咖啡因会加重反应性低血糖症的症状,尤其是神经过敏、发抖、焦虑、生气和虚弱。

还应注意,很多类黄酮和草药,如姜黄素、人参、橘皮苷和槲皮素都能够导致低血糖症。因此,应该在餐前或就餐期间服用这些补充剂。这些物质通过增加细胞膜的胰岛素效用,而不是通过增加胰岛素的释放量产生低血糖。

切记,你预防体重下降,不是为了取悦你的营养师,而是为了保护你的身体,避免因为重要营养素的损失而造成有害影响。

乳制品

我说的乳制品是指牛奶制成的食物。牛奶中含有一种非常大的蛋白分子,而这种蛋白分子会导致牛奶过敏。根据近期的几项研究,这种蛋白分子还会导致青少年糖尿病。那些带有青少年糖尿病基因的儿童不会出现患病症状,除非他们被暴露在一定环境中——在喝牛奶时。牛奶蛋白与分泌胰岛素的胰腺胰岛细胞蛋白非常相似。在对牛奶蛋白进行免疫攻击期间,胰岛蛋白也受到分子模拟攻击。味精也是触发器。

正如我们在第七章中所述,当你患癌后,会希望你的免疫系统专注于抗癌。如果你的免疫因子忙于与牛奶蛋白相互作用,它们的浓度就会不足,无法击败癌症。另外,对牛奶蛋白的免疫攻击也会产生慢性炎症,从而促进癌细胞生长。

还应注意,牛奶中含有大量癌症病毒,会导致牛患上两种疾病,即白血病和淋巴瘤。[5] 实际上,在美国,约 60% 被抽检的牛群被感染。这也是你不应食用牛肉,尤其是半熟牛肉——还有血丝的牛肉的另一个原因。牛肉中也含有各种致癌病毒。

经研究显示,从统计学数字上来看,如果人们居住的区域是牛传染病发生率非常高的地区,那么人患急性淋巴白血病的概率就会大幅增加。尽管巴氏灭菌法能够杀死很多病毒,但牛奶中大量白细胞内仍有残余病毒。

我们大多数人都很熟悉变质牛奶那可怕的味道。牛奶之所以如此迅速地腐臭是因为牛奶经巴氏杀菌后,原已存在于牛奶中的细菌就开始迅速生长。污染并非来源于冰箱。这恰好可以说明在巴氏杀菌奶中存在大量微生物。

如果准妈妈在孕期饮用了被污染的牛奶,那么这些污染就会在胎儿出生前攻击他。这种情况非常严峻,因为胎儿的免疫系统由于所谓的免疫耐受性而无法对病毒做出反应。结果,病毒会在胎儿体内停留,即使出生后也不会遭受免疫系统攻击的危险。

我的很多患者在与我讨论时,听到这一点都表现出了极大的失望之情,他们急切地想知道还能吃什么。唯一的安全替代品是超高温灭菌羊奶。超高温灭菌法可以杀死羊奶内的细菌和病毒。切忌饮用生羊奶。山羊也携带多种病毒,而这些病毒也可以进入羊奶。

我的很多患者也会问我有没有其他的替代品,如豆奶、米浆和杏仁乳。这些饮料大都非常甜,尤其是后两种。豆奶中含有大量的游离谷氨酸盐。另外,最近的研究显示,豆奶中的染料木黄酮有可能会加速浸润性乳腺癌的形成。

冰激凌中不仅含有牛奶,还含有卡拉胶,并添加了糖分。而人工加糖的冰激凌中含有阿斯巴甜。

测量炎症

越来越多的证据表明,追踪癌细胞生长速度的一个最佳方法是关注 C-反应蛋白的含量。C-反应蛋白的含量是炎症的测量标准。[6] 我们可以通过简单易行又经济实惠的验血法来检验 C-反应蛋白的含量,验血法在大多数实验室均可实施。经证实,C-反应蛋白的血液浓度能够准确预测多发性骨髓瘤、黑素瘤和淋巴瘤以及卵巢癌、胰腺癌和结肠癌的预后。C-反应蛋白的含量越高,即炎症越严重,预后就越糟糕。人们认为,如果可以提高 C-反应蛋白的含量,就说明较好地控制了癌症。

像监测 C-反应蛋白一样,监测血清铁蛋白的含量也是一种很好的追踪癌症发展的方法。晚期癌症患者,尤其是癌细胞已扩散的患者,体内的血清铁蛋白含量极高。如果能够减少血清铁蛋白的含量,就说明很好地控制了癌症。大多数实验室都可以进行血清铁蛋白含量实验,成本相对较低。在某些情况下,如果血清铁蛋白的含量较高,就说明出现了恶性病的初期症状。

血清铁蛋白含量升高的一个最常见原因是血色沉着病,一种过多铁被吸收进血液中的遗传病。为了控制进入血液系统中的铁的数量,身体会产生大量血清铁蛋白。因为铁具有伤害性,天长日久,肝脏会受损,不得不进行肝脏移植。

如果是患血色沉着病的患者,那么他患肝癌(肝细胞瘤)和其他恶性肿瘤的风险就会增加。一种有效降低体内铁存储量的方法是献出一个单位的血液。实际上,这是治疗血色沉着病的一个基本方法。经证实,对那些没有患血色沉着病的人来说,如果定期献血,也会降低患癌风险。

在月经期内的女性不会储存铁,这样会降低她们的患癌风险。但一旦进入绝经期,便会迅速开始储存铁,从而使她们患癌、心脏病和中风的概率大大增加。男性体内储存铁开始的时间更早,所以,他们患各种疾病的风险更大。

遗憾的是,若干年来,老人们一直听说他们需要补铁。事实上,很多专门为老年人设计的产品都是为了补铁。很少有老年人知道,这样的产品事实上会增加他们患癌和所有退行性疾病的风险。如果他们已经患癌,这些产品只会加快癌细胞的生长和扩散速度。

另外,多年来,大多数复合维生素补充剂也含有健康剂量的铁。幸运的是,很多制造商已经了解该信息,将铁从补充剂中去除。

如何选择补充剂

很多医生和医学权威一直说,我们根本不需要服用维生素补充剂,因为饮食中所含的维生素足以满足我们身体所需。这根本是无稽之谈。尽管眼前证据确凿,绝大多数人的饮食中极度缺乏维生素和矿物质,但他们仍自说自话。另外,因为土壤贫瘠、缺乏营养肥料,西方国家种植的食物本身也严重缺乏营养。

另外,我们摄入的很多食物都含有大量 ω-6 脂肪酸、添加剂、人工甜味剂和糖,它们会消耗我们体内的营养,干扰正常的新陈代谢。最近的研究显示,随着年龄的增长,我们体内的酶所产生的影响也会大不如前,但我们可以通过服用维生素补充剂来恢复酶功能,服用剂量要比医学权威推荐的剂量大得多。

鉴于上述原因,即使我们的饮食非常健康,也需要服用补充剂。另外,如果剂量过大,某些维生素就会产生特殊效应,如产生能量,降低血压。我们还知道,随着年龄的增长,即使我们的抗氧化剂维生素含量处于正常水平,自由基也会在体内造成很多损伤。这说明,应确保这些维生素水平大于正常水平。

在这部分内容中,我们还将讨论联合服用基本补充剂如何保护你的正常细胞抵抗传统癌症疗法的毒性,改善治疗效果。

维生素

首先,你应补充基本维生素,包括维生素 A、维生素 B_6、维生素 B_{12}、维生素 C、维生素 D、维生素 E 和维生素 K,以及生物素、胆碱、叶酸、烟酰胺、泛酸、核黄素、硫胺素和生育三烯酚。

1. 维生素 A

维生素 A,又被称为视黄醇,是一种脂溶性维生素,在 DNA 稳定性和激活方面起着重要作用。DNA 中含有特殊受体,它们被维生素 A 激活。多项研究表明,维生素 A 可以通过多种机制抑制肿瘤形成和生长,包括作用于 DNA、提高免疫力和调节细胞间通信。

有意思的是,虽然维生素 A 可以从 β-胡萝卜素中获得,但这种转化在人类身上不起作用。我们应该为身体提供充足的维生素 A,这会让身体受益,但供应量也不能过多,以防产生毒性。另外,β-胡萝卜素和其他类胡萝卜素具有维生素 A 不具备的抗癌活性,如抑制癌细胞生长的化学物质和炎症信号。正如我之前所述,虽然某些类胡萝卜素(叶黄素、α-隐黄素、角黄素和玉米黄素)无法转化为维生素 A,但也具有这些特殊的抗癌效用。

人类饮食中含有约 50 种类胡萝卜素,其中很多都具有抗癌效用。最好混合服用这些类胡萝卜素,而不是单独服用其中一种。这些混合类胡萝卜素可以通过杜氏藻类(盐生杜氏藻)补充剂获得。我通常让患者每天联合服用 5 000 国际单位的棕榈酸视黄醇和 5 000～6 000 国际单位的混合类胡萝卜素。

2. 维生素 B_6

维生素 B_6,又称吡哆素,是一种非常重要的维生素,尤其是在修复 DNA 和保护大脑抵抗谷氨酸毒性方面。我们的身体利用的是维生素 B_6 吡哆醛-5-磷酸盐形式。所以,我更愿意推荐那些含吡哆醛-5-磷酸盐形式的维生素 B_6 补充剂。服用剂量为每天 34 毫克。多项研究表明,维生素 B_6 能够抑制恶性黑素瘤形成,从而也预防肿瘤扩散。

3. 维生素 B_{12}

维生素 B_{12},又称钴胺素,在修复 DNA 方面也起着重要作用。很多价格较低的补充剂使用氰钴胺。在组织内的酶清除氰之前,氰钴胺无法被身体利用。而某些人的免疫系统无法清除氰,在这种情况下,维生素毫无用处。所以应服用甲基钴胺素和腺苷钴胺素形式的维生素 B_{12} 补充剂。服用剂量为每天 1 000～5 000 毫克,具体剂量取决于你承受的压力水平。

4. 维生素 C

服用补充剂维生素 C 时,应选择缓冲形式,不可服用抗坏血酸形式。由于我们的身体无法很好地处理抗坏血酸,因此如果服用抗坏血酸形式的维生素 C,会导致酸中毒。而缓冲形式更易被吸收,也能更好地进入组织内部。应服用镁抗坏血酸盐或抗坏血酸钙;不要购买抗坏血酸钠。也可以服用一种名为抗坏血酸棕榈酸酯的脂溶性维生素 C。维生素 C 的服用剂量通常为每天 500～2 000 毫克,分 3 次服用,具体剂量取决于你的身体条件。癌症患者的服用剂量要更大一些。

5. 维生素 D

维生素 D 的作用不仅在于帮助骨代谢。维生素 D 还能够保护细胞、预防癌症,尤其是结肠癌。有时,你会将维生素 D 视为维生素 D_3。近期,研究人员得出结论,维生素 D 的推荐剂量过小。人们原本认为,每天服用 400 国际单位的维生素 D 就足以确保身体所需。然而现在,大多数证据表明,每天 1 000 国际单位更适宜。唯一需要注意的是,对某些癌症,如多发性骨髓瘤来说,会产生过量钙,维生素 D 会促进身体吸收矿物质,从而使情况恶化。

6. 维生素 E

维生素 E 事实上含有 8 种不同的形式:4 种生育酚和 4 种生育三烯酚。大多数补充剂含有一种或多种生育酚。由于 α-生育酚是体内蕴含的最充足的维生素 E 形式,所以大多数补充剂仅含有这种成分。你会发现经常使用一些符号,如 d-α 生育酚和 dl-α-生育酚。你所需要的仅是 d-形式的生育酚。

另外,α-生育酚也含有多种形式。市场上最常出售的是 d-α 醋酸生育酚。但遗憾的是,d-α 醋酸生育酚不易被吸收,无法顺畅地进入大脑,抗癌活性很少或根本没有抗癌活性。现在广范接受的一种更好的形式是 d-α 琥珀酸生育酚。经证实,这种维生素 E 形式的抗癌活性最强,能够进入所有的组织,包括大脑。它也是最有效的维生素 E 抗氧化剂形式。另外,人们还可以服用粉末形式的 d-α 琥珀酸生育酚。

维生素 E 的另一种最佳形式是混合生育酚。顾名思义,这种生育酚含有 4 种基本的维生素 E 形式:α、β、γ 和 δ。这种形式的维生素 E 可以在自然界中找到。至于剩余的 4 种形式,我们知之甚少,只了解在预防心脏病和结肠癌方面,γ 生育酚比其他生育酚所起的作用更重要。

我推荐癌症患者每天分 3 次服用 400 国际单位的 d-α 琥珀酸生育酚。我之所以推荐 d-α 琥珀酸生育酚,是因为它既具有抗癌效用,又能够直接抑制癌细胞所需的细胞成分。

为了确保体内其他维生素 E 成分的含量,我还会推荐每天服用 200 国际单位的混合生育酚。混合生育酚又被称为天然维生素 E。

7. 维生素 K

维生素 K 对凝血功能至关重要,它也具有抗癌效用。经证实,它可以减少多种化疗剂的毒性,同时又不会干扰化疗剂的疗效。如果你目前正在服用抗凝药物,如华法林,那么你就不应该服用维生素 K,因为维生素 K 会妨碍抗凝药物的疗效。维生素 K 的推荐剂量为每天 150 微克。

8. 生物素

生物素不但对脂肪酸的新陈代谢和能量储存至关重要,还对大脑起着独特的作用。严重的生物素缺乏症常见于严重的长期疾病患者中,如癌症患者,尤其是进行化疗时。摄入生鸡蛋(具体来讲,蛋白中的三溴乙醇)也可以造成严重生物素缺乏症。令人欣喜的是,对正在接受化疗的癌症患者来说,生物素竟然可以促进头发生长。生物素的服用剂量为每天 3 000 微克。

9. 胆碱

尽管胆碱不是一种严格意义上的维生素,但是胆碱可以保持肝脏健康、保护乙酰胆碱,乙酰胆碱是神经系统内的一种神经递质。胆碱的最佳形式是磷脂酰胆碱,卵磷脂和蛋黄中富含磷脂酰胆碱。胆碱的推荐维持剂量为每天 750 毫克,分 2 次服用。

10. 叶酸

叶酸是 DNA 修复过程中的一种非常重要的维生素。体内富含叶酸的人被发现患多种癌症的风险极低,如乳腺癌、肺癌和结肠癌。另外,叶酸还在预防心脏病和中风以及神经退行性疾病方面起着重要作用。叶酸的推荐剂量为每天 800 毫克。

11. 烟酰胺

烟酰胺,又被称为维生素 B_3,是一种身体所用的烟酸。它的好处在于不会产生瘙痒或脸红,对肝脏也不会造成毒害。烟酰胺是很多生化反应所用的一种水溶性维生素。它的主要功能是 DNA 修复。它还能够极大地改善放疗疗效。鉴于此,应在放疗期间服用,服用剂量为每天 500 毫克,分 2 次服用。维持剂量为每天 100 毫克。维生素 B_3 的另一种形式是肌醇烟酸酯,服用剂量与烟酰胺相同。

12. 泛酸

泛酸,或维生素 B_5,是另外一种产生能量所用的水溶性维生素。很多补充剂中含有的泛酸形式是泛酸钙。它在体内的活性形式是泛硫乙胺,这种形式可以在市场中买到。泛硫乙胺的服用剂量为每天 50 毫克。如果你无法在该剂量范围内找到泛硫乙胺,那么泛酸钙的服用剂量应为每天 50 毫克。

13. 核黄素

核黄素,又被称为维生素 B_2,也是一种水溶性维生素。核黄素在多种生化反应中发挥作用,多与能量产生和 DNA 修复有关。核黄素可以使你的尿液呈亮黄色。但这并非说身体出现损伤,而只是告诉你,你体内的核黄素含量充足。

核黄素,与硫胺素(参看下文)一样,都属于应激敏感性维生素。维持剂量应为每天 10～15 毫克。在应激期间,你可以将剂量增至每天 50 毫克。维生素的代谢形式为核黄素-5-磷酸盐。身体对这种形式的利用率比核黄素本身的利用率要高。

14. 硫胺素

硫胺素,又被称为维生素 B_1,在能量产生方面起着重要作用。硫胺素缺乏会导致严重的大脑损伤。镁、硫胺素和碳水化合物摄入量之间有着密切关系。这些营养素的缺乏症常见于酗酒者、病情极度严重者、饥饿者和高糖饮食者。如果人体内的硫胺素和镁含量都较低,那么一旦他的饮食中包含大量的葡萄糖或碳水化合物,他的身体就会突发严重衰竭,从而迅速导致昏迷,甚至死亡。

这种反应已经在医院发生过多次。一个典型病例是,一个身患重病,如癌症的患者身体缺乏水溶性维生素和镁,为了改善这个患者的能量损失,医生开始对他采取静脉滴注治疗,注射液体中含有葡萄糖和水(糖水),然而不含有维生素或矿物质。该患者变得神经错乱、好斗好战,开始产生幻觉。不久之后,这个患者就陷入深度昏迷。如果放任不管,这个患者必死无疑。

然而,如果在饮食中增加硫胺素和镁,就可以避免这种致死情况。在压力条件下,如手术、化疗和放疗,水溶性维生素,主要是 B 族维生素和抗坏血酸盐会迅速出现损失。如果在这种压力出现之前能够确保充足的硫胺素摄入量,就可以避免这种情况。

硫胺素的推荐维持剂量为每天 10～15 毫克。在承受巨大压力期间,你应该将每天的服用剂量增至 50～100 毫克。之后,再恢复至维持剂量。

15. 三烯生育酚

三烯生育酚是维生素 E 的组成部分,包括 α、β、γ 和 δ 4 种形式。γ 和 δ 单位的抗癌效用最强。经证实,三烯生育酚能够显著增加化疗疗效,尤其是乳腺癌。推荐维持剂量为每天 50 毫克。活性癌症治疗期间的推荐剂量为每天 50 毫克,一天两次。

矿物质

除上述维生素外,你还应该服用基本矿物质——硼、钙、铬、镁、锰、钼、硒和锌。

1. 硼

硼是一种重要的矿物质,它能够调控其他矿物质,尤其是钙和镁。人类研究显示,硼不仅对大脑功能和骨代谢至关重要,还能够调节甾类激素功能。另外,它在雌激素代谢方面起着尤其重要的作用。对男性而言,它对睾酮代谢尤其重要。推荐剂量为每天 2 毫克。

2. 钙

现在,美国人都会服用一些钙补充剂,以防患上骨质疏松症。但我们应切记,老化随之而来的一个问题是钙稳态丢失或失控。所有身体细胞都会谨慎调节钙进入细胞内部的入口。这是因为钙能够诱发很多极具损伤性的反应。经证实,钙通道阻滞剂能够抑制某些癌症。迄今为止,尚没有证据能够证实这些药物会加快癌细胞的生长速度,但研究该问题的人员数量也亟待增加。

钙能够抑制结肠癌的原因在于它会与结肠内的脂肪相螯合,阻断癌症刺激效应。它也可以将钙从细胞内移除。蔬菜,尤其是十字花科蔬菜中含有大量的钙。在大多数情况下,本书所描述的抗癌饮食本身就能够提供充足含量的钙。另外,一项针对饮食和骨质疏松症之间关系的研究发现,食用富含水果和蔬菜的饮食比服用钙补充剂的保护性更强。[7]

最近的研究表明,服用钙补充剂和饮用牛奶与患前列腺癌风险之间有着密切关系。健康专业随访研究的研究对象超过了 47 781 名男性。研究人员发现,如果这些男性的钙消耗量升高,那么他们患晚期前列腺癌的风险会高达 297%。如果前列腺癌患者摄入最大量的钙,那么他们患转移性疾病的风险就会比其他人高 457%。

3. 铬

铬是一种微量金属,对碳水化合物的新陈代谢起着重要作用。铬缺乏症会导致 2 型糖尿病。在大多数情况下,如果患有 2 型糖尿病,可以通过服用铬补充剂来进行治疗和改善。铬的天然形式被称为葡萄糖耐量因子铬或烟酸铬。其他可接受形式为吡啶甲酸铬。推荐剂量为每天 10～200 微克。

4. 镁

镁是营养素补充剂中最重要的一种元素。它在 300 多种生化反应中都起着关键作用,其中很多生化反应是能量产生过程的一部分。另外,镁在保护大脑、预防中风和心脏病方面也起着重要的作用。镁的最便宜的一种形式是氧化镁。但遗憾的是,氧化镁不易被吸收。对某些人而言,氧化镁几乎完全不能被身体吸收。测量镁的吸收量的最佳方式是胃肠道反应。如果你患有胃痉挛或腹泻，那么身体吸收的镁含量就会极低。能够被吸收的镁的最大百分比为40%。

镁的其他形式包括葡萄糖酸镁、柠檬酸镁、甘氨酸螯合铁镁和乳酸镁。其中，吸收效果最好的是乳酸镁。然而，因为乳酸是一种相对较大的分子，所以你只有服用很多的胶囊，才能获得足够多的镁。甘氨酸螯合铁镁使用氨基酸甘氨酸。甘氨酸螯合铁镁的问题是甘氨酸会促进谷氨酸盐的毒性影响。然而，补充剂中甘氨酸含量极低，它有可能不会造成这个问题。

我推荐的镁形式是柠檬酸钙镁，它将镁和柠檬酸盐与苹果酸盐这两种身体产生能量所用的有机分子螯合起来。苹果酸也能够预防谷氨酸毒性。另外，它还能够防止铝吸收。镁的推荐剂量为每天900微克。

跟镁有关的两项预防措施是预防肾损伤和心脏损伤。如果你的肾功能受损，那么当你服用镁时，应该遵医嘱。这是因为如果你的肾功能不好，你的血镁水平就会极高。如果你的肾功能良好，你就不必担心任何问题。

患有心脏传导缺陷，如束支传导阻滞的人在服用镁时，也应遵医嘱。尽管服用镁补充剂不太可能产生问题，因为血镁水平和组织镁水平高于正常水平的情况极少，但为了确保安全，还是应该咨询医生。只有通过静脉注射极大剂量的矿物质，才会发生与镁相关的各种问题。

5. 锰

锰是一种对黏多糖新陈代谢起着重要作用的矿物质。另外，锰还能够帮助形成一种名为锰超氧化物歧化酶的抗氧化酶化合物。如果服用极大剂量的锰，就会产生帕金森病的症状。锰的维持剂量为每天2毫克。

6. 钼

钼是一种非常重要的矿物质，在帮助各种酶正常运转方面起着非常重要的作用。尤其是,钼可以调节亚硫酸盐氧化酶,而亚硫酸盐氧化酶是一种非常重要的能够调节半胱氨酸的氨基酸。当亚硫酸盐氧化酶运转不正常时,就会导致大脑损伤,甚至昏迷。钼还能够帮助甾类激素更好地运转。

因为钼的所需量极小,我们常称之为微量元素。为了保证健康,成人所需的钼的量为每天 75～100 微克。

7. 硒

硒对免疫系统功能至关重要。硒补充剂能够极大程度地改善细胞免疫反应,尤其是自然杀伤细胞和 T-辅助淋巴细胞。另外,各种研究一再证实,硒具有抗癌效用,尤其是在抗前列腺癌方面。硒的推荐剂量为每天 200 微克。切记不要超过此剂量。尽管硒是一种安全的矿物质,但如果服用剂量较高,也有可能产生部分毒性。硒的最佳来源是大蒜。硒也可以通过硒柠檬酸、氨基酸螯合物和硒代蛋氨酸方式获得。然而,癌症患者不可以服用后三种,哪怕是极小剂量,因为它们含有蛋氨酸。

8. 锌

锌也在身体各种反应方面起着重要作用。它对大脑保护至关重要,尤其是在抵抗汞、铅和砷毒性方面。另外,锌在免疫系统功能方面也起着重要作用。切记,锌万不可与铜同时服用,因为身体在吸收这两种矿物质时,在肠内相同机制作用下,它们会相互竞争。如果每天都服用大剂量锌,会产生铜缺乏症,反之亦然。应每周分 2 次服用 50 毫克锌。

酶

遗憾的是,迄今为止,很少有人深入研究消化酶与改善癌症治疗之间的关系。然而,有部分研究和大量理论证据支持这种说法。我本人就治愈了多名癌症患者和其他患者,他们都对消化酶补充剂产生了强烈反应。

使用蛋白水解酶的想法基于研究人员的观察。他们观察到,癌细胞能够使用特殊蛋白质阻断抗原受体部位,从而避免免疫损伤。抗原受体部位指那些容许免疫系统确认癌细胞的部位。另外,癌细胞能够分泌与抗体相结合的蛋白质,形成免疫抑制化合物。这些酶能够去除癌细胞保护蛋白质,容许免疫系统确认并杀死癌细胞。

为了确保消化酶的效用,应空腹服用。如果在饱腹状态下服用消化酶,它们就会被用来消化食物蛋白。患活性溃疡的患者或近期溃疡被治愈的患者均不能服用消化酶,因为它们会浸润溃疡。

服用消化酶的另一个好处是它们能够减轻所有组织内的炎症。

类黄酮

正如我们所见,类黄酮是在食用植物中发现的在抗氧化剂多功能性以及抗癌效用方面效用最强的物质。经确认,植物中含有约 5 000 种的类黄酮,人们对其中大部分都进行过深入研究。

具有抗癌效用和抗氧化效用的植物化学物质包括儿茶素、表儿茶素、花青素、槲皮素、橘皮苷、漆黄素、芹黄素、木犀草素、柚皮素、阿魏酸、叶黄素、山奈酚、杨梅素、咖啡酸、绿原酸、香豆素、表没食子儿茶素没食子酸酯、羟基酪醇、橄榄苦苷、高良姜素、姜黄素、桑色素、橘皮素、川陈皮素、香叶木苷和鞣花酸 。常见水果和蔬菜中都含有这些植物化学物质,有些能够通过补充剂方式获得。

补充剂中的纯类黄酮包括槲皮素、橘皮素、阿魏酸、姜黄素、表没食子儿茶素没食子酸酯、儿茶素和表儿茶素(绿茶提取物)。最通用的抗癌类黄酮是槲皮素和姜黄素。人们对这两种类黄酮都已进行过深入研究。

另外,槲皮素还是一种强效抗组胺剂,能够治疗过敏反应和鼻窦炎。剂量越大,越能降血糖。另外,槲皮素还是一种消炎类黄酮,主要用来抑制 LOX

酶。推荐剂量为每天 1 000 毫克,分 3 次随餐服用。

姜黄素是一种强效抗癌类黄酮。它能够对多重癌症过程发挥作用、抑制癌细胞生长、诱导癌细胞凋亡。另外,姜黄素还能够刺激免疫系统、降低血糖、稀释血液、强效消炎。姜黄素是一种有效的 COX-2 酶抑制剂,能够预防前列腺癌、肺癌、脑癌、结肠癌和乳腺癌。推荐剂量为每天 500 毫克,分 3 次随餐服用。如果溶解于橄榄油中,姜黄素的吸收效果最佳。

经证实,当实验动物使用强效致癌物质时,橘皮苷能够抑制膀胱癌发生。

其他能够获取特殊植物提取物的植物化学物质和类黄酮来自蔬菜榨汁以及大量的水果和蔬菜。例如,木犀草素可从洋蓟提取物中获得,而山奈酚、杨梅素和漆黄素可以从银杏叶提取物中获得。很多草药都含有大量的类黄酮,而且类黄酮的效用更强。关于类黄酮及其食物来源,如表 8.1 所示。

表 8.1　癌症抑制类黄酮来源

类黄酮	食物来源
花青素	葡萄。也可通过补充剂获得
芹黄素	芹菜、西芹、银杏叶
咖啡酸	蓝莓、杏、苹果、李子、西红柿
儿茶素	水果
绿原酸	麦景图苹果、蓝莓、茄子、西红柿皮
姜黄素	姜黄。也可以通过补充剂获得
鞣花酸	树莓、圆叶葡萄、黑莓、核桃皮、草莓
表儿茶素	茶、山楂树、水果
表没食子儿茶素没食子酸酯	绿茶、桃、黑色和红色浆果、苹果
阿魏酸	水果。也可以通过补充剂获得
橘皮苷	橘子、黑醋栗。也可以通过补充剂获得
山奈酚	羽衣甘蓝、萝卜叶、西兰花、黑茶、草莓、银杏叶、黑醋栗、绿茶
木脂素(肠二醇)	亚麻籽、芦笋、大蒜、大豆

类黄酮	食物来源
木脂素（肠内酯）	亚麻籽、大豆、红薯、胡萝卜、青椒、西兰花。也可以通过补充剂获得
木犀草素	芹菜、洋蓟
杨梅素	蔓越莓、蚕豆、红酒、绿茶、黑茶
柚皮素	葡萄柚。可通过补充剂获得
川陈皮素	橘子油
槲皮素	洋葱、苹果、蔓越莓、茶、绿豆。也可以通过补充剂获得
叶黄素	酸樱桃、西红柿、吕笋、橄榄
橘皮素	橘子油

免疫兴奋剂

在第七章中，我列出了可以提高免疫力的补充剂。显然，并不是让你服用所有补充剂。例如，你不应该混合服用各种含有 β-葡聚糖的免疫兴奋剂，因为过量 β-葡聚糖会适得其反，即免疫抑制。

然而，可以混合服用阿拉伯半乳聚糖和 IP-6 以及任何含有 β-葡聚糖的免疫兴奋剂，因为它们的作用模式完全不同。阿拉伯半乳聚糖在预防肝转移癌或治疗肝癌方面尤其重要。舞茸 D 和舞茸 MD-组分也是如此。

你还应该了解一下免疫兴奋剂的其他效用。例如，除刺激免疫系统增强免疫力外，阿拉伯半乳聚糖还能产生有益菌。

通过恰当混合免疫兴奋剂，你可以改善身体对传统癌症疗法的反应，提高治愈的可能性。

植物化学物质

植物化学物质是植物中的复杂化学物质。很多植物化学物质不但具有强效抗癌效用,还是有效的抗氧化剂、免疫兴奋剂、解毒促进剂和细胞功能促进剂。水果和蔬菜中的植物化学物质浓度最大,其中十字花科蔬菜尤为显著。十字花科蔬菜包括西兰花、球芽甘蓝和菜花。

1. 吲哚-3-甲醇和二吲哚甲烷

吲哚-3-甲醇是一种富含在十字花科蔬菜中的化合物。大量吲哚-3-甲醇研究显示,吲哚-3-甲醇能够有效抑制某些类型的癌症,尤其是乳腺癌。多项动物实验研究显示,吲哚-3-甲醇能够增加实验动物的患癌率,然而,人们质疑这些研究本身就存在缺陷。

大多数研究显示,吲哚-3-甲醇的基本功能在于预防癌症,尤其是乳腺癌。大量研究证明,吲哚-3-甲醇也能够抑制现有癌细胞的生长和扩散速度。在这些研究中,研究人员发现,吲哚-3-甲醇能够抑止乳腺癌细胞再生、增加癌细胞自杀基因(p53 和 p27)的活性、增加羟雌甾酮含量和预防癌症的副产品。事实上,一项研究发现,I3C 能够增加羟基含量,使其比 16-α-羟基含量高 18 倍。[8]

吲哚-3-甲醇还能够保护 DNA 避免被氧化。像我们之前讨论的很多营养素一样,吲哚-3-甲醇也能够提高某些化疗药物的疗效。例如,一项研究表明,与单独使用吲哚-3-甲醇或三苯氧胺相比,如果联合使用吲哚-3-甲醇和三苯氧胺,就能够更有效地抑制乳腺癌生长。[9]

这种有效的植物提取物被证实能够抑制人类复发性呼吸道乳头状瘤形成。这是一种由病毒导致的良性肿瘤。[10]I3C 也通过其他机制抑制癌症。例如,经证实,它能够有效刺激肝脏和细胞内的第 1 阶段和第 2 阶段解毒酶。一项研究显示,它能够将癌细胞死亡率增加至 200% 。另外,还有证据显示,它能够抑制那些暴露于强效致癌物质条件下的动物患肝癌。[11] 研究显示,吲哚-3-甲醇的有效维持剂量为每天 300 毫克。

另一种越来越受欢迎的产品是 DIM,即二吲哚甲烷。十字花科蔬菜中也富含 DIM,尤其是西兰花、球芽甘蓝和菜花。虽然它不具有类激素性质,但更像 I3C,可以抑制乳腺癌的形成和生长。

2. 改良后的柑橘果胶

迄今为止,关于用来阻断癌细胞转移的药物研究尚没有实质性进展。但是,一种天然药剂似乎对此有良效,服用起来也很安全。改良后的柑橘果胶是一种植物性的水溶性纤维,被视为细胞水泥。这种纤维含有支糖分子。经动物实验研究证实,当通过特殊的化学物质改良后,它可以抑制癌细胞转移。

5 种不同类型的人类癌症——前列腺癌、两种乳腺癌、黑素瘤和喉表皮样癌——实验均显示,改良后的柑橘果胶不容许癌细胞附着在血管壁上,从而有效地阻止癌细胞转移,因为癌细胞附着在血管壁上是癌症转移的必要条件。

重金属

几乎所有的肿瘤科医生都忽略了癌症护理的一个关键步骤,即把有毒重金属从患者身体系统内清除。需要清除的有毒金属包括铅、汞、镉、铝和砷。大多数有毒重金属不仅会诱发癌症,而且会通过干扰免疫系统功能,促进癌细胞生长和扩散。

例如,汞被证明能够抑制细胞免疫力,刺激体液免疫力,这与我们的期望恰恰相反。事实上,正是这种免疫调节模式导致自身免疫性疾病发生,如狼疮和类风湿性关节炎。另外,还有证据表明,铅和汞都会导致脑癌发生。

我发现,很多患者体内都含有一种或多种有毒重金属,而且含量较高。大多数患者根本没有意识到他们自己正暴露在这些有毒重金属下。汞来自牙齿内的汞合金充填物、接种疫苗和海鲜。砷来自饮用水和防腐木材。

除对免疫系统的有毒效应外,重金属还会干扰正常细胞的新陈代谢,导致解毒作用受损,减弱体内正常细胞功能。

人们根据实验来确定重金属毒性。准确性最高的实验包括24小时刺激性尿液收集。刺激性是指在尿液收集过程中使用螯合剂,如二巯基丁二酸与α硫辛酸,以清除汞和其他有毒重金属。通过水蛭吸血法,吸取组织和骨头内的金属是一种更为准确的避免毒性风险的措施。

多家实验室可进行重金属检测,我更推荐大烟诊断实验室[1]。这家实验室也进行头发分析和血液红细胞含量分析,这种方法虽然准确性较低,但更适合小孩。

如果发现重金属含量升高,则应减少使用螯合剂。更多重金属的清除方法信息,可参见我撰写的书籍《可以挽救你生命的健康和营养秘密》(*Health and Nutrition Secrets That Can Save Your Life*,Health Press,2002)。

杀虫剂和除草剂

正如我们所见,杀虫剂和除草剂不仅可以诱发癌症,还可以促进癌细胞生长。杀虫剂具有类雌激素性质,又被称为外源性雌激素,与乳腺癌有关。最近的研究表明,类黄酮姜黄素能够抵消这些杀虫剂雌激素。

另一种重要的抵消杀虫剂和除草剂效用的方法是提高你的解毒系统的工作效率。正如我们之前所讨论的,有多种营养方法能够提高解毒系统的工作效率,包括选择性地使用类黄酮、吲哚-3-甲醇、二甲基砜、谷胱甘肽和类胡萝卜

---

[1] 关于大烟诊断实验室和其他实验室的联系方式,读者如果有需要可以与出版社联系,并索取电子版。——译者注

素维生素。

如果能够提高解毒通路的工作效率,你就能更有效地清除体内的化学毒素。这会增加你对传统癌症疗法并发症的抵抗力,因为大多数化疗药物的毒性都会得到缓解。另外,这还可以清除你体内所有与癌症相关的毒素,从而改善你的免疫系统功能。

越早开始解毒,效果越好,因为你的体重损失会从储存毒素的脂肪细胞中释放大量毒素。当这些毒素被释放出来时,它们通常会被重新分配至身体的其他脂肪部分,尤其是女性的乳房和男性、女性的大脑。

高纤维饮食对清除食物中的杀虫剂和除草剂残留物也很重要。纤维会吸收这些残留物,从而将其排出体外。在食用食物前,应彻底清洗蔬菜。

锻炼

定期适量锻炼被证明能够预防癌症、减小癌症复发率。实际上,经证实,定期锻炼可以降低患结肠癌、乳腺癌和肺癌的概率。[12] 预防机制包括改善免疫系统功能、增强组织氧化作用(癌症厌氧)、改善抗氧化酶功能和释放大脑内啡肽。

50 岁以后,锻炼就尤其重要。研究表明,50 岁以上的人定期进行锻炼,会减少住院治疗期间常见的并发症。[13] 根据排除遗传因素的双胞胎的研究发现,25 ~ 64 岁的人进行定期锻炼,能够将死亡率降低66%。[14]

锻炼也会对抗肌肉组织损失。老年人的肌肉组织损失被证实是过量TNF-α 导致的。这种免疫细胞因子也负责癌症患者的肌肉损失。补充 N-乙酰-L-半胱氨酸已被证明能够降低 TNF-α 水平。你也许还记得,N-乙酰-L-半胱氨酸补充剂也可以增加谷胱甘肽的细胞含量、将汞排到体外和改善解毒作用。N-乙酰-L-半胱氨酸的推荐维持剂量为每天 500 毫克,分 2 ~ 3 次服用。

氨基酸谷氨酰胺对增肌和修复消化系统都起着重要作用。然而,使用氨基酸谷氨酰胺的一个问题是大脑会将它转化为兴奋毒素谷氨基酸。锻炼能够将谷氨酰胺排出血液,容许其为肌肉所用,从而预防大脑将其转化为兴奋毒素谷氨基酸。

适量锻炼非常有利于健康,但剧烈运动和有氧运动极其有害。这是因为剧烈运动和有氧运动能够在运动期间大幅加快新陈代谢。正如我之前所讨论的,只要进行新陈代谢就会产生自由基。最近的研究表明,剧烈运动会通过该机制严重损伤细胞。[15]

那么,什么是适量运动?适量运动包括健步走、使用绳索拉力器进行体重训练、适量固定自行车骑行和其他避免使应力状态达到极端高压力状态的锻炼。马拉松、铁人竞赛和剧烈的有氧运动并非明智的选择,因为它们会迅速消耗现有的抗氧化剂,抑制免疫力,导致肌肉组织分解。

经证实,定期适量锻炼的另一个好处是改善老年人的认知功能,尤其是辅之以摄入营养素时。

酵母菌感染

治疗癌症时,我们应避免所有会干扰免疫系统抗癌能力的东西。这意味着,免疫系统不应用来抵抗慢性感染,如酵母菌感染。正如我们所见,酵母菌过度生长对已接受数月化疗、放疗和使用抗生素的癌症患者来说很常见。

现在,我们发现了除白色念珠菌以外的多种会感染癌症患者的酵母菌。这些酵母生物一旦进入血液,就会渗入各种器官和组织。另外,当它们进入组织后,就很难杀死。发生这种情况的后果就是要接受数月的抗酵母菌治疗。

酵母生物不仅会阻断免疫系统,还会分泌免疫抑制化学物质,从而降低免疫细胞攻击癌细胞的能力。

对大多数癌症患者来说,我推荐以培养生物体为目的的粪便检查以及酵母抗体的血液检测。大烟诊断实验室可以进行酵母密集实验。酵母密集实验可以将粪便检查和血液检测结合起来。粪便培养皿也检测生物体对特殊处方药和天然产品的敏感度。这可以帮助医生选择最有效的方法杀死这种生物体。

信念和意志力

经多次观察,那些意志力强的人在面临重病时,更容易获得一个好的结果。事实上,较新的研究显示,人的意志力越强,其免疫系统功能,尤其是细胞免疫力就会越好。细胞免疫力是抗癌过程中最有效的一种免疫力。同样地,抑郁和绝望感更容易导致一个坏的结果,并伴之以免疫抑制。

亚历山大·索尔仁尼琴的观察结果为此提供了强有力的证据。他发现,如果苏联古拉格集中营中的囚犯没有强烈的活下去的信念,他们就不可能存活这么长时间。更多现代研究也证实了这一点,即信念和意志力在某些致命性疾病的情况下也起着重要的作用。

我们知道,神经系统几乎与体内所有的细胞相连,甚至潜意识也能够影响这些细胞。这可以在一定程度上解释为什么抑郁能够抑制免疫力:它能够通过下丘脑发挥作用。也许我们的意志力和强烈信念也能够通过该系统起作用,使其超越它们对免疫系统的影响。

结 论

在这本书中,我试图与大家分享一些癌症治疗的最新信息。对一些人来说,癌症可以仅凭营养素治愈。对另一些人来说,癌症则可以通过联合使用传统疗法和营养疗法得以治愈。

正如我们所见,现在,各种研究已经证明,很多营养疗法对抑制和消除癌症大有裨益，很多肿瘤科医生所担心的问题根本没有科学依据。

事实上，不仅没有证据能够证明营养素补充剂会干扰传统癌症疗法，很多深入研究还表明，营养素补充剂能够增强传统疗法的疗效。另外，这些营养素能够有效保护周围正常细胞免受化疗药物和放疗的损伤。正如我们所见，这对预防由治疗本身导致的继发癌症至关重要。

我一直向患者强调改变饮食习惯以及坚持新的饮食习惯的重要性。在很多情况下，如果偏离营养饮食，哪怕是细微的差别，也会让治疗结果大相径庭。当患者开始感觉良好、精力充沛、不再忍受传统疗法的痛苦和不适后，再恢复至以前的不健康饮食习惯，也会产生很大的问题。患者的癌症治愈时间越久，他们就越容易弃船逃离，向旧的饮食习惯缴械投降。这种做法可以致命。

我们必须理解，在很多情况下，肿瘤并非被根除，而只是被抑制。只要你的肿瘤还保持在抑制状态，你就必须得坚持新的饮食习惯。一旦激活你的肿瘤，这些癌症就会复仇似的卷土重来，开始生长和扩散。到那时，它们会变得越发难以控制。营养素补充剂也是如此。尽管很多补充剂能够增加对癌症的杀伤力，然而正如我们所见，类胡萝卜素能够有效地抑制癌细胞生长，但不会杀死它。一旦研究主体停止服用类胡萝卜素，在一段长时间的延迟期后，癌症还会复发。

尽管蔬菜汁制作起来不方便，喝起来味道不好，但这是唯一能够确保身体充分吸收食物中能够有效抑制癌症的营养素的方法。这就是我们刚刚所讨论的意志力的自律性的动力来源。

随着时间的推移，你发现，准备蔬菜汁和其他抗癌营养素的任务会变成日常生活的一部分。到那时，如果不去准备蔬菜汁和其他抗癌营养素，你甚至会觉得浑身不适。你面临的最大问题就是，当你外出旅行或其他不得不在外就餐时如何坚持新饮食习惯。

如果你不得不在饭店就餐，尽量选择那些与你的新饮食习惯最接近的食物，如沙拉、瘦肉和蒸熟的蔬菜。避免摄入肉汁和调味汁、气味浓重的食物、土豆、鱼（尤其是金枪鱼、剑鱼和鲑鱼）以及甜点。

　　当旅行时,随身携带你的补充剂。须通过正规渠道购买有质量保障的补充剂。当储存补充剂时,应避免将补充剂放置在高温处。益生菌和油,如 DHA 油尤其如此。如果将补充剂放入冰箱内储存,补充剂的使用寿命会更长,效用会更强。

　　尽管没有人可以向你保证你一定会在这场抗癌大战中获胜,但你必须相信,如果你重视治疗过程中营养素的重要性,你的最终结果一定会好得多。绝大多数在接受传统疗法的同时也使用营养素进行治疗的患者都感觉比之前好得多,并发症也少得多。

　　记住,经常翻阅这本书。这不仅会帮助你重温营养疗法的细节,还会提醒你营养素在控制你的疾病方面起着非常重要的作用。

参考文献

第一章

1. Steinmetz KA, Potter JD. Vegetables, fruit and cancer prevention: a review. J Am Diet Assoc 96: 1027-1039, 1996.

2. Norell SE, Ahlbom A, et al. Diet and pancreatic cancer: a case-control study. Am J Epidemiol 124: 894-902, 1986.

3. Giovannucci E, Asherio A, et al. Intake of carotenoids and retinol in relation to risk of prostate cancer. J Natl Cancer Inst 87: 1767-1776, 1995.

4. Caltagirone S, Rossi C, et al. Flavonoids apigenin and quercetin inhibit melanoma growth and metastatic potential. In J Cancer 87: 595-600, 2000.

5. Slattery M, Abbott T, et al. Dietary vitamin A, C, and E and selenium as risk factors for cervical cancer. Epidemiol 1: 8-15, 1990.

6. Cole WC, Prasad KN. Heterogeneity of commercial β-carotene preparations: correlation with biological activities. In: Prasad KN, Cole WC (eds). *Cancer and Nutrition*. Amsterdam: IOS Press, 1998: 99-104.

7. Van den Berg H. Carotenoid interactions. Nutr Reviews 1999: 57: 1-10.

8. Pung A, Rundhaug JE, et al. Beta carotene and canthaxanthin inhibit chemically and physically-induced neoplastic transformation in 10T1/2 cells. Carcinogenesis 9: 1533-1539, 1988.

9. Fahey JW, Zhang Y, Talalay P. Broccoli sprouts: an exceptionally rich source of inducers of enzymes that protect against chemical carcinogens. Proc Natl Acad Sci 94: 10367-10372, 1997.

10. Mason JB, Lavesque T. Folate: effects on carcinogenesis and the potential for cancer chemoprevention. Oncology 10: 1727-1743, 1996.

11. Folkers K, Brown R, et al. Survival of cancer patients in therapy with co-

enzyme Q10. Biochem Biophysic Res Comm 192：241-245，1993.

12. Layton DW, Bogen KT, et al. Cancer risk of heterocyclic amines in cooked foods：an analysis and implications for research. Carcinogenesis 16：39-52，1995.

13. Skog K. Cooking procedures and food mutagens：a literature review. Food Chemical Toxicol 31：655-675，1993.

14. Kuijten RR, Bunin GR, et al. Gestational and familial risk factors for childhood astrocytoma：results of a case-controlled study. Cancer Res 50：2608-2612，1990.

15. Bunin GR, Kuijten RR, et al. Relation between maternal diet and subsequent primitive neuroectodermal brain tumors in young children. New Eng J Med 329：536-541，1993.

16. Shephard SE, Wakabayashi K, Nagao T. Mutagenic activity of peptides and the artificial sweetener aspartame after nitrosation. Chem Tox 31：323-329，1993.

17. Tannenbaum SR, Mergens W. Reaction of nitrite with vitamin C and E. Ann NY Acad Sci 355：267-279，1980.

18. Blaylock RL. *Excitotoxins：The Taste That Kills*. Health Press, 1997.

第二章

1. Nassani I, seimiya H, Tsuruo T. Telomerase inhibition, telomere shortening, and senscence of cancer cells by tea catechins. Biochem Biophys Res Comm 249：391-396，1998.

2. Trosko JE, Yotti LP, et al. Inhibition of cell-cell communication by tumor promoters. Carcinogenesis 7：565-585，1982.

3. Ames BN, Shigenaga MK, Hagen TM. Oxidants, antioxidants and the degenerative diseases of aging. Proc Natl Acad Sci 90：7915-7922，1993.

4. Ogle KS, Swanson GM, et al. Cancer and co-morbidity. Redefining chronic diseases. Cancer 88：653-663，2000.

5. Dickens BF, Weglicki WB, et al. Magnesium deficiency in vitro enhances free radical-induced intracellular oxidation and cytotoxicity in endothelial cells. Fed Euro Biochem Soc 311：187-191，1992.

6. Weijl NI, Hopman GD, et al. Cisplatin combination chemotherapy induces a fall in plasma antioxidants of cancer patients. Ann Oncol 9：1331-1337，1998.

7. Prasad KN, Cole W, Hovland P. Cancer prevention studies: past, present, and future directions. Nutrition 14: 197-210, 1998.

8. Wei Q, Matanoski GM, et al. DNA repair: a potential marker for cancer susceptibility. Cancer Bull 46: 233-237, 1994.

9. Bishoff FZ, Hansen MF. Genetics of familial breast cancer. Cancer Bull 45: 476-482, 1993.

10. Poulson HE, Preime H, et al. Role of oxidative DNA damage in cancer initiation and promotion. Eur J Cancer Prevent 7: 9-16, 1998.

11. Ames BN, Gold LS, Willett WC. The causes and prevention of cancer. Proc Natl Acad Sci USA 92: 5258-5265, 1995.

12. Ishioka T, Kuwabara N, et al. Induction of colorectal tumors in rats by sulfinated polysaccharides. CRC Crit Rev Toxicol 17: 215-244, 1987.

13. Reed M. Flavonoids: naturally occurring anti-inflammatory agents. Am J Pathol 147: 235-237, 1995.

14. Raz A, Levine A, Khomiak Y. Acute inflammation potentiates tumor growth in mice. Cancer Lett 148: 115-120, 2000.

15. Hann HL, et al. Antitumor effect of deferoxamine on human hepatocellular carcinoma growing in athymic nude mice. Cancer 70: 2051-2056, 1992.

16. Estrov Z, Tawa A, et al. In vitro and in vivo effect of deferoxamine in neonatal acute leukemia. Blood 69: 757-761, 1987.

17. Weinberg ED. Iron and neoplasia. Biol Trace Elem Res 3: 55-80, 1981.

18. Wyllie S, Liehr JG. Enhancement of estrogen-induced renal tumorigenesis in hamsters by dietary iron. Carcinogenesis 19: 1285-1290, 1998.

19. Sesink ALA, Termont DSML, et al. Red meat and colon cancer: dietary haem-induced colonic cytoxicity and epithelial hyper-proliferation are inhibited by calcium. Carcinogenesis 22: 1653-1659, 2001.

20. Fuhr U, Klittich K, Staib AH. Inhibitory effect of grape-fruit juice and its bitter principle, naringenin, on CYP1A2 dependent metabolism of caffeine. Br. J Clin Pharmacol 35: 431-436, 1993.

21. Johnson TM, Nelson BR, et al. Matrix metalloproteinases in local tumor invasion in nonmelanoma skin cancer. Cancer Bull 45: 238-244, 1993.

22. Monteagudo C, Merino M, et al. Immunohistological distribution of type IV collagenase in normal, benign and maligmant breast tissue. Am J

Pathol. 136: 585, 1990.

23. Talvensaari-Mattila, et al. Matrix metalloproteinase-2 is associated with the risk for relapse in post-menopausal patients with node-positive breast carcinoma, treated with antiestrogen adjuvant therapy. Breast Ca Res Treatment 65: 55-61, 2001.

24. Matrix metalloproteinase-2: a marker for relapse in node positive breast cancer. Cancer Watch 10: 101, 2001.

25. Nicolson GL, Nakajima M, et al. Cancer cell heparanase associated with invasion and metastasis. Adv Enzyme Regulat 38: 19-32, 1998.

26. Nicolson GL. Breast cancer metastasis-associated genes: role in tumor progression to the metastatic state. Biochem Soc Symp 63: 231-243, 1998.

27. Go Y, Chintala SK, et al. Cisplatin but not BCNU inhibits urokinase-type plasminogen activator levels in human glioblastoma cell lines in vitro. Clin Exp Metastasis 15: 447-452, 1997.

28. Rohdewald P. Pycnogenol. In: Rice-Evans CA, Packer L (eds). *Flavonoids in Health and Disease*. New York: Marcel Dekker, Inc., 1998, pp. 405-419.

29. Duthie SJ, Collins AR, et al. Quercetin and myricetin protect against hydrogen peroxide-induced DNA damage (strand breaks and oxidized pyrimidines) in human lymphocytes. Mutat Res 393: 223-231, 1997.

30. Wolff MS, Toniolo PG, et al. Blood levels of organochlorine residues and risk of breast cancer. J Natl Cancer Inst 85:648-652,1993.

31. Trocho C, Pardo R, et al. Formaldehyde derived from dietary aspartame binds to tissue components in vivo. Life Sciences 63: 337-349, 1998.

32. Bressler Report, Bureau of Foods, Nov. 8, 1971.

33. Levine AJ. *Viruses*. New York: Scientific American Library, 1992, pp. 87-111.

34. Kovacs E, Almendral A. Reduced DNA repair synthesis in healthy women having first-degree relatives with breast cancer. Eur J Cancer Clin Oncol 23: 1051-1057, 1987.

35. Zhang S, Hunter DJ, et al. A prospective study of folate intake and the risk of breast cancer. JAMA 281: 1632-1637, 1999.

36. Blount BC, Mack MM, et al. Folate deficiency causes uracil misincorpo-

ration into human DNA and chromosomal breakage. Proc Natl Acad Sci USA 94: 3290-3295, 1997.

第三章

1. Levine EG, Bloomfield CD. Leukemias and myelodysplastic syndromes secondary to drug, radiation, and environmental exposure. Semin Oncol 19: 47-84, 1992.

2. Moss RW. *Questioning Chemotherapy.* Brooklyn, NY: Equinox Press, 1995.

3. Fields KK, et al. Maximum-tolerated doses of ifosfamide, carboplatin and etoposide given over 6 days followed by autologous stem-cell rescue: toxicity profile. J Clinc Oncol 13: 323-332, 1995.

4. Houston SJ, et al. The influence of adjuvant chemotherapy on outcome after relapse in patients with breast cancer. Proc Ann Meet ASCO 11: A108, 1992.

5. McMillian TJ, Hart IR. Can cancer chemotherapy enhance the malignant behavior of tumors? Cancer and Metastasis Rev 6: 503-520, 1987.

6. Skubitz KM, Anderson PM. Oral glutamine to prevent chemotherapy-induced stomatitis: a pilot study. J Lab Clin Med 127: 223-228, 1996.

7. Project ChemoInsight: Quality Performance 1999, Thousand Oaks, CA: Amgen Inc.

8. Roper Starch Worldwide. " Chemotherapy Experiences " (survey). Jan. 1999.

9. Mizuno Y, Hokamura T, et al. A case of 5-fluorouricil cardiotoxicity simulating acute myocardial infarction. Jpn Circ J 59: 303-307, 1995.

10. Lenzhofer R, Ganzinger U, et al. Acute cardiac toxicity in patients after doxorubicin treatment and the effect of combined tocopherol and nifedipine pretreatment. J Cancer Res Clin Oncol 106: 143-147, 1983.

11. Legha SS, Wang YM, et al. Clinical and pharmacologic investigation of the effects of alpha-tocopherol on adriamycin cardiotoxicity. Ann NY Acad Sci 393: 411-418, 1982.

12. Kurbacher CM, Wagner U, et al. Ascorbic acid (vitamin C) improves the antineoplastic activity of doxorubicin, cisplatin and paclitaxel in human breast carcinoma cells in vitro. Cancer Lett 103: 183-189, 1996.

13. Dimitrov NV, Hay MB. Abrogation of adriamycin-induced cardiotoxicity by selenium in rabbits. Am J Path 126: 376-383, 1987.

14. Meyers C, Borow R, et al. A randomized controlled trial assessing the prevention of doxorubicin cardiomyopathy by N-acetyl-L-cysteine. Semin Oncol 10: Suppl 1; 53-55, 1983.

15. Iarussi D, Auricchio U, et al. Protective effect of coenzyme Q10 on anthacyclines cardiotoxicity: control study in children with acute lymphoblastic leukemia and non-Hodgkins lymphoma. Mol Aspects Med 15: s207-s212, 1994.

16. Chopra S, Pillai KK, et al. Propolis protects against doxorubicin-induced myocardiopathy in rats. Exp Mol Pathol 62: 190-198, 1995.

17. Skubitz KM, Anderson PM. Oral glutamine to prevent chemotherapy-indecued stomatitis. J Lab Clin Med 127: 223-228, 1996.

18. Muscaritoli M, Micozzi A, et al. Oral glutamine in the prevention of chemotherapy-indeced gastrointestinal toxicity. Eur J Cancer 33: 319-320, 1997.

19. Ueda H, et al. Reduction of cisplatin toxicity and lethality by sodium malate in mice. Bio Pharm Bull 21: 34-43, 1998.

20. Kuhlmann MK, et al. Reduction of cisplatin toxicity in cultured renal tubular cells by the bioflavonoid quercetin. Arch Toxicol 72: 536-540, 1998.

21. Shoskes DA. Effect of bioflavonoids quercetin and curcumin on ischemic renal injury: a new class of renoprotective agents. Transplantation 66: 147-152, 1998.

22. Liu SJ, Zhou SW. Panax notoginseng saponins attenuate cisplatin-induced nephrotoxicity. Acta Pharmacol Sin 21: 257-260, 2000.

23. Zunino F, Tofanetti O, et al. Protective effect of reduced glutathione against cis-dichlorodiammine platinum (II)-induced nephrotoxicity and lethal toxicity. Tumori 69: 105-111, 1983.

24. Zunino F, Pratesti G, et al. Protective effect of reduced glutathione against cisplatin-induced renal and systemic toxicity and its influence on the therapeutic activity of the antitumor drug. Chem Biol Interact 70: 89-101, 1989.

25. Tolley DA. The effect of N-acetyl cysteine on cyclophosphamide cystitis. Br J Urol 49: 659-661, 1977.

26. Kline I, Gang M, et al. Protection with N-acetyl-L-cysteine (NSC-

111180）against isophamide（NSC-109724）toxicity and enhancement of therapeutic effect in early murine L1210 leukemia. Cancer Chemother Rep 57：299-304，1973.

27. Neglia JP. Cancer survivors：risk of subsequent cancers. Proc Amer Assoc Cancer Res 42：968，2001.

28. Cancer Watch 10：73-74，May 2001.

29. Strumberg D，Brugge S，et al. Evaluation of long-term toxicity in patients after cisplatin-based chemotherapy for non-seminomatous testicular cancer. Ann Oncol 13：229-236，2002.

30. Meinardi MT，Gietema JA，et al. Cardiovascular morbidity in long-term survivors of metastatic testicular cancer. J Clin Oncol 18：1725-1732，2000.

31. Pedersen-Bjergaard J，Daugaard G，et al. Increased risk of myelodysplasia and leukemia after etoposide，cisplatin，and bleomycin from germ-cell tumors. Lancet 338：359-363，1991.

32. Ames BN，Shigenaga MK，Hagen TM. Oxidants，antioxidants and the degenerative diseases of aging. Proc Natl Acad Sci 90：7915-7922，1993.

33. Blaylock RL. Phytonutrients and metabolic stimulants as protection against neurodegeneration and excitotoxicity. J Amer Nutr Assoc 2：30-39，2000.

第四章

1. Thomlinson RH，Gray LH. The histological structure of some human lung cancers and the possible implication for radiotherapy. Br J Cancer 9：539-549，1955.

2. Levenson SM，Rettura G，Seifer E. Effects of supplemental dietary vitamin A and β-carotene on experimental tumors：local tumor excision，chemo-therapy，radiation injury and radiotherapy. In：Butterworth CE，Hutchenson ML（eds）. *Nutritional Factors in the Induction and Maintenance of Malignancy*. New York：Academic Press，Inc.，1983，pp. 169-203.

3. Ricoul M，Sabatier L，Dutrillaux B. Increased chromosome radio-sensitivity during pregnancy. Mutat Res 374：73-78，1997.

4. Patchen ML，MacVittie TJ，et al. Radioprotection by polysaccharides

alone and in combination with aminothiols. Adv Space Res 12: 233-248, 1992.

5. Milas L, Nishiguchi I, et al. Radiation protection against early and late effects of ionizing irradiation by prostaglandin inhibitor indomethacin. Adv Space Res 12: 265-271, 1992.

6. Kuttan G. Use of *Withania sominefera Dunal* as an adjuvant during radiation therapy. Indian J Exp Biol 34: 854-856, 1996.

7. Floersheim GL, Racine C. Calcium antagonist radioprotectors do not reduce radiotherapeutic efficacy in three human xenographs. Strahlenther Onkol 171: 403-407, 1995.

8. Salvadori DM, Ribeiro LR, et al. Radioprotection of beta-carotene evaluated on mouse somatic and germ cells. Mutat Res 356: 163-170, 1996.

第五章

1. Popp MB. Kirkemo AK, et al. Tumor and host carcass changes during total parenteral nutrition in an anorectic rat-tumor system. Ann Surg 199: 205-210, 1984.

2. Daly JM, Copeland EM, et al. Relationship of protein nutrition to growth and host immunocompetence. Surg Forum 27: 113-114, 1976.

3. Lasko CM, Good CK, et al. Energy restriction modulates the development of advanced preneoplastic lesions depending on the level of fat in the diet. Nutrition and Cancer 33: 69-75, 1999.

4. Westin T, Stein H, et al. Tumor cytokinetic response to total parenteral nutrition in patients with head and neck cancers. Am J Clin Nutr 53: 764-768, 1991.

5. Durnaton B, Freund JN, et al. Promotion of intestinal carcinogenesis by dietary methionine. Carcinogenesis. 20: 493-497, 1999.

6. American Institute for Cancer Research. *Food, Nutrition and Prevention of Cancer: A Global Perspective*. Washington, DC: American Institute for Cancer Research, 1997.

7. Steinmetz KA, Potter JD. Vegetables, fruit and cancer prevention: a review. J Am Diet Assoc 96: 1027-1039, 1996.

8. Miller NJ. Flavonoids phenylpropanoids as contributors to antioxidant activity of fruit juices. In: Rice-Evans CA, Packer L (eds). *Flavonoids in Health and Disease*. New York: Marcel Dekker, Inc., 1998, 387-403.

9. Raz A, Levine G, Khomiak Y. Acute local inflammation potentiates tumor growth in mice. Cancer Lett 148: 115-120, 2000.

10. Ip C. Controversial issues of dietary fats and experimental mammary carcinogenesis. Prev Med 22: 728-737, 1993.

11. Cohen LA, Thompson DO, et al. Dietary fat and mammary cancer. 1. Promoting effects of differing dietary fats on N-nitromethylurea-induced rat mammary tumorigenesis. JNCI 77: 33-42, 1986.

12. Huang Z, Willett WC, et al. Waist circumference, waist: hip ratio, and risk of breast cancer in Nurses' Health Study. Am J. Epidemiol 150: 1316-1324, 1999.

13. DeStefani E, Deneo-Pellegrini H, et al. Alpha-linolenic acid and risk of prostate cancer: a case control study in Uruguay. Cancer Epidemiology Biomarkers Prev 9: 335-338, 2000.

14. Qi M, Chen D, et al. Polyunsaturated fatty acids increase skin but not cervical cancer in human papillomavirus-16 transgenic mice. Cancer Res 62: 433-436, 2002.

15. Kelly DA, Branch LB, et al. Dietary alpha-linolenic acid and immuno-competence in humans. Am J Clin Nutr 53: 40-46, 1991.

16. Gogoa CA, Kalfarentzos FE, Zoumbos NC. Effect of different types of total parenteral nutrition on T-lymphocyte subpopulations and NK cells. Am J Clin Nutr 51: 119-122, 1990.

17. Rolland PH, Martin PM, et al. Prostaglandins in human breast cancer: evidence suggesting that an elevated prostaglandin production is a marker of high metastatic potential for neoplastic cells. JNCI 64: 1061-1070, 1980.

18. Kachlap SK, Dange PP, et al. Effect of omega-3 fatty acid (docosahexaenoic acid) on BRACA1 gene expression and growth of MCF-7 cell line. Cancer Biother Radiopharm 16: 257-263, 2001.

19. Mares-Perlman JA, Francis AM, Shrago E. Host and tumor growth and energy substrates in blood of hepatoma-bearing rats receiving high-fat parenteral infusions. Am J Clin Nutr 48: 50-56, 1988.

20. Rijnkels JM, Hollanders VMH, et al. Modulation of dietary fat-enhanced colorectal carcinogenesis in N-methyl-N-Nitrosoguanidine-treated rats by a vegetable-fruit mixture. Nutr Cancer 29: 90-95, 1997.

21. Giovannucci E, Rimm EB, et al. A prospective study of dietary fat and risk of prostate cancer. JNCI 85: 1571-1579, 1993.

22. Attiga FA, Fernandez PM, et al. Inhibitors of prostaglandin synthesis inhibit human prostate tumor cell invasiveness and reduce the release of matrix metalloproteinase. Cancer Res 60: 4629-4637, 2000. Special note: The stimulation of prostate cancer by the N-6 fats is similar to that seen with breast cancers, with most of the effect being due to eicosanoid formation, especially PGE2, 12-HETE and 15-HETE. Blocking the COX-2 enzyme also blocks prostate cancer promotion by these fats. (Rose DP, Connolly JM. Effects of fatty acids and eicosanoid synthesis inhibitor on the growth of two human prostate cancer cell lines. Prostate 18: 243-254, 1991.) Since omega-3 oils suppress this enzyme, one would expect to see, and sees, significant inhibition of prostate cancer when diets high in these oils or their constituents (EPA and DHA) are eaten.

23. Hamalainen E, Adercreutz C, et al. Diet and serum sex hormones in healthy men. J Steroid Biochem 20: 459-464, 1984.

24. Haven FL. The effect of cod liver oil on tumor growth. Am J Cancer 27: 95-98, 1936.

25. Jenski LJ, Sturdevant LK, et al. Omega-3 fatty acid modification of membrane structure and function, I. Dietary manipulation of tumor susceptibility to cell-and complement-mediated lysis. Nutr Cancer 19: 135-146, 1993.

26. Borgeson CE, Pardini L, et al. Effect of dietary fish oil on human mammary carcinoma and on lipid-metabolizing enzymes. Lipids 24: 290-295, 1989.

27. Morecki S, Yacovlev E, et al. Induction of antitumor immunity by indomethacin. Caner Immunol Immunother 48: 613-120, 2000.

28. Collett ED, Davidson LA, et al. N-6 and N-3 polyunsaturated fatty acids differentially modulate oncogene RAS activation in colonocytes. Am J Physiol Cell Physiol 280: C1066-C1075, 2001.

29. Chung BH, Mitchell SH, et al. Effects of docosahexaenoic acid and eicosapentaenoic acid on androgen-mediated cell growth and gene expression in LNCaP prostate cancer cells. Carcinogenesis 22: 1201-1206, 2001.

30. Maillard V, Bougnoux P, et al. N-3 and N-6 fatty acids in breast adipose

tissue and related risk of breast cancer in a case-control study in Tours, France. In J Cancer 98:78-83,2002.

31. Rose DP, Connolly JM. Antiangiogenicity of docosahexaenoic acid and its role in suppression of breast cancer cell growth in nude mice. In J Oncol 15: 1011-1015, 1999.

32. Connolly JM, Gilhooly EM, Rose DP. Effects of reduced dietary linolenic acid intake, alone or combined with an algal source of docosahexaenoic acid, on MDA-MB-231 breast cancer cell growth and apoptosis in nude mice. Nutr Cancer 35: 44-49, 1999.

33. CAlviello G, Palozza E, et al. Dietary supplementation with eicosapentaenoic and docosahexaenoic acid inhibits growth of Morris hepatocarcinoma 3924A in rats: effects on proliferation and apoptosis. In J Cancer 75: 699-705, 1998.

34. Thompson LU, Rickard SE, Orcheson LJ, Seidl MM. Flaxseed and its lignan and oil components reduce mammary tumor growth at a late stage of carcinogenesis. Carcinogenesis 17: 1373-1376, 1996.

35. Setchell KD, Lawson AM, et al. Lignans in man and in animal species. Nature 287: 740-742, 1980.

36. Hutchens AM, Martini MC, et al. Flaxseed consumption influences endogenous hormone concentrations in postmenopausal women. Nutr Cancer 39: 58-65, 2001.

37. Pietinen P, Stumpf K, Mannisto S, et al. Serum enterolactone and risk of breast cancer: a case-control study in eastern Finland. Cancer Epidemiol Biomarkers Prev 10: 339-344, 2001.

38. Meilahan EN, DeStavola B, et al. Do urinary oestrogen metabolites predict breast cancer? Guernsey III cohort follow-up. Br J Cancer 78: 1250-1255, 1998.

39. Fishman J, Schneider J, et al. Increased estrogen-16 alpha-hydroxylase activity in women with breast and endometrial cancer. J Steroid Biochem 20: 1077-1081, 1984.

40. Yoo HJ, Sepkovic DW, et al. Estrogen metabolism as a risk factor for head and neck cancer. Otolaryngol Head Neck Surg 124: 241-247, 2001.

41. Bradlow HL, Herschcopf RJ, et al. Estradiol 16 alpha-hydroxylase in the

mouse correlates with mammary tumor incidence and presence of murine mammary tumor virus: a possible model for the hormonal etiology of breast cancer in humans. Proc Natl Acad Sci USA 82: 6295-6299, 1985.

42. Wang C, Makela T, et al. Lignans and flavonoids inhibit aromatase in human adiposites. J Steroid Biochem Mol Biol 50: 205-212, 1994.

43. Owen RW, Miet W, et al. Identification of lignans as major components in the phenolic fraction of olive oil. Clin Chem 46: 976-988, 2000.

44. Rickard SE, Yuan YU, et al. Plasma insulin-like growth factor-1 levels in rats are reduced by dietary supplementation of flaxseed or its lignan seoisoloriciresinol diglycoside. Cancer Lett 161: 47-55, 2000.

45. Knekt P, Adercreutz H, et al. Does antibacterial treatment for urinary tract infection contribute to the risk of breast cancer? Br J Cancer 82: 1107-1110, 2000.

46. Mainou-Fowler T, Procter SJ, Dickinson AM. Gamma-linolenic acid induces apoptosis in B-chronic lymphocytic leukemia cells in vitro. Leu Lymphoma 40: 393-403, 2001.

47. Das UN. Tumericidal actions of gamma linolenic acid with particular reference to the therapy of human gliomas. Med Sci Res 23:507-513, 1995.

48. Lee JH, Sugano M. Effects of linolenic and gamma-linolenic acid on 7, 12-dimethyl benzyl (a) anthrecene-induced rat mammary tumors. Nutr Rep Int 34: 1041, 1986.

49. Ip C, Singh M, et al. Conjugated linolenic acid suppressed mammary carcinogenesis and proliferative activity of the mammary gland in the rat. Cancer Res 54: 1212-1215, 1994.

50. Belury MA. Conjugated dienoic linoleate: a polyunsaturated fatty acid with unique chemopreventative properties. Nutr Rev 53: 83-89, 1995.

51. Kohno H, Suzuki R, et al. Dietary conjugated linolenic acid inhibits azoxymethane-induced colonic abberant crypt foci in rats. Jpn J Cancer Res 93: 133-142, 2002.

52. Aro A, Mannistos, et al. Inverse association between dietary and serum conjugated linolenic acid and risk of breast cancer in postmenopausal women. Nutr Cancer 38: 151-157, 2000.

53. Banni S, Anginoni E, et al. Decrease in linolenic acid metabolites as a potential mechanism in cancer risk reduction by conjugated linolenic acid.

Carcinogenesis 20﹕1019-1024，1999.

54. Kavanaugh CJ, Liu K-L, Belury MA. Effect of dietary conjugated linolenic acid on phorbol ester-induced PGE2 production and hyperplasia in mouse epidermis. Nutr Cancer 33﹕132-138，1999.

55. Igarashi M, Miyazawa T. Newly recognized cytotoxic effect of conjugated trienoic fatty acids on cultured human tumor cells. Cancer Lett 148﹕173-179，2000.

56. Kimoto Y, Tanji Y, et al. Antitumor effect of medium chain triglyceride and its influence on the self-defense systems of the body. Cancer Detect Trev 22﹕219-224，1998.

57. Kono H, Enomoto N, et al. Medium-chain triglycerides inhibit free radical formation and TNF-alpha production in rats given ethanol. Am J Physiol Gastrointest Liver Physiol 278﹕G467- G476，2000.

58. Tsuji H, Kasai M, et al. Dietary medium-chain triacyglycerols suppress accumulation of body fat in a double-blind，controlled trial in healthy men and women. J Nutr 131﹕2853-2859，2001.

59. Shi W, Gould MN. Induction of cytostasis in mammary carcinoma cells treated with the anticancer agent perillyl alcohol. Carcinogenesis 23﹕131-142，2002.

60. Bradley MO, Swindell CS, et al. Tumor targeting by conjugating DHA to paclitaxel. J Control Release 74﹕233-236，2001.

61. Menendez JA, del Mar Barbacid M, et al. Effects of gamma-linolenic acid and oleic acid on paclitaxel cytotoxicity in human breast cancer cells，Eur J Cancer 37﹕402-413，2001.

62. Kenny FS, Gee JM, et al. Effect of dietary GLA/tamoxifen on the growth，ER expression and fatty acid profile of ER positive human breast cancer xenografts. In J Cancer 92﹕342-347，2001.

63. Mainou-Flower T, Procter SJ, Dickenson AM. Gamma-linolenic acid induces apoptosis in B-chronic lymphocytic leukemia cell in vitro. Leu Lymphoma 40﹕393-403，2001.

64. Chen ZY, Istfan NW. Docosahexaenoic acid is a potent inducer of apoptosis in HT-29 colon cancer cells. Prostaglandins Leukot Essent Fatty Acids 63﹕301-308，2000.

65. Cao WX, Cheng QM, et al. A study of preoperative methionine-depleting

parenteral nutrition plus chemotherapy in gastric cancer patients. Would J Gastroenterol 6 : 255-258, 2000.

66. Lu S, Hoestje SM, Choo EM, Epner DE. Methionine restriction induces apoptosis of prostate cancer cells via the c-jun N-terminal kinase-mediated signaling pathway. Cancer Lett 179 : 51-58, 2002.

67. Cao WX, Ou JM, Fei XF, et al. Methionine-dependence and combination chemotherapy on human gastric cancer cells in vitro. World J Gastroenterol 8 : 230-232, 2002.

68. Paulsen JE, Alexander J. Growth stimulation of intestinal tunors in Apc/ Min/+mice by dietary L-methionine supplementation. Anticancer Res 21 : 3281-3284, 2001.

69. Cao WX, Cheng QM, et al. A study of preoperative methionine-depleting parenteral nutrition plus chemotherapy in gastric cancer patients. World J Gastroenterol 6 : 255-258, 2000.

70. Xie K, Fidler IJ. Therapy of cancer metastasis by activation of the inducible nitric oxide synthease. Cancer Metastasis 17 : 55-75, 1998.

71. Park KG, Heys SD, et al. Stimulation of human breast cancers by dietary L-arginine. Clin Sci (LOND) 82 : 413-417, 1992.

72. Blaylock RL. Neurodegeneration and aging of the central nervous system : prevention and treatment by phytochemicals and metabolic nutrients. Integrative Med 1, 117-133, 1998.

73. Takano T, Lin JH, et al. Glutamate release promotes growth of malignant gliomas. Nat Med 7 : 994-995, 2001.

74. Ye ZC, Southeimer H. Glioma cells release excitotoxic concentrations of glutamate. Cancer Res 59 : 4383-4391, 1999.

75. Yoshida S, Kaibara A, Ishibashi N, Shirouzu K. Glutamine supplementation in cancer patients. Nutrition 17 : 766-768, 2001.

76. Neurotransmitter may promote brain tumor growth. Cancer Watch 10 : Sept. 2001.

77. Souba WW. Glutamine and cancer. Ann Surg 218 : 715-728, 1993.

78. Austgen TR, Dudrick PS, et al. The effects of glutamine-enriched total parenteral nutrition on tumor growth and host tissues. Ann Surg 215 : 107-113, 1992.

79. Yoshida S, Kaibara A, et al. Glutamine supplementation in cancer pa-

tients. Nutrition 17: 766-768, 2001.

80. Klimmberg VS, Nwodeki E, et al. Glutamine facilitates chemotherapy while reducing toxicity. J Parenter Enteral Nutr 16 (suppl) 83s-87s, 1992.

81. Taudou G, Wiart J, Panijel J. Influence of amino acid deficiency and tRNA aminoacylation on DNA polymerase activity during the secondary immune response in vitro. Mol Immunol 20: 255-262, 1983.

82. Senturker S, Tschirret-Guth R, et al. Induction of apoptosis by chemotherapeutic drugs without generation of reactive oxygen species. Arch Biochem Biophysic 397: 262-272, 2002.

83. The ATBC Cancer Prevention Study Group. The effect of vitamin E and beta-carotene on the incidence of lung cancer and other cancers in male smokers. N Engl J Med 330: 1029-1035, 1994.

84. Hennekens CH, Buring JE, et al. Lack of effect of long-term supplementation with beta-carotene on the incidence of malignant neoplasms and cardiovascular disease. N Engl J Med 334: 1145-1149, 1996.

85. Levin G, Yeshurun M, Mokady S. In vitro antiperoxidative effect of 9-cis beta-carotene compared with that of the all-trans isomer. Nutr Cancer 27: 293-297, 1997.

86. Palozza P, Luberto C, et al. Antioxidant and prooxidant role of beta-carotene in murine normal and tumor thymocytes: effects of oxygen partial pressure. Free Rad Biol Med 22: 1065-1073, 1997.

87. Palozza P, Krinski NI. β-carotene and alpha-tocopherol are synergistic antioxidants. Arch Biochem Biophys 297: 184-187, 1992.

88. Park CH. Vitamin C in leukemia and preleukemia cell growth, Prog Clin Biol Res 259: 321-330, 1988.

第六章

1. Block JB, Evans MS. A review of recent results addressing the potential interactions of antioxidants with cancer drug therapy. J Amer Nutr Assoc 4: 11-20, 2001.

2. Blaylock RL. A review of conventional cancer prevention and treatment and the adjunctive use of nutraceutical supplements and antioxidant: is there a danger or a significant benefit? J Am Nutr Assoc 3: 17-35, 2000.

3. Wahab MH, Akoul ES, et al. Modulatory effects of melatonin and vitamin

E on doxorubicin-induced cardiotoxicity in Ehrlich ascites carcinoma-bearing mice. Tumori 86: 157-162, 2000.

4. Prasad KN, Kumar R. Effect of individual antioxidant vitamins alone and in combination on growth and differentiation of human non-tumorigenic and tumorigenic parotid acinar cells in culture. Nutr Cancer 26: 11-19, 1996.

5. Prasad KN, Hernandez C, et al. Modification of the effect of tamoxifen, cis-platin, DTIC, and interferon-alpha 2b on human melanoma cells in culture by a mixture of vitamins. Nutr Cancer 22: 233-245, 1994.

6. Fukushima S, Imaida K, et al. L-ascorbic acid amplification of second-stage bladder carcinogenesis promotion by $NaHCO_3$. Cancer Res 48: 6317, 1988.

7. Krauhusen U, Blum U, et al. Vitamin B_6 responsive growth of human lung cancers in nude mice. Strahleatherapie und Onkologie 165: 562-563, 1989.

8. Prasad KN, Cole W, Hovland P. Cancer prevention studies: past, present, and future directions. Nutrition 14: 197-210, 1998.

9. Prasad KN, Hernandez C, et al. Modification of the effect of tamoxifen, cis-platin, DTIC, and interferon-alpha 2b on human melanoma cells in culture by a mixture of vitamins. Nutr Cancer 22: 233-245, 1994.

10. Rama BN, Prasad KN. Effect of dl-alpha-tocopheryl succinate in combination with sodium butyrate and cAMP-stimulating agents on neuroblastoma cells in culture. In J Cancer 34: 863- 867, 1984.

11. Prasad KN, Edwards-Prasad J. Vitamin E and cancer prevention: recent advances and future potentials. J Am Coll Nutr 11: 487-500, 1992.

12. Block JB, Evans S. A review of recent results addressing the potential interactions of antioxidants with cancer drug therapy. J Am Nutr Assoc 4: 11-20, 2001.

13. Prasad KN, Kumar A, et al. High doses of multiple antioxidant vitamins: essential ingredients in improving the efficacy of standard cancer therapy. J Amer Coll Nutr 18: 13-25, 1999.

14. Bertram JS, Bortkiewicz H. Dietary carotenoids inhibit neoplastic transformation and modulate gene expression in mouse and human cells. Am J Clin Nutr 62 (suppl): 1327S-1336S,1995.

15. Loft S, Poulsen HE. Cancer risk and oxidative DNA damage in man. J Mol Med 74: 297-312, 1996.

16. Gob SH, Hew NF, et al. Inhibition of tumor promotion by various palm-oil tocotrienols, In J Cancer 57: 529-531, 1994.

17. De Flora S, Bagnasco M, Vainio H. Modulation of genotoxic and related effects by carotenoids and vitamin A in experimental models: mechanistic issues. Mutagenesis 14: 153-172, 1999.

18. Fiala ES, Sodum RS, et al. (-) epigallocatechin gallate, a polyphenolic tea antioxidant, inhibits peroxinitrite-mediated formation of 8-oxodeox-yguanisine and 3-nitrotyrosine. Experimentia 52: 922-926, 1996.

19. Bu-Abbas A, Nunez X, et al. A comparison of the antimutagenic potential of green, black and decaffeinated teas: contribution of flavonols to the antimutagenic effect. Mutagenesis 11: 597-603, 1996.

20. Asano Y, Okamura S, et al. Effect of (-) epigallocatechin gallate on leukemia blast cells from patients with acute myloblastic leukemia. Life Sci 60: 135-142, 1997.

21. Kuo SM. Antiproliferative potency of structurally distinct dietary flavonoids on human colon cancer cells. Cancer Lett 110: 41-48, 1996.

22. Noroozi M, Angerson WJ, Lean ME. Effects of flavonoids and vitamin C on oxidative DNA damage to human lymphocytes. Am J Clin Nutr 67: 1210-1218, 1998.

23. Bhatia N, Zhao J, et al. Inhibition of human carcinoma cell growth and DNA synthesis by silibinin, an active constituent of milk thistle: comparison with silymarin. Cancer Lett 147: 77-84, 1999.

24. Hibasami H, Achiwa Y, et al. Induction of programmed cell death (apoptosis) in human lymphoid leukemia cells by catechin compounds. Anticancer Res 16: 1943-1946, 1996.

25. Huang Y, et al. Br L Pharmacol 128: 999-1010, 1999.

26. Lee SC, et al. Anticancer Res 18: 1117-1121, 1998.

27. Denis L, Morton MS, Griffiths K. Eur Urol 35: 377-387, 1999.

28. Ferriola PC, Cody H. Protein kinase C inhibition by plant flavonoids: kinetic mechanisms and structure-activity relationships. Biochem Pharmacol 38: 1617-1624, 1989.

29. Lin JK, Chen YC, et al. Suppression of protein kinase C and nuclear oncogene expression as possible molecular mechanisms of cancer chemoprevention by apigenin and curcumin. J Cell Biochem (Suppl) 28-29: 39-

48, 1997.

30. Mahoney C, Azzi A. Vitamin E inhibits protein kinase C activity. Biochem Biophys Res Commun 154:694-697, 1988.

31. Gapalakrisgna R, Gudimeda U, Chen Z. Vitamin E succinate inhibits protein kinase C: correlation with its unique inhibitory effects on cell growth and transformation. In: Prasad K, Santamaria L, Williams R (eds). *Nutrients in Cancer Prevention and Treatment.* Totowa, NJ: Humana, 1995, pp. 21-37.

32. Raz A, Levine G, Khomiak Y. Acute local inflammation potentiates tumor growth in mice. Cancer Lett 148: 115-120, 2000.

33. Matasunaga K, Yoshimi N, et al. Inhibitory effects of nebumetone, a cyclooxygenase-2 inhibitor, and esculetin, a lipoxygenase inhibitor, on N-methyl-N-nitrosourea-induced mammary carcinogenesis in rats. Jpn J Cancer Res 89: 496-501, 1998.

34. Liu XH, Rose DP. Differential expression and regulation of cyclooxygenase-1 and -2 in two human breast cancer cell lines. Cancer Res 56: 5125-5127, 1996.

35. Rozic JG, Chakraborty C, Lala PK. Cyclooxygenase inhibitors retard murine mammary tumor progression by reducing tumor cell migration, invasiveness and angiogenesis. In J Cancer 93: 497-506, 2001.

36. Uotila P, Valve E, et al. Increased expression of cyclooxygenase-2 and nitric oxide synthease-2 in human prostate cancer. Urol Res 29: 23-28, 2001.

37. Kirschenbaum A, Liu X, et al. The role of cyclooxygenase-2 in prostate cancer. Urology 58: (2 Suppl 1): 127-131, 2001.

38. Oshima M, Taketo MM. COX selectivity and animal models for colon cancer. Curr Phar Des 8: 1021-1034, 2002.

39. O'Byrne KJ, Daleigsh AG. Chronic immune activation and inflammation as the cause of malignancy. Br J Cancer 85: 473-483, 2001.

40. Denkert C, Kobel M, et al. Expression of cyclooxygenase-2 is an independent prognostic factor in human ovarian carcinoma. Am J Path 160: 893-903, 2002.

41. Sales KJ, Katz AA, et al. Cyclooxygenase-1 is up-regulated in cervical carcinomas: autocrine/paracrine regulation of cyclooxygenase-2. Prosta-

glandin e receptors, and angiogenic factors by cyclooxygenase-1. Cancer Res 62: 424-432, 2002.

42. Shono T, Tofilon PJ, et al. Cyclooxygynase-2 expression in human gliomas: prognostic significance and molecular correlations. Cancer Res 61: 4375-4381, 2001.

43. Ling JG, Khalili K. Inhibition of human brain tumor cell growth by the anti-inflammatory drug, flurbiprofen. Oncogene 20: 6864-6870, 2001.

44. Kim HP, Mani I, et al. Effects of naturally-occurring flavonoids and biflavonoids on epidermal cyclooxygenase and lipoxygenase from guinea-pigs. Prostagland Leukot Essent Fatty Acids 58: 17-24, 1998.

45. Liang YC, Huang YT, et al. Suppression of inducible cyclooxygenase and inducible nitric oxide synthase by apigenin and related flavonoids in mouse macrophages. Carcinogenesis. 20: 1945-1952, 1999.

46. Connolly JM, Rose DP. Effects of dietary fatty acids on invasion through reconstituted basement membrane (Matrigel) by a human breast cancer cell line. Cancer Lett 75: 137-142, 1993.

47. Lin LI, Ke YF, et al. Curcumin inhibits SK-Hep-1 hepatocellular carcinoma cell invasion in vitro and suppresses matrix metalloproteinase-9 secretion. Oncology 55: 349-353, 1998.

48. Sidhu GS, Singh AK, et al. Enhancement of wound healing by curcumin in animals. Wound Repair Regen 6: 167-177, 1998.

49. Huang Y, et al. Br J Pharmacol 128: 999-1010, 1999.

50. Rohdewald P. Pycnogenol. In: Rice-Evans CA, Packer L (eds). *Flavonoids in Health and Disease*. New York: Marcel Dekker, Inc. , 1998, pp. 405-419.

51. Nicotine stimulates angiogenesis and promotes tumor growth and atherosclerosis. Nature Medicine 7: 833-839, 2001.

52. Rose DP, Connally JM. Antiangiogenicity of docosahexaenoic acid and its role in the suppression of breast cancer cell growth in nude mice. In J Oncol 15: 1011-1015, 1999.

53. Fotis T, Pepper MS, et al. Flavonoids, dietary-derived inhibitors of cell proliferation and in vitro angiogenesis. Cancer Res 57: 2916-2921, 1997.

54. Allred CD, Ju YH, et al. Dietary genistin stimulates growth of estrogen-

dependent breast cancer tumors similar to that observed with genistein. Carcinogenesis 22: 1667-1673, 2001.

55. Hargreaves DF, Potten CS, et al. Two-week dietary soy supplementation has an estrogenic effect on normal premenopausal breast. J Clin Endocrinol Metab 84: 4017-4024, 1999.

56. Larionov AA, Uporov AV, et al. Correlation between tumor tissue aromatase, histological pattern and reproductive status in patients with breast cancer. Vopr Onkol 44: 37-42, 1998.

57. Santen RJ, Yue W, et al. The potential of aromatase inhibitors in breast cancer prevention. Endoc Relat Cancer 6: 235-243, 1999.

58. Ernster VL, Wrensch MR, et al. Benigh and malignant breast disease: initial study results of serum and breast fluid analysis of endogenous estrogens. JNCI 79: 949-960, 1987.

59. Rosenberg RS, Grass L, et al. Modulation of androgen and progesterone receptors by phytochemicals in breast cancer cell lines. Biochem Biophys Res Commun 248: 935-939, 1998.

60. Baker ME, Medlock KL, Sheehan DM. Flavonoids inhibit estrogen binding to rat alpha-fetoprotein. Proc Soc Exp Biol Med 217: 317-321, 1998.

61. Pelissero C, Lenczowski MJ, et al. J Steroid Biochem Mol Biol 57: 215-223, 1996.

62. Spear AT, Sherman AR. Iron deficiency alters DMBA-induced tumor burden and natural killer cell cytotoxicity. J Nutr 122: 46-55, 1992.

63. Van Acker SA, Bast A, Van der Vijgh WJ. Structural aspects of antioxidant activity of flavonoids. In: Rice-Evans CA and Packer L (eds). *Flavonoids in Health and Disease*. New York: Marcel Dekker, Inc., 1998, pp. 221-251.

64. Lautraite S, Musonda AC, et al. Flavonoids inhibit genetic toxicity produced by carcinogens in cells expressing CYP1A2 and CYP1A1. Mutagenesis 17: 45-53, 2002.

65. Blaylock RL. New developments in phytoprevention and treatment of cancer. J Am Nutr Assoc 2: 19-29, 1999.

66. Daly AK, Cholerton S, et al. Metabolic polymorphism. Pharmac Ther 57: 129-160, 1993.

67. Liska DJ. The detoxification enzyme systems. Alter Med Rev 3: 187-198, 1998.

68. Blakely SR, Grundel E, et al. Alterations in β-carotene and vitamin E status in rats fed β-carotene and excess vitamin A. Nutr Res 10: 1035-1044, 1990.

69. Prasad KN, Edwards-Prasad J. Effect of tocopherol (vitamin E) acid succinate on morphological alterations and growth inhibition in melanoma cells in culture. Cancer Res 42: 550-555, 1982.

第七章

1. Elliott RL, Head JF, McCoy JL. Relationship of serum and tumor levels of iron and iron-binding proteins to lymphocyte immunity against tumor antigen in breast cancer patients. Breast Ca Res Treatment 30: 305-309, 1994.

2. Head JF, Wang F, et al. Assessment of immunological competence and host reactivity against tumor antigens in breast cancer patients. Ann NY Acad Sci 690: 340-342, 1993.

3. Levenson SM, Rettura G, Seifer E. Effects of supplemental dietary vitamin A and β-carotene on experimental tumors. Local tumor excision, chemotherapy, radiation injury and radiotherapy. In: Butterworth CE and Hutchenson ML (eds). *Nutritional Factors in the Induction and Maintenance of Malignancy*. New York: Academic Press, Inc., 1983 pp. 169-203.

4. Head JF, Elliott RL, McCoy JL. Effect of adjuvant chemotherapy on lymphocyte-mediated immunity in breast cancer patients. Annual Meeting of the Society for Biological Therapy, 1993.

5. DeLaney TF, Afridi N, et al. 13-cis-retinoic acid with alpha-2a-interferon enhances radiation cytotoxicity in head and neck squamous cell carcinoma in vitro. Cancer Res 56: 2277-2280, 1996.

6. Vetvicka V, Terayama K, et al. Pilot study: orally-administered yeast β1, 3-glucan prophylactically protects against anthrax infection and cancer in mice. J Amer Nutr Assoc 5: 1-5, 2002.

7. Kimura Y, Tojima H, et al. Clinical evaluation of sizofilan as assistant immunotherapy in treatment of head and neck cancer. Acta Otolaryngol 511: 192-195, 1994.

8. Mayell M. Maitake extracts and their therapeutic potential-a review. Alter-

native Medicine Rev 6: 48-60, 2001.

9. Kodama N, Komuta K, Naba H. Can maitake MD-fraction aid cancer patients? Alternative Med Rev 7: 236-239, 2002.

10. Kogan G, Sandula J, et al. Increased efficiency of Lewis lung carcinoma chemotherapy with a macrophage stimulator-yeast carboxymethyl glucan. Int Immunopharmacol 2: 775-781, 2002.

11. Grube BJ, Eng ET, et al. White button mushroom phytochemicals inhibit aromatase activity and breast cancer cell proliferation. J Nutr 131: 3288-3293, 2001.

12. Guo XM, Li JX, Yang XF. Clinical observation on 112 cases with non-Hodgkin's lymphoma treated by Chinese herbs combined with chemotherapy. Zhongguo Zhong Xi Yi Ie He Za Zhi 17: 325-327, 1997.

13. Kurashiige S, Jin R, et al. Anticarcinogenic effects of shikaron, a preparation of eight Chinese herbs in mice treated with a carcinogen, N-butyl-N-butaolnitrosamine. Cancer Invest 16: 166-169, 1998.

14. Sadava D, Ahn J, et al. Effects of four Chinese herbal extracts on drug-sensitive and multidrug-resistant small-cell lung carcinoma cells. Cancer Chemother Pharmacol 49: 261-266, 2002.

15. Kang LY, Pan XZ, et al. Chinese herbal formula XQ-9302: pilot study of its clinical and in vitro activity against human immunodeficiency virus. Hong Kong Med J 5: 135-139, 1999.

16. Kuhara T, Iigo M, et al. Orally administered lactoferrin exerts an anti-metastatic effect and enhances production of IL-18 in the intestinal epithelium. Nutr Cancer 38: 192-199, 2000.

17. Connely OM. Antiinflammatory activities of lactoferrin. J Amer Coll Nutr 20: (suppl) 389S-395S, 2001.

18. Porterfield H. UsToo PC-SPES surveys: review of studies and update of previous survey results. Mol Urol 4: 289-291, 2000.

19. Pirani JF. The effects of phytotherapeutic agents on prostate cancer: an overview of recent clinical trials of PC-SPES. Urology 58 (2 Suppl 1): 36-38, 2001.

20. Hsieh TC, Wu JM. Mechanism of action of herbal supplement PC-SPES: elucidation of effects of individual herbs of PC-SPES on proliferation and prostate specific gene expression in androgen-dependent LNCaP cells. In

J Oncol 20: 583-588, 2002.

21. Hsieh TC, Lu X, et al. Effects of herbal preparation Equiguard™ on hormone-responsive and hormone-refractory prostate carcinoma cells: mechanistic studies. In J Oncol 20: 681-689, 2002.

22. Yun TK, Choi SY. Non-organ specific cancer prevention of ginseng: a prospective study in Korea. In J Epidemiol 27: 359-364, 1998.

23. Kim JY, Germolec DR, Luster MI. Panax ginseng as a potential immunomodulator: studies in mice. Immunopharmacol Immunotoxicol 12: 257-276, 1990.

24. Shinkai K, Akedo H, et al. Inhibition of in vitro tumor cell invasion by ginsenoside Rg3. Jpn J Cancer Res 87: 357-362, 1996.

25. Sato K, Mochoizuki M, et al. Inhibition of tumor angiogenesis and metastasis by a saponin of Panax ginseng, ginsenoside-Rb2. Biol Pharm Bull 17: 635-639, 1994.

26. Oh M, Choi YH, et al. Anti-proliferative effect of ginseng Rh2 on MCF-7 human breast cancer cells. In J Oncol 14: 869-875, 1999.

27. Liu WK, Xu SX, Che CT. Anti-proliferative effect of ginseng saponins on human prostate cancer cell line. Life Sci 67: 1297-1306, 2000.

28. Lee YN, Lee HY, et al. In vitro induction of differentiation by ginsenosides in F9 teratocarcinoma cells. Eur J Cancer 32A: 1420-1428, 1996.

29. Mochisuki M, Yoo YC, et al. Inhibitory effect of tumor metastasis in mice by saponins, ginsenoside-Rb2, 20 (R)-and 20 (s)-ginsenoside-RG3, of red ginseng. Biol Pharm Bull 18: 1197-1202, 1995.

30. Li J, Zhang J. Inhibition of apoptosis by ginsenoside Rg1 in cultured cortical neurons. Chin Med J110: 535-539, 1997.

31. Yun T-K, Choi S-Y, Yun HY. Epidemiological study on cancer prevention by ginseng: are all kinds of cancers preventable by ginseng? J Korean Med Sci 16 (suppl): S19-27, 2001.

32. Harkey MR, Henderson GL, et al. Variability in commercial ginseng products: an analysis of 25 preparations. Am J Clin Nutr 73: 1101-1106, 2001.

第八章

1. Vogelzang N, Breutbart W, et al. Patient, caregiver, and oncologist perceptions of cancer-related fatigue: results of a tripart assessment survey.

The Fatigue Coalition. Seminars. Hematology 34（3 Suppl 2）：4-12，1997.

2. Lasne C，et al. Transforming activities of sodium fluoride in cultured Syrian hamster embryo and BALB/3T3 cells. Cell Biol Toxicol 4：311-324，1988.

3. Taylor A，Taylor NC. Effect of fluoride on tumor growth. Proc Soc Exper Biol Med 65：252-255，1965.

4. Yiamouyannis J. *Fluoride：The Aging Factor*. Delaware，Ohio：Health Action Press，1993，pp. 73-90.

5. Ferrer JF，Kenyon SJ，Gupta P. Milk of dairy cows frequently contains a leukemogenic virus. Science 213：1014-1016，1981.

6. Mahmound FA，Rivera N. The role of C-reactive protein as a prognostic indicator in advanced cancer. Curr Oncol Rep 4：250-255，2002.

7. New SA，Robins SP，et al. Dietary influences on bone mass and bone metabolism：further evidence of a positive link between fruit and vegetable comsumption and bone health. Am J Clin Nutr 71：142-151，2000.

8. Telang NT，Katdare M，et al. Inhibition of proliferation and modulation of estradiol metabolism：novel mechanisms for breast cancer prevention by the phytochemical indole-3-carbinol. Proc Soc Exp Biol Med 216：246-252，1997.

9. Cover CM，Hsieh SJ，et al. Indole-3 carbinol inhibits the expression of cyclin-dependent kinase-6 and induces a G1 cell cycle arrest of human breast cancer cells independent of estrogen receptor signaling. J Biol Chem 273：3838-3847，1998.

10. Rosen CA，Woodson GE，et al. Preliminary results of the use of indole-3-carbinol for recurrent respiratory papillomatosis. Otolaryngol Head Neck Surg 118：810-815，1998.

11. Oganesian A，Hendricks JD，Williams DE. Long-term dietary indole-3-carbinol inhibits diethylnitrosamine-initiated hepato-carcinogenesis in the infant mouse model. Cancer Lett 118：87-94，1997.

12. Powell KE，Caspersen CJ，et al. Physical activity and chronic diseases. Am J Clin Nutri 49：999-1006，1989.

13. Sullivan DH，Patch GA，et al. Impact of nutrition status on morbidity and mortality in a selected population of geriatric rehabilitation patients. Am J

Clin Nutri 51: 749-758, 1990.

14. Kujala UM, Kaprio J, et al. Relationship of leisure-time physical activity and mortality. The Finnish Twin Cohort. JAMA 279: 440-444, 1998.

15. Packer L. Oxidants, antioxidant nutrients and the athlete. J Sports Sci 15: 353-363, 1997.

推荐阅读

Altman, Roberta, and Michael J. Sarg. *The Cancer Dictionary*. New York: Checkmark Books, 2000.

Bland, Jeffrey S. *Genetic Nutritioneering: How You Can Modify Inherited Traits and Live a Longer, Healthier Life*. Los Angeles: Keats Publishing, 1999.

Blaylock, Russell L. *Health and Nutrition Secrets That Can Save Your Life*. Albuquerque, NM: Health Press, 2002.

Boik, John C. *Natural Compounds in Cancer Therapy*. Birmingham, AL: American Nutraceutical Association, 2001.

Gordon, James S., and Sharon Curtain. *Comprehensive Cancer Care: Integrating Alternative, Complementary, and Conventional Therapies*. Cambridge, MA: Perseus Publishing, 2000.

Hoffman, Edward Jack. *Cancer and the Search for Selective Biochemical Inhibitors*. Boca Raton, FL: CRC Press, 1999.

Moss, Ralph W. *The Cancer Industry*. New York: Equinox Press, 1999.

Moss, Ralph W. *Cancer Therapy: The Independent Consumer's Guide to Non-Toxic Treatment and Prevention*. New York: Equinox Press, 1996.

Moss, Ralph W. *Questioning Chemotherapy*. New York: Equinox Press, 1995.

Murray, Michael T. *The Healing Power of Foods*. Roseville, CA: Prima Publishing, 1993.

Pizzorno, Joseph. *Total Wellness*. Roseville, CA: Prima Publishing, 1996.

Quillin, Patrick. *Beating Cancer with Nutrition*. Tulsa, OK: Nutrition Times Press, 2001.

Regush, Nicholas. *The Virus Within: A Coming Epidemic*. New York: Dutton, 2000.

Varmus, Harold E., and Robert A. Weinberg. *Genes and the Biology of*

Cancer. New York: Scientific American Library, 1993.

World Cancer Research Fund and American Institute for Cancer Research. *Food, Nutrition and the Prevention of Cancer: A Global Perspective*. Washington, DC: American Institute for Cancer Research, 1997.

图书在版编目（CIP）数据

癌症的自然疗法／（美）罗素·L.布雷洛克
（Russell L. Blaylock）著；王丽译. -- 重庆：重庆
大学出版社，2021.7（2024.8 重印）
（鹿鸣心理. 心理自助系列）
书名原文：Natural Strategies For Cancer
Patients

ISBN 978-7-5689-2742-0

Ⅰ.①癌… Ⅱ.①罗…②王… Ⅲ.①癌－食物疗法
Ⅳ.①R730.59

中国版本图书馆 CIP 数据核字（2021）第 110485 号

癌症的自然疗法
AIZHENG DE ZIRAN LIAOFA

[美]罗素·L. 布雷洛克（Russell L.Blaylock）　著
王　丽 译
鹿鸣心理策划人：王　斌
责任编辑：赵艳君　　版式设计：赵艳君
责任校对：关德强　　责任印制：赵　晟
*
重庆大学出版社出版发行
出版人：陈晓阳
社址：重庆市沙坪坝区大学城西路 21 号
邮编：401331
电话：（023）88617190　88617185（中小学）
传真：（023）88617186　88617166
网址：http://www.cqup.com.cn
邮箱：fxk@ cqup.com.cn（营销中心）
全国新华书店经销
印刷：重庆市正前方彩色印刷有限公司
*
开本：720mm×1020mm　1/16　印张：17　字数：261 千
2021 年 7 月第 1 版　　2024 年 8 月第 3 次印刷
ISBN 978-7-5689-2742-0　定价：56.00 元

版贸核渝字（2016）第 290 号